Nutrogeriatria

Clineu de Mello Almada Filho

Especialista em Clínica Médica e em Geriatria pela Associação Médica Brasileira.
Mestre e Doutor pela Universidade Federal de São Paulo (Unifesp).
Professor Afiliado da Disciplina de Geriatria e Gerontologia
da Escola Paulista de Medicina da Unifesp.

Nelson Iucif Jr.

Especialista em Geriatria e em Nutrologia pela Associação Médica Brasileira (AMB).
Mestre e Doutor pela Faculdade de Medicina de Ribeirão Preto da Universidade
de São Paulo (FMRP/USP). Professor de Geriatria e de Nutrologia da Universidade
de Ribeirão Preto (UNAERP). Responsável pelo Departamento de Geriatria
da Associação Brasileira de Nutrologia (ABRAN).

CB018469

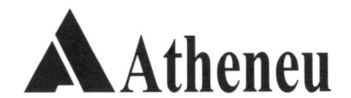

Atheneu

EDITORA ATHENEU

| São Paulo | — Rua Jesuíno Pascoal, 30
Tel.: (11) 2858-8750
Fax: (11) 2858-8766
E-mail: atheneu@atheneu.com.br |
| Rio de Janeiro | — Rua Bambina, 74
Tel.: (21)3094-1295
Fax: (21)3094-1284
E-mail: atheneu@atheneu.com.br |

CAPA: Equipe Atheneu

PRODUÇÃO EDITORIAL: Know-How Editorial

CIP-BRASIL. Catalogação na Publicação
Sindicato Nacional dos Editores de Livros, RJ

N97

Nutrogeriatria / editores Clineu de Mello Almada Filho, Nelson Iucif Júnior. - 1. ed. - Rio de Janeiro : Atheneu, 2019.

Inclui bibliografia
ISBN 978-85-388-0963-0

1. Geriatria. 2. Idosos - Nutrição. 3. Envelhecimento - Aspectos
nutricionais. I. Almada Filho, Clineu de Mello. II. Iucif
Júnior, Nelson.

CDD: 618.97
19-55399   CDU: 616-053.9

Leandra Felix da Cruz - Bibliotecária - CRB-7/6135
25/02/2019   27/02/2019

ALMADA FILHO, C.M.; JR. IUCIF, N.
Nutrogeriatria

Colaboradores

Alberto Frisoli Júnior

Médico Assistente e Pesquisador do Setor de Cardiogeriatria da Disciplina de Cardiologia do Departamento de Medicina da Universidade Federal de São Paulo (Unifesp). Mestrado e Doutorado pela Disciplina de Reumatologia da Unifesp. Pós-Doutorado pelo Center of Aging and Health-Johns Hopkins University, EUA.

Alex Freire Sandes

Residência Médica em Clínica Médica, Hematologia e Hemoterapia pelo Hospital do Servidor Público Estadual de São Paulo. Especialista em Hematologia e Hemoterapia pela Associação Brasileira de Hematologia e Hemoterapia. Doutor em Hematologia pela Disciplina de Hematologia e Hemoterapia da Universidade Federal de São Paulo (Unifesp), com Doutorado Sanduíche no Centro de Investigação do Câncer da Universidade de Salamanca, Espanha. Assessor Médico em Hematologia e Citometria de Fluxo do Grupo Fleury.

Alexandre Wagner Silva de Souza

Médico Assistente Doutor da Disciplina de Reumatologia da Escola Paulista de Medicina da Universidade Federal de São Paulo (EPM/Unifesp). Responsável pelo Ambulatório de Vasculites. Assessor Médico do Setor de Reumatologia e Imunologia do Laboratório Fleury.

Álvaro Pulchinelli Júnior

Médico Patologista Clínico pela Escola Paulista de Medicina da Universidade Federal de São Paulo (EPM/Unifesp). Doutor em Ciências pela EPM/Unifesp. Professor-Afiliado da Disciplina de Patologia Clínica e Medicina Laboratorial da EPM/Unifesp. Preceptor no Centro Alfa e Assessor Médico em Bioquímica Clínica e Toxicologia do Laboratório Fleury.

Ana Laura de Figueiredo Bersani

Médica Especialista em Geriatria pela Sociedade Brasileira de Geriatria e Gerontologia (SBGG). Afiliada do Serviço de Dor e Doenças Osteoarticulares da Disciplina de Geriatria e Gerontologia (DIGG) da Escola Paulista de Medicina da Universidade Federal de São Paulo (EPM/Unifesp). Geriatra do Serviço de Assistência Domiciliar da EPM/Unifesp.

Colaboradores

Ana Lúcia dos Anjos Ferreira

Professora-Adjunta do Departamento de Clínica Médica e Programa de Pós-Graduação em Fisiopatologia em Clínica Médica da Faculdade de Medicina de Botucatu, Universidade Estadual Paulista "Júlio de Mesquita Filho" (Unesp). Pós-Doutorado pelo Jean Mayer USDA-Human Nutrition Research Center on Aging da Tufts University, Boston, MA, EUA.

Artur Junio Togneri Ferron

Professor-Assistente do Departamento de Educação Física da Faculdade de Ciências da Universidade Estadual Paulista "Júlio de Mesquita Filho" (Unesp).

Camila Renata Corrêa

Professora do Programa de Pós-Graduação em Patologia da Faculdade de Medicina de Botucatu, Universidade Estadual Paulista "Júlio de Mesquita Filho" (Unesp).

Carlos André Freitas dos Santos

Especialista em Geriatria pela Associação Médica Brasileira (AMB). Mestre em Nutrição pela Universidade Federal de São Paulo (Unifesp). Médico das Disciplinas de Geriatria e Gerontologia e de Medicina Esportiva da Escola Paulista de Medicina da Unifesp (EPM/Unifesp). Supervisor do Programa de Residência Médica em Geriatria da EPM/Unifesp.

Carol Cristina Vágula de Almeida Silva

Mestranda do Programa de Pós-Graduação em Fisiopatologia em Clínica Médica da Faculdade de Medicina de Botucatu, Universidade Estadual Paulista "Júlio de Mesquita Filho" (Unesp).

Carolina dos Santos Lazari

Médica Supervisora da Divisão de Clínica de Moléstias Infecciosas e Parasitárias do Hospital das Clínicas da Faculdade de Medicina da Universidade de São Paulo (HCFMUSP). Assessora Médica para Análises Clínicas em Infectologia do Grupo Fleury.

Celso Francisco Hernandes Granato

Professor Livre-Docente da Disciplina de Infectologia do Departamento de Medicina da Escola Paulista de Medicina da Universidade Federal de São Paulo (EPM/Unifesp). Assessor Médico para Infectologia do Grupo Fleury.

Cinthia Médice Nishide de Freitas

Especialização em Clínica Médica pelo Hospital Santa Marcelina (São Paulo) e em Geriatria pela Escola Paulista de Medicina da Universidade Federal de São Paulo (EPM/Unifesp). Especialista em Geriatria pela Sociedade Brasileira de Geriatria e Gerontologia (SBGG). Médica Assistente do Serviço de Cardiologia da Disciplina de Geriatria e Gerontologia da EPM/Unifesp.

Edgar Gil Rizzatti

Diretor de Análises Clínicas do Grupo Fleury. Assessor Médico do Grupo Fleury. Pós-Doutorado pelo National Heart, Lung and Blood Institute at National Institute Health in Bethesda, MD, EUA. Doutorado em Ciências Médicas pela Faculdade de Medicina de Ribeirão Preto da Universidade de São Paulo (FMRP/USP). Graduação e Residência de Clínica Médica em Hematologia e Hematoterapia pela FMRP/USP.

Eduardo Canteiro Cruz

Especialista em Geriatria pela Associação Médica Brasileira (AMB). Médico Assistente e Coordenador do Ambulatório Geral da Disciplina de Geriatria e Gerontologia da Escola Paulista de Medicina da Universidade Federal de São Paulo (EPM/Unifesp). Diretor Clínico do Ambulatório Multidisciplinar Especializado do Idoso (AME-Sudeste).

Egli Belinazzi Quadrado

Especialização em Clínica Médica pela Beneficência Portuguesa de São Paulo. Especialista em Cardiologia pela Sociedade Brasileira de Cardiologia. Médica Assistente do Serviço de Cardiologia da Disciplina de Geriatria e Gerontologia da Escola de Medicina da Universidade Federal de São Paulo (EPM/Unifesp).

Fábio Moura

Mestre em Ciências da Saúde pela Universidade Federal de Pernambuco (UFPE). Especialista em Endocrinologia e Metabologia pela Sociedade Brasileira de Endocrinologia e Metabologia (SBEM). Médico do Departamento de Endocrinologia da UFPE.

Fânia Cristina dos Santos

Médica Especialista em Geriatria pela Sociedade Brasileira de Geriatria e Gerontologia (SBGG) e Especialista na área de atuação Dor pela Sociedade Brasileira para o Estudo da Dor (SBED). Professora Afiliada, Mestra e Doutora pela Universidade Federal de São Paulo (Unifesp) e Chefe do Serviço de Dor e Doenças Osteoarticulares da Disciplina de Geriatria e Gerontologia (DIGG) da Unifesp. Membro da Comissão de Dor da SBGG e Coordenadora do Comitê de Dor no Idoso da SBED.

Fernando Moreto

Professor do Programa de Pós-Graduação em Patologia da Faculdade de Medicina de Botucatu, Universidade Estadual Paulista "Júlio de Mesquita Filho" (Unesp).

Flávia Veríssimo Melo e Silva

Especialização em Clínica Médica pela Santa Casa de São Paulo e em Geriatria pela Escola Paulista de Medicina da Universidade Federal de São Paulo (EPM/Unifesp). Médica Assistente do Serviço de Cardiologia da Disciplina de Geriatria e Gerontologia da EPM/Unifesp.

Florindo Stella

Professor Convidado do Instituto e Departamento de Psiquiatria e Pesquisador do Laboratório de Neurociências (LIM-27) da Faculdade de Medicina da Universidade de

São Paulo (FMUSP). Professor no Instituto de Biociências da Universidade Estadual de São Paulo (Unesp).

Gustavo Arantes Rosa Maciel

Professor Livre-Docente da Disciplina de Ginecologia da Faculdade de Medicina da Universidade de São Paulo (FMUSP). Coordenador do Setor de Ginecologia Endócrina e Climatério do Hospital das Clínicas da FMUSP. Médico Assessor de Ginecologia e Biologia Molecular do Laboratório Fleury Medicina e Saúde.

Gustavo Loureiro

Patologista Clínico pela Sociedade Brasileira de Patologia Clínica e Medicina Laboratorial (SBPCML). Assessor Médico em Bioquímica Clínica do Laboratório Fleury Medicina e Saúde.

Ismael Dale Cotrim Guerreiro da Silva

Professor-Adjunto Livre-Docente do Departamento de Ginecologia da Escola Paulista de Medicina da Universidade Federal de São Paulo (EPM/Unifesp). Coordenador do Laboratório de Ginecologia Molecular e Metabolômica da EPM/Unifesp. Assessor Médico de Biologia Molecular do Laboratório Fleury Medicina e Saúde.

Ivan Hideyo Okamoto

Doutor em Medicina pela Escola Paulista de Medicina da Universidade Federal de São Paulo (EPM/Unifesp). Mestre em Neurologia pela EPM/Unifesp. Núcleo de Excelência em Memória do Hospital Israelita Albert Einstein (NEMO/HIAE).

Izo Helber

Assistente Doutor, Coordenador do Setor de Cardiogeriatria da Disciplina de Cardiologia da Escola Paulista de Medicina da Universidade Federal de São Paulo (EPM/Unifesp).

João Eduardo Nunes Salles

Coordenador da Disciplina de Endocrinologia da Faculdade de Ciências Médicas da Santa Casa de São Paulo (FCMSCSP). Vice-Presidente da Sociedade Brasileira de Diabetes.

José Ernesto dos Santos

Mestre em Clínica Médica pela Faculdade de Medicina de Ribeirão Preto da Universidade de São Paulo (FMRP/USP). Doutor em Clínica Médica pela FMRP/USP. Livre-Docente pela FMRP/USP.

Jullyana Chrystina Ferreira Toledo

Especialização em Clínica Médica pela Santa Casa de São Paulo e em Geriatria pela Escola Paulista de Medicina da Universidade Federal de São Paulo (EPM/Unifesp). Especialista em Geriatria pela Sociedade Brasileira de Geriatria e Gerontologia (SBGG).

Médica Assistente do Serviço de Cardiologia da Disciplina de Geriatria e Gerontologia da EPM/Unifesp. Mestre em Tecnologias da Saúde pela Unifesp.

Karina Kuraoka Tutiya

Médica Especialista em Geriatria pela Sociedade Brasileira de Geriatria e Gerontologia (SBGG). Médica Assistente do Serviço de Dor e Doenças Osteoarticulares da Disciplina de Geriatria e Gerontologia (DIGG) da Escola Paulista de Medicina da Universidade Federal de São Paulo (EPM/Unifesp).

Lara Miguel Quirino Araújo

Geriatra pela Associação Médica Brasileira (AMB). Mestre e Doutora pela Universidade Federal de São Paulo (Unifesp). Professora Adjunta da Disciplina de Geriatria e Gerontologia da Escola Paulista de Medicina da Unifesp (EPM/Unifesp).

Lucas Porteiro Prospero

Especialização em Clínica Médica pela Escola Paulista de Medicina da Universidade Federal de São Paulo (EPM/Unifesp). Especialização em Geriatria pela EPM/Unifesp.

Luciana Ghiraldeli

Mestranda do Programa de Pós-Graduação em Fisiopatologia em Clínica Médica da Faculdade de Medicina de Botucatu, Universidade Estadual Paulista "Júlio de Mesquita Filho" (Unesp).

Luis Eduardo Coelho Andrade

Professor-Associado da Disciplina de Reumatologia da Escola Paulista de Medicina da Universidade Federal de São Paulo (EPM/Unifesp). Coordenador da Câmara de Pós-Graduação da EPM/Unifesp. Assessor Médico em Imunologia e Reumatologia do Laboratório Fleury. Coordenador do International Consensus on ANA Patterns (ICAP).

Manes R. Erlichman

Médico Cardiologista do Corpo Clínico do Hospital Israelita Albert Einstein (HIAE). Doutor em Cardiologia pela Universidade Federal de São Paulo (Unifesp).

Marcela Cypel

Doutora em Ciências Visuais pelo Departamento de Oftalmologia da Escola Paulista de Medicina da Universidade Federal de São Paulo (EPM/Unifesp). Médica Oftalmologista Voluntária do Departamento de Oftalmologia da Unifesp na área de Oftalmogeriatria e Colaboradora Afiliada do Programa de Assistência Domiciliar ao Idoso (PADI/Unifesp). Especialista pelo Conselho Brasileiro de Oftalmologia (CBO). Filiada à Sociedade Brasileira de Geriatria e Gerontologia (SBGG). Médica formada pela Faculdade de Ciências Médicas da Pontifícia Universidade Católica de São Paulo (PUC/SP). Residência em Oftalmologia no Departamento de Oftalmologia da Faculdade de Ciências Médicas da Santa Casa de Misericórdia de São Paulo (FCMSCSP).

Especialização em Pronto-Socorro no Departamento de Oftalmologia da Santa Casa de São Paulo e Especialização em Retina Clínica no Departamento de Oftalmologia da Faculdade de Medicina da Universidade São Paulo (FMUSP).

Márcia Wehba Esteves Cavichio

Mestre pela Escola Paulista de Medicina da Universidade Federal de São Paulo (EPM/Unifesp). Médica Responsável pelo Setor de Gastroenterologia Pediátrica do Hospital do Servidor Público Estadual de São Paulo. Assessora Médica em Gastroenterologia do Laboratório Fleury Medicina e Saúde.

Maria de Lourdes Chauffaille

Assessora Médica para Hematologia do Grupo Fleury. Doutora em Hematologia pela Escola Paulista de Medicina da Universidade Federal de São Paulo (EPM/Unifesp). Professora-Associada Livre-Docente de Hematologia (EPM/Unifesp).

Mário José Abdalla Saad

Mestre em Clínica Médica pela Faculdade de Medicina de Ribeirão Preto da Universidade de São Paulo (FMRP/USP). Professor Titular de Clínica Médica da Faculdade de Ciências Médicas da Universidade Estadual de Campinas (FCM/Unicamp). Doutor em Clínica Médica pela FMRP/USP. Livre-Docente pela FMRP/USP.

Matheus Vescovi Gonçalves

Assessor Médico para Hematologia e Citometria de Fluxo do Grupo Fleury. Doutor em Hematologia pela Escola de Paulista de Medicina da Universidade Federal de São Paulo (EPM/Unifesp).

Maysa Seabra Cendoroglo

Geriatra pela Sociedade Brasileira de Geriatria e Gerontologia (SBGG) e Associação Médica Brasileira (AMB). Professora-Adjunta da Disciplina de Geriatria e Gerontologia da Escola Paulista de Medicina da Universidade Federal de São Paulo (EPM/Unifesp). Mestre e Doutora pela Unifesp.

Myrian Spinola Najas

Nutricionista. Especialista em Gerontologia pela Sociedade Brasileira de Geriatria e Gerontologia (SBGG). Mestre em Epidemiologia pela Universidade Federal de São Paulo (Unifesp). Professora-Assistente da Disciplina de Geriatria e Gerontologia da Escola Paulista de Medicina da Unifesp (EPM/Unifesp).

Nairo Massakazu Sumita

Médico Patologista Clínico. Assessor Médico em Bioquímica Clínica do Laboratório Fleury Medicina e Saúde. Professor-Assistente Doutor em Patologia Clínica da Faculdade de Medicina da Universidade de São Paulo (FMUSP). Diretor do Serviço de

Bioquímica Clínica da Divisão do Laboratório Central do Hospital das Clínicas da FMUSP (LIM 3 da Patologia Clínica). Diretor Científico da Sociedade Brasileira de Patologia Clínica e Medicina Laboratorial (SBPCML).

Patrícia de Oliveira Prada

Professora Livre-Docente de Nutrição da Faculdade de Ciências Aplicadas da Universidade Estadual de Campinas (FCA/Unicamp).

Paulo Francisco Henkin

Médico pela Universidade Federal do Rio Grande do Sul (UFRGS). Residência Médica em Medicina Interna pela UFRGS e Santa Casa de Misericórdia de Porto Alegre. Pós-Graduação em Geriatria pela Pontifícia Universidade Católica do Rio Grande do Sul (PUCRS). Mestrado pela University of London em Nutrição Humana. Especialista em Nutrologia pela Associação Médica Brasileira (AMB). Diretor da Sociedade Brasileira de Nutrologia (ABRAN, Seção RS). Professor de Pós-Graduação em Nutrologia pela ABRAN. Implantou e dirige o Serviço de Nutrologia do Hospital Ernesto Dornelles (SENHED) em Porto Alegre. Coordenador da Câmara Técnica de Nutrologia do Conselho Regional de Medicina do Rio Grande do Sul (CREMERS).

Paulo José Fortes Villas Boas

Professor-Adjunto e Livre-Docente do Departamento de Clínica Médica e do Programa de Pós-Graduação em Saúde Coletiva da Faculdade de Medicina de Botucatu, Universidade Estadual Paulista "Júlio de Mesquita Filho" (Unesp). Especialista em Geriatria pela Sociedade Brasileira de Geriatria e Gerontologia e Associação Médica Brasileira (SBGGAMB).

Paulo Renato Canineu

Mestre em Ciências Biológicas pela Pontifícia Universidade Católica de São Paulo (PUC/SP). Doutor em Gerontologia e Educação pela Universidade Estadual de Campinas (Unicamp). Professor do Curso de Pós-Graduação em Gerontologia da PUCSP. Médico Voluntário, Professor Convidado, Pesquisador e Supervisor dos Residentes do LIM 27 do Instituto de Psiquiatria do Hospital das Clínicas da Faculdade de Medicina da Universidade de São Paulo (HCFMUSP). Membro Afiliado da Associação Americana de Psiquiatria Geriátrica (AAGP).

Priscila Lucélia Moreira

Doutora pelo Programa de Pós-Graduação em Fisiopatologia em Clínica Médica da Faculdade de Medicina de Botucatu da Universidade Estadual Paulista "Júlio de Mesquita Filho" (Unesp).

Roberto Dishinger Miranda

Especialista em Cardiologia pela Sociedade Brasileira de Cardiologia (SBC) e em Geriatria pela Sociedade Brasileira de Geriatria e Gerontologia (SBGG). Doutor em

Colaboradores

Cardiologia pela Escola Paulista de Medicina da Universidade Federal de São Paulo (EPM/Unifesp). Diretor Clínico do Instituto Longevità. Chefe do Serviço de Cardiologia da Disciplina de Geriatria e Gerontologia da EPM/Unifesp.

Tiele Nogueira

Médica. Residência de Clínica Médica pela Universidade Federal de Ciências da Saúde de Porto Alegre (UFCSPA). Pós-Graduada em Nutrologia pela Associação Brasileira de Nutrologia (ABRAN). Residente do Serviço de Nutrologia do Hospital Ernesto Dornelles.

Vivian Marques Miguel Suen

PhD, Professora Doutora pela Faculdade de Medicina de Ribeirão Preto da Universidade de São Paulo (FMRP/USP). Editora do *International Journal of Nutrology*.

Agradecimentos

Nossa verdadeira e mais profunda gratidão aos nossos colegas e amigos, brilhantes profissionais e expoentes em suas respectivas áreas, que dedicaram seu tempo, seus conhecimentos e compartilharam suas experiências, colaborando e enriquecendo a elaboração e o conteúdo deste livro.

A todos, nosso muitíssimo obrigado.

Forte abraço,

Clineu de Mello Almada Filho
Nelson Iucif Jr.

Apresentação

A sobrevivência humana encontra-se intimamente relacionada com fatores alimentares e nutricionais. Nossos ancestrais, coletores e caçadores, se alimentavam do que conseguiam. Com o plantio, colheita, criação de animais, armazenamento e industrialização, dispomos hoje de vasta opção de alimentos, satisfazendo os mais distintos paladares. Os estudos científicos têm constantemente demonstrado a importância de uma adequada escolha alimentar para o desenvolvimento de um equilíbrio energético e proteico, bem como de macro e micronutrientes, favorável à manutenção de uma vida saudável e de um envelhecimento bem-sucedido.

Os distúrbios nutricionais encontram-se fortemente associados aos mecanismos etiopatogênicos presentes nas doenças crônicas e degenerativas, tão prevalentes durante o processo de envelhecimento e potencialmente deletérias à sua qualidade ou mesmo à manutenção da vida. Outrossim, envelhecer de forma bem-sucedida, com robustez e autonomia, é um desafio para o mundo contemporâneo que observa e participa de uma acelerada transição demográfica e os hábitos de vida, sobretudo os alimentares, participam ativamente na conquista desse sucesso.

O desenvolvimento deste livro, um projeto iniciado há dois anos, fundamentou-se em organizar de forma científica e clara as informações existentes sobre o binômio nutrição-envelhecimento, desmistificando-o, criando oportunidades para sua melhor interpretação e possibilitando conduta mais abrangente nas afecções mais prevalentes, contribuindo, assim, para o melhor desempenho da prática clínica diária.

Boa leitura!

Clineu de Mello Almada Filho
Nelson Iucif Jr.

Prefácio

Um dos mais importantes princípios da medicina atual é prezar pela saúde da população que, por si, cada vez mais se mostra mais interessada por uma vida saudável e por uma longevidade com qualidade. Com efeito, ontem e hoje busca-se a agerasia, pressupondo um indivíduo com condição de manter o vigor na velhice, ou seja, um envelhecimento saudável. A Nutrologia é uma área de atuação médica que tem esses princípios em sua essência, podendo atuar em sinergia com a prática da Geriatria e da Gerontologia. Posto isso, é com orgulho que apresento este livro dos meus queridos colegas de profissão Prof. Dr. Clineu de Mello Almada Filho e Prof. Dr. Nelson Iucif Jr., que tanto contribuem para o desenvolvimento da Nutrologia Geriátrica, mais conhecida como Nutrogeriatria.

É nosso dizer constante que, pela complexa fisiopatologia de uma doença, uma dieta deficiente ou inadequada quase sempre está envolvida. Adotando hábitos saudáveis estamos plantando uma melhor qualidade de vida e buscando colher uma longevidade saudável. Mesmo uma pessoa idosa se beneficia por adotar essas mudanças e, com isso, reverter ou minimizar parcelas de comorbidades já existentes e eliminar ou reduzir medicamentos que, com frequência, são ingeridos em grande quantidade pelos idosos. E, ainda, em tempo de prevenir novas adversidades pela melhora dos hábitos.

Diante dessa realidade, a Nutrologia se destaca pelo empenho no diagnóstico, na prevenção e no tratamento das mais diversas enfermidades relacionadas com a alimentação, direta ou indiretamente, e, esta obra, em precioso elo com a Geriatria e com a Gerontologia, volta-se especificamente aos idosos com a intenção de lhes proporcionar maior sobrevida e melhor qualidade de vida.

É por isso que, como presidente da Associação Brasileira de Nutrologia (ABRAN), parabenizo os autores deste livro, professores em geriatria, que levaram a êxito essa relevante publicação que traz um conteúdo de suma importância.

Esta publicação ressalta que a Nutrogeriatria, ao respeitar aspectos fisiológicos, psicológicos e comportamentais, constitui-se em importante área para propiciar um envelhecimento saudável. Um guia essencial para os especialistas que buscam o conhecimento na área, trazendo descobertas e novidades nas áreas da pesquisa e da atuação para um trabalho efetivo.

Prefácio

Os temas abordados neste livro incluem aspectos conceituais tanto da Nutrologia como da Geriatria-Nutrogeriatria, como o estresse oxidativo e sua implicação no envelhecimento e nas doenças crônicas, além de temas de uma ou outra especialidade com a intersecção entre ambas. Contempla também uma abrangente avaliação laboratorial do idoso e discorre ainda sobre o gerenciamento da saúde mediante aplicação de instrumentos para avaliação clínica, nutrológica, laboratorial e preventiva, percorrendo também as condições crônicas associadas ao processo do envelhecimento.

Trata-se de um manual completo para os profissionais da saúde e para todos aqueles que têm interesse nesse tema tão grandioso.

Com muito orgulho e em nome da Associação Brasileira de Nutrologia, desejo uma excelente leitura a todos e indico esse rico material aos médicos e especialistas afins, afirmando que o livro *Nutrogeriatria* é uma referência para todos na área da Saúde. Agradeço mais uma vez ao honroso convite do meu amigo, colega e ícone da Nutrologia Geriátrica, Prof. Dr. Nelson Iucif Jr., para prefaciar um livro que será um marco na área de Nutrogeriatria. Destaco também que os professores Nelson e Clineu, que sempre se dedicaram ao avanço das pesquisas aplicadas à clínica, agora nos brindam com esta obra.

Durval Ribas-Filho
Mestre e Doutor em Medicina pela Fundação Faculdade
de Medicina de São José do Rio Preto (FAMERPSP).
Professor de Pós-Graduação em Nutrologia (ABRAN/FCE).
Professor de Nutrologia da Faculdade Medicina de Catanduva (UNIFIPASP).
Presidente da Associação Brasileira de Nutrologia (ABRAN).

Sumário

Parte III
Condições crônicas associadas ao processo de envelhecimento: abordagem clínica e terapêutica

Parte I
Aspectos Conceituais

Envelhecimento:
aspectos fisiológicos e funcionais

• Clineu de Mello Almada Filho • Nelson Iucif Jr.

Introdução

O envelhecimento humano é caracterizado pelo declínio gradual e progressivo das funções celulares e orgânicas que compromete seu equilíbrio homeostático em situações de sobrecarga física ou psíquica. Essa redução das reservas funcionais orgânicas observada durante a senescência (intrínsecas ao envelhecimento) pode ocasionar situações de insuficiência nos diversos sistemas do organismo em situações de estresse[1,2].

Essas alterações fisiológicas intrínsecas ao envelhecimento, associadas a doenças e a influências ambientais, provocam considerável heterogeneidade na trajetória e no estado de saúde do indivíduo, interferindo em sua qualidade de vida. Particularmente, nos indivíduos mais idosos, em que a presença de doenças crônicas e degenerativas se faz representar em maior prevalência, a repercussão desse comprometimento de reserva funcional é mais significativa e situações mais críticas, como as observadas no acometimento por doenças agudas, podem implicar importante risco à saúde e mesmo à vida dessas pessoas[3].

Discutir-se-ão, neste capítulo, os aspectos fisiológicos e funcionais decorrentes da senescência que se apresentam relevantes para as condições clínicas e nutricionais do idoso.

Aspectos sensoriais visuais e auditivos

As alterações nas acuidades visuais e auditivas decorrentes do envelhecimento podem interferir nas condições de saúde, causando forte impacto na qualidade de vida da pessoa idosa[4].

Por exemplo, a menor flexibilidade dos músculos ciliares e das lentes do cristalino que se inicia aos 45 anos de idade determina redução na capacidade de acomodação visual do indivíduo, dificultando seu foco visual em objetos muito próximos. Outras alterações como a redução pupilar, a diminuição de transmissão no meio ocular e a difusão aumentada na córnea, nas lentes do cristalino, no corpo vítreo e na retina ocasionam redução na acuidade visual dos idosos, particularmente quando sob condições de baixa luminosidade ou de variações expressivas de brilho e de contraste, dificultando sua discriminação para cores. Há também prejuízo no campo atencional visual e na sua capacidade de leitura[4].

Entre 25 e 60% das pessoas com mais de 65 anos apresentam perda auditiva que impede uma boa comunicação. Algumas alterações observadas no aparelho auditivo com o avançar da idade podem predispor a essa incapacidade, como a diminuição na atividade das glândulas produtoras de cerúmen, tornando essa camada protetora mais seca e mais vulnerável a impactos; também as alterações escleróticas que afetam os músculos e as articulações do ouvido médio, a diminuição do número de células ciliadas do órgão de Corti e a degeneração, tanto do 8º par craniano como dos nervos medulares centrais. Observa-se enrijecimento da cadeia ossicular e da membrana timpânica que, além disso, se adelgaça. Na cóclea, as alterações resultam em perda neurossensorial para sons de alta frequência, e o sistema vestibular também é afetado por alterações degenerativas nos canais semicirculares, assim como no utrículo e no sáculo[5].

Aspectos do sistema nervoso central

Há perda neuronal durante a senescência e a atrofia cerebral é observada, assim como a diminuição de sinapses, de neurotransmissores e a redução no fluxo sanguíneo cerebral. Estima-se em 20% a perda de massa e de volume cerebral aos 80 anos de idade, sendo aparentemente de caráter seletivo e ocorrendo sobretudo na substância negra (50%) e na região temporal mesial, no hipocampo (25%)[1].

Além da diminuição de densidade das substâncias cinzenta e branca, também se observam anormalidades focais na substância branca e nos gânglios da base, as leucoaraioses, podendo representar indícios isquêmicos subclínicos[6].

A remodelação sináptica desenvolve-se no cérebro senescente e provavelmente se relaciona às alterações na árvore dendrítica e no número de neurônios. Assim, apesar de haver diminuição no número de sinapses em algumas regiões do cérebro, essas podem ser supridas pelo aumento da área de sinapses remanescentes[1].

Os sistemas neurotransmissores também sofrem várias alterações no processo de envelhecimento. A acetilcolina desempenha a função de neurotransmissor para uma seleta população de neurônios cerebrais, proeminentes dos neurônios basais do cérebro frontal que inervam amplas regiões do neocórtex e do hipocampo. Esses neurônios, também denominados neurônios colinérgicos, desempenham funções nos processos de aprendizado e de memória. A deficiência em um ou mais aspectos dos sinais de transdução colinérgica podem ocorrer durante o envelhecimento, incluindo o transporte de colina, a síntese de acetilcolina, a liberação de acetilcolina e o acoplamento dos receptores muscarínicos a seus carreadores proteicos à base de trifosfato de guanosina (GTP). Também ocorrem proeminentes reduções nos aspectos pré e pós-sinápticos da neurotransmissão dopaminérgica durante o envelhecimento cerebral. Com o avançar da idade, ocorrem diminuições nos níveis de dopamina, de transportadores dopaminérgicos e de sítios carreadores dos receptores D2 no *striatum*. Os principais neurotransmissores monoaminérgicos no cérebro são a noradrenalina e a serotonina. Os neurônios noradrenérgicos estão localizados principalmente no *locus ceruleus* e os neurônios serotoninérgicos, na *raphe nucleus*. Sabe-se que o envelhecimento é associado à diminuição nos níveis de liberação evocada de serotonina e de sítios de ligação serotoninérgicos e, talvez, essas alterações possam facilitar o aparecimento de transtornos depressivos[1,7].

O glutamato é o principal neurotransmissor excitatório cerebral, estimulando os receptores inotrópicos envolvidos no fluxo de cálcio e de sódio; todavia, é possível que sua ativação excessiva possa auxiliar na degeneração neuronal.

Pouco se sabe sobre os efeitos do ácido gama-aminobutírico (GABA), importante neurotransmissor inibitório cerebral, no envelhecimento[1,7].

Contudo, as alterações no sistema de neurotransmissores podem ocorrer como consequência de mudanças no número e também na sensibilidade dos neurorreceptores pré e pós-sinápticos no sistema nervoso central (SNC), sem que haja necessariamente alteração na quantidade do próprio neurotransmissor. As hipóteses atuais enfocam a plasticidade dos neurorreceptores e sua capacidade de adaptação, respondendo às alterações dos neurotransmissores[8].

O fluxo sanguíneo cerebral diminui com a idade, provavelmente porque essa circulação arterial se encontra sob o mesmo processo aterosclerótico presente nas demais artérias do idoso, podendo comprometer o metabolismo e a função do tecido nervoso, altamente dependente de oxigênio e glicose[7].

Aspectos cardiovasculares

A integridade tecidual e a competência das funções sistólica e diastólica dependem da concentração extracelular de colágeno, a qual aumenta durante o processo de envelhecimento e contribui para o enrijecimento da parede miocárdica, assim como para a diminuição de sua complacência. O comprometimento da função diastólica inicial e o aumento da pressão diastólica, resultantes dessas alterações, predispõem à disfunção diastólica ventricular esquerda[9].

Aliás, em virtude da deposição aumentada de colágeno e de alterações qualitativas nas fibras de elastina, as grandes artérias também se tornam enrijecidas, provocando o aumento no tamanho de seu lúmen e o espessamento de sua parede; essas alterações secundárias ao desequilíbrio entre elastina e colágeno também se associam à calcificação arterial. Assim, a rigidez arterial que se desenvolve eleva gradualmente a pressão arterial sistólica e estimula o desenvolvimento de hipertrofia miocárdica ventricular esquerda para que haja superação da denominada pós-carga, bem como aumenta a velocidade da onda de pulso, evidenciando disfunção endotelial (assemelhando-se aos modelos bioquímicos de aterosclerose). Essas alterações provocam aumento do trabalho sistólico cardíaco, diminuição da perfusão coronariana e transmissão de maiores pressões aos órgãos finais[1,9,10].

Durante o envelhecimento, estima-se uma perda miocítica cardíaca de aproximadamente 35%; entretanto, o aumento volumétrico dos miócitos remanescentes colabora para o espessamento da parede ventricular esquerda já comentado, sem determinar aumento de sua massa. Ainda que a taxa de pico do enchimento ventricular diastólico se reduza em 50% aos 80 anos, o volume diastólico final do ventrículo esquerdo não se altera em razão da enérgica contratilidade atrial esquerda que se associa à hipertrofia dessa câmara, contribuindo de maneira valiosa para o enchimento ventricular[9].

A função sistólica ventricular esquerda (fração de ejeção) e o débito cardíaco se mantêm inalterados durante o repouso, mas durante o exercício ocorrem alterações significantes na função cardiovascular. Observam-se menor resposta do reflexo barorreceptor e menor resposta à estimulação β-adrenérgica, limitando o alcance da frequência cardíaca máxima atingível em ritmo sinusal e assim, reduzindo o débito cardíaco; em repouso ou em exercício, há aumento na incidência de arritmias[1,9].

A esclerose valvar aórtica encontra-se presente em 80% dos idosos, enquanto a incompetência significativa (moderada e severa) dessa válvula atinge aproximadamente 16% das pessoas desse grupo etário. As calcificações anulares mitrais também aumentam entre os idosos[9].

Provavelmente essas alterações fisiológicas que acompanham a senescência cardiovascular resultam de mecanismos dependentes de uma variedade de insultos como estresse oxidativo, inflamação, glicação não enzimática e mesmo genéticos[11].

Aspectos respiratórios

Durante o processo de envelhecimento, desenvolvem-se alterações estruturais e funcionais no aparelho respiratório que podem afetar seu desempenho, reduzindo-o em aproximadamente 20%, ou seja, comprometendo sua reserva funcional[1].

Observa-se aumento da cifose torácica dorsal e também das degenerações costovertebrais, além da presença de calcificações condrocostais que, associadamente, determinam retificação dos arcos costais e diminuição da complacência da parede torácica. Também, verifica-se diminuição da retração elástica do tecido pulmonar, facilitando sua expansão durante a inspiração profunda e, portanto, aumentando sua complacência. A capacidade pulmonar total (CPT) mantém-se inalterada[1].

A diminuição da retração elástica pulmonar também determina um estado de hiperinsuflação pulmonar por aumento do volume residual (VR) e, consequentemente, uma redução na capacidade vital (CV). Os fluxos ventilatórios também diminuem, principalmente o volume expiratório forçado durante o primeiro segundo da expiração forçada (VEF1) e, em menor proporção, a capacidade vital forçada (CVF). Assim, há redução na relação VEF1/CVF, indicativa de obstrução das vias aéreas; deve-se salientar a contribuição da perda de força e a resistência da musculatura respiratória que se estabelecem durante o envelhecimento e também prejudicam a adequada função pulmonar[1,12].

Instala-se desequilíbrio na relação ventilação/perfusão (V/Q) secundário às limitações do fluxo aéreo que contribui para o aumento do gradiente alveoloarterial de oxigênio (gradiente Aa-O_2). Também, a redução da área de superfície alveolar dificulta a difusão pulmonar de monóxido de carbono (DPCO) e a pressão parcial de oxigênio arterial diminui com a idade[1,12].

Por fim, os idosos apresentam menor eficiência dos mecanismos de clareamento pulmonar secundária à atrofia do epitélio colunar ciliado e das glândulas da mucosa brônquica, bem como apresentam redução de surfactante, da força muscular e do reflexo da tosse[1,13].

Aspectos renais

Observa-se declínio na massa e no volume dos rins a partir da 4ª década de vida, provavelmente associado ao processo de envelhecimento. Na verdade, o processo de senescência nos rins caracteriza-se pelo declínio progressivo da função renal que se associa ao espessamento da membrana basal glomerular, assim como a expansão mesangial e a glomeruloesclerose focal[1,10,14].

Estima-se também que o fluxo sanguíneo renal diminua 10% a cada década, alteração que se acompanha do aumento na resistência arteriolar tanto aferente como eferente[1,14].

Em geral, a taxa de filtração glomerular e o fluxo plasmático renal também diminuem 10% por década, após a quarta década de vida, embora 5 a 10% das pessoas apresentem perda mais acentuada na ausência de doenças identificáveis. Contudo, estudos recentes descrevem que aproximadamente 30% da população não apresentam perda significativa da função renal durante o envelhecimento[14].

Em geral, nos idosos, ocorre redução na produção de creatinina por perda de massa muscular e, dessa forma, os níveis séricos de creatinina podem permanecer inalterados, não refletindo a provável redução da função renal. Habitualmente, estima-se tal função por meio da mensuração do *clearance* de creatinina obtido com a coleta de urina nas 24 horas ou, de maneira mais prática e rápida, pelo nomograma de Cockcroft-Gault, no qual a idade é calculada em anos e o resultado é multiplicado por 0,85 quando aplicado ao sexo feminino[1,14,15]:

$$\textit{Clearance de Creatinina} = \frac{(140 - \text{Idade}) \times \text{Peso (kg)}}{72 \times \text{Creatinina sérica (mg/dL)}}$$

Aspectos digestivos

Há leve diminuição na produção e no fluxo salivar e a musculatura orofaríngea torna-se funcionalmente menos efetiva e mais lenta, retardando o relaxamento do esfíncter superior do esôfago e resultando em atraso na transferência dos alimentos para a faringe, processo mediado pela estimulação dos centros medulares de deglutição que inervam os grupos musculoesqueléticos faríngeos e esofágicos proximais, sob controle do córtex cerebral. Essa dificuldade para a progressão do alimento ao esôfago pode ocasionar sua penetração em uma área acima das cordas vocais, condição denominada "disfagia orofaríngea"[1,10,13,16].

As alterações fisiológicas e funcionais esofágicas observadas no envelhecimento estão relacionadas à degeneração neuromuscular, particularmente afetando a capacidade de coordenar reflexos complexos que interferem na deglutição e na propulsão do bolo alimentar ao longo do esôfago. A porção média e distal do esôfago é constituída por musculatura lisa e está sob a inervação entérica intrínseca e também pela inervação extrínseca, através do nervo vago. Nos indivíduos muito idosos, também se observa redução na amplitude e duração das contrações peristálticas no esôfago inferior, secundária à diminuição de neurônios mioentéricos[16].

O termo "presbiesôfago" tem sido utilizado para descrever o conjunto dessas alterações, que ainda contempla ondas polifásicas no corpo do esôfago e relaxamento incompleto de seu esfíncter inferior, além de discreta dilatação esofágica. Tais alterações predispõem a uma alteração funcional muito frequente nessas pessoas, a disfagia esofágica[16].

Também ocorre diminuição no número de células gástricas parietais, comprometendo a secreção tanto de ácido clorídrico como de pepsina e de fator intrínseco, prejudicando a digestão de nutrientes proteicos. Corroborando a hipocloridria, observa-se menor secreção de gastrina pelas células G antrais, hormônio peptídeo importante também para o crescimento epitelial da mucosa gástrica e intestinal, também estimulante da motilidade gástrica. A redução na acidez gástrica interfere sobremaneira nos mecanismos de defesa que impedem a ascensão de bactérias colônicas, possibilitando uma colonização gástrica por essas bactérias. A menor acidez gástrica e a redução de fator intrínseco podem prejudicar a absorção de ferro (dificultando a transformação do estado ferroso para o férrico) e de vitamina B_{12} (dependente da presença de fator intrínseco), embora tais processos absortivos ocorram na 2ª porção duodenal e no íleo terminal, respectivamente[1,13,16].

Embora ocorra alteração nos mecanismos homeostáticos reguladores do esvaziamento gástrico, o trânsito no intestino delgado parece não sofrer alterações. Contudo, há perda na altura das vilosidades intestinais e, consequentemente, redução de sua área absortiva disponível. A absorção de cálcio, por exemplo, encontra-se prejudicada em virtude do menor número de receptores intestinais de vitamina D. Sua motilidade também declina a partir da sétima década de vida[16].

No colo intestinal, observam-se atrofia mucosa, espessamento de suas camadas musculares e declínio nas contrações dirigidas longitudinalmente, alterações que contribuem para a obstipação intestinal. As alterações mucosas parecem não interferir na capacidade absortiva colônica. Com relativa frequência, é observada a presença de divertículos, provavelmente secundária à herniação mucosa para as fibras musculares lisas, em razão do aumento da pressão intraluminal[13,16].

O sistema nervoso entérico (autônomo) que regula a função gastrintestinal, apesar de sofrer redução no número de seus neurônios com o envelhecimento, não apresenta comprometimento funcional significativo. Contudo, essa perda neuronal deve contribuir para menor responsividade funcional e, provavelmente, para a elevada prevalência de doenças gastrintestinais no idoso[13,16].

As alterações fisiológicas descritas propiciam o desenvolvimento de alterações na composição da flora intestinal (denominada microbiota ou microbioma), particularmente ocasionando declínio em sua diversidade e diminuição de suas espécies dominantes com consequente aumento daquelas subdominantes. Paralelamente à diminuição das bactérias sacarolíticas, ocorre aumento daquelas proteolíticas, assim como elevação de certas proteobactérias e redução de bifidobactérias (*Bifidobacterium genus*); também se reduz na relação da proporção entre firmicutes e bacteroides (F/B). Considerando-se a importância do microbioma para o controle do metabolismo e para a resistência aos processos infecciosos e inflamatórios, pode-se estimar alguma dificuldade para a prevenção da autoimunidade, do câncer e da regulação do eixo cérebro-intestinal com o envelhecimento[16,17].

Há redução na elasticidade da parede retal que interfere negativamente na atividade tônica do esfíncter anal externo sob menores volumes, podendo predispor à incontinência fecal[16].

Com o envelhecimento, observa-se redução volumétrica hepática, assim como redução em sua perfusão sanguínea, estimada em 30 a 40% entre a 3ª e a 10ª décadas de vida. Ainda que seus mecanismos enzimáticos não sofram alterações significativas, verifica-se redução em sua capacidade oxidativa e também de metabolização, secundária a reduções na atividade do sistema citocromo P-450. Entretanto, o fígado senescente parece estar mais susceptível ao insulto estressante decorrente da ingestão dietética, do consumo de álcool e de tabaco, do estado nutricional, de doenças coexistentes e de fatores genéticos[16].

Embora ocorram alterações pancreáticas, tanto anatômicas como histológicas (atrofia do órgão, hiperplasia epitelial ductal, fibrose interlobular e degranulação da célula acinar), a reserva pancreática exócrina se mantém adequada, sem alteração em sua capacidade digestiva[16].

Aspectos endócrinos

Prolactina

A senescência encontra-se associada com diminuição na secreção de prolactina, tanto em homens como em mulheres pós-menopáusicas. Entretanto, em virtude de seus níveis séricos sofrerem considerável variação, podem apresentar-se aumentados em situações de estresse, no exercício físico e durante o sono[17].

Hormônio de crescimento e fator de crescimento insulina-símile (GH e IGF1)

Durante o processo fisiológico de envelhecimento, há declínio gradual na síntese e na secreção do hormônio de crescimento (GH) e, consequentemente, do fator de crescimento insulina-símile (IGF1). Essa redução correlaciona-se ao aumento de gordura visceral e também do percentual de gordura corporal total, bem como com a diminuição de massa muscular estriada esquelética e com o declínio físico do indivíduo. Outras alterações correlacionadas são o prejuízo da função imune e as menores concentrações de estrogênios e androgênios observadas em idosos[1,10,18].

Habitualmente, a secreção de GH ocorre sobretudo à noite, durante as fases de ondas lentas do sono (estágios III e IV); assim, os distúrbios do sono comumente observados em idosos podem afetar negativamente esse processo. Os idosos mantêm um ritmo diurno de secreção de GH com amplificação de picos noturnos, embora de menor amplitude. Interessante que intervenções para a restauração dessas fases do sono aumentam os episódios de pulsos desse hormônio[1].

Melatonina

Sintetizada a partir do aminoácido triptofano, sua secreção pela glândula pineal encontra-se diminuída durante a senescência e possivelmente influencie na desorganização dos ritmos circadiano e sazonal, associando-se à pior qualidade de sono observada nos idosos[1,18].

Hormônio antidiurético (ADH) ou arginina vasopressina (AVP)

O ADH é sintetizado no hipotálamo e liberado para a circulação sistêmica através da glândula pituitária posterior, principalmente em resposta ao aumento da osmolalidade plasmática (mediada pelos osmorreceptores) e da diminuição da pressão arterial ou ainda a reduções no volume sanguíneo circulante (mediada por barorreceptores)[1,18].

Embora haja evidências de um estado de relativo excesso de ADH e também de que sua liberação esteja aumentada em idosos após a realização de estímulos osmóticos, a reduzida responsividade renal provoca diminuição na sensação de sede desses indivíduos, tornando-os mais vulneráveis à privação de água. Outra condição clínica frequentemente observada em idosos e decorrente dessa hipersecreção de ADH é a síndrome de secreção inapropriada de hormônio antidiurético que, associada à disfunção tubular renal, causa retenção hídrica e hiponatremia[1,18].

Função adrenocortical

Cortisol e ACTH

As taxas de secreção de cortisol, bem como as de sua depuração metabólica (*clearance*), diminuem com o envelhecimento e possibilitam que sua concentração basal sérica se mantenha inalterada. Contudo, em resposta ao estresse, os picos de secreção de cortisol são maiores e mais duradouros daqueles observados em adultos jovens sob tais condições[1,18].

Também, não se alteram durante esse processo os níveis séricos de hormônio adrenocorticotrófico (ACTH) ou mesmo a frequência de seus picos secretores. Ainda que o ritmo circadiano de ACTH e de cortisol permaneçam inalterados em idosos saudáveis, a amplitude do ritmo de secreção do cortisol encontra-se reduzida e seu nadir noturno aumentado, comparando-os adultos jovens[1,18].

A supressão dos níveis de cortisol e de ACTH após a infusão de dexametasona é mais lenta e menos efetiva em idosos, possivelmente resultante de menor sensibilidade do eixo hipotalâmico-hipofisário-adrenal ao mecanismo de *feedback* negativo; embora as implicações clínicas disso ainda não estejam estabelecidas, tem sido proposto que a resultante exposição crônica ao aumento de glicocorticosteroide danifique os neurônios hipocampais reguladores de sua secreção e importantes para a função cognitiva, induzindo a posterior ciclo vicioso entre a hipersecreção de glicocorticosteroide e os danos aos mecanismos de *feedback* inibitórios nesse eixo[1,18].

Sistema renina-angiotensina-aldosterona

As taxas de secreção de aldosterona e também suas concentrações séricas se reduzem significativamente com o envelhecimento, provavelmente em decorrência da diminuição da secreção de renina, desenvolvendo tendência ao hipoaldosteronismo hiporreninêmico. Também, o aumento da secreção do hormônio natriurético atrial observado contribui para a supressão de aldosterona, alterações diretamente relacionadas à menor atividade plasmática de renina e dos níveis de angiotensina II[1,18].

Dentre as implicações clínicas dessa diminuição dos níveis de aldosterona, está uma maior predisposição à perda renal de sódio que, combinada às menores sensação de sede e de responsividade renal ao ADH, produz um risco de depleção volumétrica e de desidratação em idosos. Ademais, o estado de hipoaldosteronismo hiporreninêmico aumenta o risco de hipercalemia, principalmente em portadores de diabetes *mellitus* e de insuficiência renal[1,18].

Dehidroepiandosterona (DHEA)

Os esteroides adrenais, DHEA e sua forma sulfatada (DHEAS), são os principais esteroides encontrados na circulação sanguínea humana. Secretados pelo córtex adrenal, são precursores dos hormônios esteroides sexuais masculinos e femininos que incluem a testosterona, o estradiol e a progesterona. Durante o envelhecimento, sua secreção e a dos demais andrógenos declina; entretanto, o significado clínico dessa diminuição ainda é controverso[1,20,21].

Função adrenomedular

As concentrações séricas de epinefrina não se alteram com o envelhecimento, porém, as concentrações de norepinefrina encontram-se aumentadas, refletindo não um aumento da atividade medular adrenal, mas do sistema nervoso simpático como resposta compensatória à diminuição na responsividade de alguns tecidos a esse hormônio[1,18].

Função endócrina pancreática

Algumas alterações morfológicas se processam no pâncreas endócrino, observando-se certo grau de atrofia, de infiltração gordurosa e de fibrose do órgão, presença de material amiloide e de grânulos de lipofucsina[19].

O metabolismo de carboidratos altera-se com o envelhecimento e se observa progressiva redução da tolerância à glicose a partir da terceira década de vida, independentemente do grau de obesidade e do sexo. Há estudos sugerindo aumento de aproximadamente 1 mg/dL na glicemia de jejum por década de vida. Deve-se ressaltar que vários outros órgãos endócrinos auxiliam na regulação do metabolismo glicídico mediante ação dos hormônios tireoidiano e de crescimento, dos glicocorticosteroides e da adrenalina[19].

O equilíbrio entre a secreção insulínica e a sensibilidade tecidual a esse hormônio constitui o principal componente da homeostase glicêmica, sendo preponderante nessa relação o aumento da resistência à ação periférica da insulina no idoso; algumas explicações plausíveis para essa alteração estão relacionadas com o aumento de tecido adiposo e sua distribuição corporal principalmente visceral e intramuscular, a composição dietética, o menor nível de atividade física e a capacidade absortiva de glicose. Aliás, a absorção de glicose ocorre principalmente através do tecido muscular que se encontra reduzido no envelhecimento e somente 2 a 3% através do tecido adiposo[19].

Função tireoidiana

A tireoide também sofre alterações estruturais como a redução do número e do volume de seus folículos, assim como do conteúdo coloide. Há infiltração linfocitária e fibrose no tecido conectivo de permeio, podendo se tornar nodular. Fisiologicamente, há redução na produção e na secreção de triiodotironina (T_3) e de hormônio tireoestimulante (TSH). Embora a produção de tetraiodotironina (T_4) também sofra declínio, sua concentração total ou em forma livre permanece inalterada em consequência da compensação fisiológica pelo menor requerimento tecidual desse hormônio e também pela redução em sua degradação metabólica hepática. Geralmente, a diminuição na concentração de TSH é muito discreta durante a senescência e não apresenta repercussão funcional. Além disso, há aumento na produção de anticorpos antitireoidianos (antitireoglobulina e antiperoxidase) com o envelhecimento, sem necessariamente estar relacionado com doença[1,19].

Função das paratireoides

Os níveis séricos de paratormônio (PTH) parecem aumentar com a idade, provavelmente resultante de menor absorção de cálcio e dos níveis séricos, de vitamina D, assim como pela redução na função renal. Esse mecanismo reativo encontra-se implicado na perda de massa óssea e na osteoporose. Contrariamente, os níveis séricos de calcitonina encontram-se diminuídos no idoso[19].

Função hipotalâmica-hipofisária-gonádica

A secreção ovariana de estrógenos e, em menor extensão, a de androgênios diminui abruptamente na 6ª década de vida nas mulheres, enquanto aumenta a secreção de hormônio foliculoestimulante (FSH) e de hormônio luteinizante (LH). As mulheres, após a menopausa, apresentam baixas concentrações séricas de estradiol e elevadas concentrações séricas de FSH e de LH até aproximadamente os 75 anos de idade, quando os níveis deste também começam gradualmente a declinar. Há evidências de que alterações associadas ao envelhecimento do SNC afetem a unidade hipotalâmica-hipofisária e determinem a transição menopáusica que se verifica com a exaustão dos folículos ovarianos[1,18,20].

Na maioria dos homens, a função testicular declina gradualmente durante o envelhecimento, havendo redução dos níveis séricos de testosterona total e de testosterona livre. Estudos longitudinais sugerem que esse declínio seja constante a partir dos 25 anos, obedecendo a um ritmo de 1% ao ano para a testosterona total e de 2% ao ano para a forma livre. Como a concentração sérica da globulina carreadora de hormônio sexual (SHBG) aumenta com a idade, os homens idosos têm maior declínio nas concentrações séricas de testosterona livre. Diferentemente da menopausa, situação em que há deficiência completa de estrógenos, o declínio androgênico nos homens varia em intensidade de moderada a severa e aproximadamente 70% dos homens com mais de 70 anos de idade apresentam concentrações séricas de testosterona livre compatíveis com hipogonadismo, condição atualmente reconhecida como hipogonadismo de início tardio. A partir dessa idade, também começa progressivamente a declinar a produção de esperma, chegando à redução de 50% por volta dos 90 anos de idade. Esse declínio está associado à fibrose tubular, redução do volume testicular e a modestas elevações séricas de FSH[1,18,20].

Regulação alimentar

A regulação alimentar durante a senescência depende também de alterações endócrinas encontradas durante esse processo, particularmente associadas à insulina, grelina, leptina e adiponectina.

A sensibilidade à ação da insulina, por exemplo, encontra-se reduzida em pessoas idosas, nas quais se pode constatar com frequência estados de hiperinsulinemia e de diminuição na tolerância à glicose. Essa resistência insulínica observada encontra-se pelo menos parcialmente relacionada à diminuição da proteína carreadora de glicose (GLUT 4) no tecido muscular[1,18].

A grelina, após ser produzida pela região fúndica gástrica e secretada na circulação sanguínea, estimula a secreção do hormônio de crescimento e também o apetite. Contudo, tem sua produção reduzida durante o envelhecimento[21].

A leptina, hormônio produzido pelo tecido adiposo de modo proporcional à massa de gordura corporal existente no organismo, promove diminuição do apetite e suas concentrações séricas encontram-se diminuídas com o aumento da idade[1,18].

A adiponectina tem sido descrita como um hormônio proteico secretado pelos adipócitos. Esse hormônio gera redução na resistência insulínica e apresenta propriedades anti-inflamatórias, diminuindo o risco aterogênico. Contudo, seus índices de secreção são inversamente proporcionais à quantidade de gordura visceral abdominal existente[1,18].

Imunossenescência

Durante o processo de envelhecimento, a função imunológica (imunossenescência) do indivíduo declina secundariamente a alterações cumulativas que se desenvolvem em praticamente todas as células que compõem esse sistema e também nos vários mecanismos moleculares envolvidos na resposta imune. Como resultado desse comprometimento, aumenta a prevalência de infecções, de neoplasias e de desordens autoimunes nos indivíduos idosos[22].

Essas alterações imunológicas manifestam-se por meio de mudanças na transdução de sinal e na função celular, dependentes de mecanismos intrínsecos associados ao componente genético, refletindo também as interações com outros fatores, como doenças crônicas, estimulações antigênicas repetitivas, alterações hormonais e danos celulares endógenos resultantes de condições médicas crônicas[23].

As células progenitoras hematopoiéticas (*stem cells*) produzidas na medula óssea e responsáveis pela diferenciação e replicação de todas as linhagens celulares sanguíneas parecem apresentar tendência ao desenvolvimento da linhagem mieloide e restrição à linhagem linfoide, ocorrendo o aumento na produção de granulócitos, de monócitos e macrófagos, de eritrócitos, de plaquetas e, por outro lado, uma diminuição no número de células progenitoras linfoides, responsáveis pelo desenvolvimento dos linfócitos B e T; esse desequilíbrio deve contribuir para a menor eficiência observada das células B e T nos idosos e estimular a especulação de que possa estar associado com a maior prevalência das desordens mieloproliferativas nessa faixa etária. Cabe ressaltar que nem todas as populações celulares linfoides são afetadas na mesma magnitude e as células T CD4 associadas com a memória imunológica permanecem funcionais, enquanto as células CD4 *naïve* (virgens de contato antigênico) encontram-se disfuncionais, resultando em diminuição na reatividade a novos antígenos[22,23].

A resposta imunológica antigênica mais precoce, frente a patógenos ou a vacinas, é mediada pelo sistema imune inato, constituído por fatores bioquímicos (sistema complemento, peptídeos antimicrobianos, citocinas pró-inflamatórias e interferon) em conjunto com células epiteliais, neutrófilos, monócitos, células dendríticas, células *natural killer* (NK), basófilos e eosinófilos. Incluem-se nessa resposta, a morte intracelular do patógeno (nos neutrófilos, monócitos e macrófagos) e a morte das células malignas ou infectadas por vírus (através das células NK), além da fixação pelo sistema complemento e a lise de organismos extracelulares. Com o envelhecimento, esses elementos sofrem uma deterioração funcional, prejudicando os mecanismos de defesa orgânica[22-24].

Outra função do sistema inato é a ativação das citocinas pró-inflamatórias e a produção de quimiocinas, principalmente nas células dendríticas e nos monócitos. Assim, um estado de baixo grau de ativação crônica das vias inflamatórias é comumente observado nos idosos, o qual vem sendo denominado *inflammaging*. As citocinas pró-inflamatórias que se apresentam com produção e secreção aumentadas durante o envelhecimento são as interleucinas (IL-1β, IL-3, IL-6, IL-8 e IL-15), o fator de necrose tumoral alfa (TNF-α), o interferon-gama (ITF-Y) e o fator de crescimento tumoral beta (TGF-β); essa condição pró-inflamatória pode interferir na hematopoiese e na síntese de hemoglobina, reduzindo sua concentração no sangue. Por outro lado, a IL-2 (importante estimulador de linfócitos T) e principalmente seu receptor celular encontram-se com menor expressão, assim como a IL-10, durante esse processo[1,22,24].

Essa secreção disfuncional de citocinas, aliada ao aumento na produção de outros ativadores inflamatórios como as espécies reativas de oxigênio e de nitrogênio (radicais livres) e também do cortisol, paralelamente à inibição na ativação do eixo hipotálamo-hipofisário e na produção de esteroides sexuais que exercem ação anti-inflamatória, resulta nesse fenótipo caracterizado por estado inflamatório e deficiência nas respostas imunes (inata e adquirida) a estímulos agudos[23].

A imunidade adquirida a partir da exposição antigênica no decorrer da vida, desenvolve-se através dos linfócitos T e B (imunidades celular e humoral, respectivamente), sendo mais específica e guardando memória antigênica. Diversos estudos sugerem associação positiva entre a boa função das células T *in vitro* e entre a contagem do número absoluto de linfócitos periféricos e a longevidade do indivíduo. Corrobora essa interpretação, a proporção de idosos centenários que apresenta adequada função imune, comparativamente àqueles não tão idosos[22].

Com o envelhecimento, observam-se involução tímica e declínio funcional na atividade das células T, além de diminuição na capacidade reativa a novos estímulos antigênicos, provavelmente secundários ao aumento na proporção das células de memória em relação às células *naïve*[22,23].

Os linfócitos B produzem as imunoglobulinas ou anticorpos e, embora não apresentem alteração quantitativa significativa, demonstram reduções funcionais, ou seja, menor resposta a antígenos específicos e menor afinidade dos anticorpos produzidos com esses antígenos específicos. Isso resulta em menor titulação anticórpica após imunizações[1,22,23].

As imunoglobulinas A (IgA) e G (IgG) têm sua produção aumentada com o envelhecimento, enquanto a imunoglobulina M (IgM) responsável pelo desenvolvimento precoce de anticorpos encontra-se diminuída. O aumento na produção de autoanticorpos durante a senescência é outro indicativo da disfunção desse sistema[1,22,23].

Aspectos musculoesqueléticos e ósseos

A musculatura esquelética representa, aproximadamente, 40% da massa corporal total e desempenha importante função regulatória no metabolismo, na manutenção da postura e no controle dos movimentos. É composta pelos tecidos muscular, nervoso, conectivo e também pelos vasos sanguíneos[24].

Com o envelhecimento, há redução de massa e de força muscular que se inicia a partir da 3ª década de vida e se intensifica com o transcorrer dos anos, a despeito do desenvolvimento de respostas adaptativas do músculo à geração de espécies reativas de oxigênio, como mecanismo de proteção aos danos oxidativos. Após os 50 anos de idade, essa redução de massa muscular é de 1 a 2% ao ano, enquanto a perda de força muscular é mais significativa na mesma variável de tempo, em torno de 3 a 4% ao ano[24].

Associada a essa perda de massa e de força muscular, verifica-se diminuição na taxa metabólica basal de 4% ao ano. Essa perda de massa muscular ocorre principalmente nos grupos musculares dos membros inferiores[24].

A síntese das cadeias pesadas de miosina encontra-se reduzida, embora o *pool* de proteína sarcoplasmática mantenha-se inalterado. O potencial regenerativo do músculo esquelético e de toda a massa muscular declina com a idade, além de ocorrer aumento da infiltração de gordura entre as fibras musculares[24,25].

A força contrátil da musculatura estriada esquelética é essencial para a manutenção e estabilidade dos movimentos corporais e depende de um número de variáveis incluindo o número de fibras que se contraem ao mesmo tempo, os tipos de fibras que estão sendo estimuladas, a frequência dos estímulos dados à fibra muscular e a arquitetura muscular.

Didaticamente, há dois tipos bem definidos de fibras musculares: aquelas denominadas tipo I (de contração lenta) e as tipo II (de contração rápida). As últimas ainda se apresentam com dois componentes: tipo A (fibras oxidativas rápidas); e tipo B (fibras glicolíticas rápidas)[24-26].

A duração das contrações nas fibras musculares tipo I (de contração lenta) são superiores a 100 ms, o que as torna mais econômicas. Por apresentarem concentração expressiva de mitocôndrias, exibem grande capacidade oxidativa e são menos suscetíveis à fadiga, estando, portanto, mais adaptadas a atividades repetitivas e de longa duração, como a respiração, a locomoção e a mastigação (movimentos mais grosseiros e sustentados)[24,26].

Por outro lado, as fibras musculares tipo II (de contração rápida) apresentam contrações com duração inferior a 10 ms e realçam a força isométrica ao se considerar a unidade de área muscular num corte transversal. Também, apresentam menor concentração de mitocôndrias, sendo mais fatigáveis e pouco adaptadas a atividades de longa duração. Essas fibras são as mais afetadas no processo de envelhecimento[24-26].

As alterações nas propriedades celulares e sistêmicas, como a produção aumentada de citocinas e de hormônios catabólicos (cortisol), associadas à diminuição na produção de hormônios anabólicos como o hormônio do crescimento e a testosterona, são fatores que contribuem para a atrofia muscular[25].

Ocorre diminuição de massa óssea com o envelhecimento, inicialmente no osso trabecular (portador de extensa atividade metabólica) e com o avançar da idade também no osso cortical. Entre os mecanismos envolvidos nesse processo, estão o aumento da atividade reabsortiva osteoclástica e a menor formação óssea, decorrente de menor atividade osteoblástica e que se encontra relacionada às alterações nos níveis de paratormônio, de vitamina D e de cálcio, já comentadas[27].

Aspectos da composição corporal

A redução de massa magra (muscular e óssea) durante a senescência acompanha-se de aumento percentual do tecido adiposo no idoso, principalmente nas regiões abdominal, visceral e intramuscular. Essa mudança na composição corporal provavelmente se associa às alterações hormonais e inflamatórias presentes no envelhecimento e relatadas anteriormente neste capítulo[1,10,13].

Outra alteração fisiológica a se destacar na composição corporal é a redução no volume de água do organismo, predominantemente do compartimento intracelular[1,10,13].

Evidentemente, esses aspectos relacionados à composição corporal podem interferir na interpretação do exame clínico e também favorecer o risco de iatrogenia, considerando-se que os medicamentos utilizados podem ter seus volumes de distribuição e suas meias-vidas alterados nos idosos[1,10,13].

Referências

1. Almada-Filho CM, Cendoroglo MS. Fisiologia do envelhecimento humano. In: Aires MM. Fisiologia. 4ª ed. Rio de Janeiro: Guanabara Koogan; 2012. p. 1269-79.
2. Masoro EJ. The physiology of aging. In: Boron WF, Boulpaep EL. Medical Physiology: a cellular and molecular approach. 2ª ed. Philadelphia: Saunders Elsevier; 2012. p. 1281-92.
3. Lowsky DJ, Olshansky SJ, Bhattacharya J, et al. Heterogeneity in health aging. J Gerontol A Biol Sci Med Sci 2014; 69(6): 640-9.
4. Watson GR. Low vision: assessment and rehabilitation. In: Halter JB, Ouslander JG, Studenski S, High KP, Asthana S, Supiano MA, Ritchie C. Hazzard's Geriatric Medicine and Gerontology. 7ª ed. China: McGraw-Hill Education; 2017. p. 559-76.
5. Nagaratnam N, Nagaratnam K, Cheuk G. Ear-related problems in the elderly. In: Nagaratnam N, Nagaratnam K, Cheuk G. Age-Related Changes and Pathophysiology. New York: Springer; 2016. p. 357-71.
6. Peters R. Ageing and the brain. Postgrad Med J 2006; 82(964): 84-8.
7. Nagaratnam N, Nagaratnam K, Cheuk G. Neurobiological disorders and related problems in the elderly. In: Nagaratnam N, Nagaratnam K, Cheuk G. Age-Related Changes and Pathophysiology. New York: Springer; 2016. p. 151-213.
8. Frank MH, Rodrigues NL. Depressão, ansiedade, outros transtornos afetivos e suicídio. In: Freitas EV, Py L, Gorzoni ML, Doll J, Cançado FAX, editores. Tratado de Geriatria e Gerontologia. 4ª ed. Rio de Janeiro: Guanabara Koogan; 2016. p. 391-403.
9. Nagaratnam N, Nagaratnam K, Cheuk G. Cardiovascular disease and related disorders in the elderly. In: Nagaratnam N, Nagaratnam K, Cheuk G. Age-Related Changes and Pathophysiology. New York: Springer; 2016. p. 1-37.
10. Kevorkian RT, Morley JE. The physiology of ageing. In: Sinclair AJ, Morley JE, Vellas B. Pathy's Principles and Practice of Geriatric Medicine. 5ª ed. Singapure: Wiley-Blackwell; 2012. p. 33-42.
11. Kovacic JC, Moreno P, Nabel EG, Hachinski V, Fuster V. Cellular senescense, vascular disease and aging. Circulation 2011; 123: 1900-10.
12. Quanjer PH, Stanojevic S, Cole TJ. Multi-ethnic reference values for spirometry for the 3-95-yr age range: the global lung function 2012 equations. Eur Respir J 2012; 40(6): 1324-43.
13. Pereira SRM. Fisiologia do envelhecimento. In: Freitas EV, Py L, Gorzoni ML, Doll J, Cançado FAX. Tratado de Geriatria e Gerontologia. 4ª ed. Rio de Janeiro: Guanabara Koogan; 2016. p. 139-51.
14. Wiggings J, Patel SR. Aging of the kidney. In: Halter JB, Ouslander JG, Studenski S, High KP, Asthana S, Supiano MA, Ritchie C. Hazzard's Geriatric Medicine and Gerontology. 7ª ed. China: McGraw-Hill Education; 2017. p. 1275-82.
15. Cockcroft DW, Gault MH. Prediction of creatinine clearance from serum creatinine. Nephron 1976; 16(1): 31041.

16. Nagaratnam N, Nagaratnam K, Cheuk G. Gastrointestinal system. In: Nagaratnam N, Nagaratnam K, Cheuk G. Age-Related Changes and Pathophysiology. New York: Springer; 2016. p. 53-79.

17. Vaiserman AM, Koliada AK, Marotta F. Gut microbiota: a player in aging and a target for anti-aging. Ageing Res Rev 2017; 35: 36-45.

18. Gruenewald DA, Matsumoto AM. Aging of the endocrine system and selected endocrine disorders. In: Halter JB, Ouslander JG, Studenski S, High KP, Asthana S, Supiano MA, Ritchie C. Hazzard's Geriatric Medicine and Gerontology. 7ª ed. China: McGraw-Hill Education; 2017. p. 1595-1624.

19. Nagaratnam N, Nagaratnam K, Cheuk G. Endocrine disorders. In: Nagaratnam N, Nagaratnam K, Cheuk G. Age-Related Changes and Pathophysiology. New York: Springer; 2016. p. 227-46.

20. Lamberts SWJ, Van Den Beld AW. Endocrinology and aging. In: Melmed S, Polonsky KS, Larsen PR, Kronenberg HM. Willians Textbook of Endocrinology. 13ª ed. Philadelphia: Elsevier; 2016. p. 1234-51.

21. Morley JE, Moon KJ. Endocrinology of ageing. In: Sinclair AJ, Morley JE, Vellas B. Pathy's Principles and Practice of Geriatric Medicine. 5ª ed. Singapure: Wiley-Blackwell; 2012. p. 1155-61.

22. Veiga AMV. Sistema imunológico. In: Freitas EV, Py L, Gorzoni ML, Doll J, Cançado FAX. Tratado de Geriatria e Gerontologia. 4ª ed. Rio de Janeiro: Guanabara Koogan; 2016. p. 929-38.

23. Shaw AC, Bandaranayake T. Immunology of aging. In: Halter JB, Ouslander JG, Studenski S, High KP, Asthana S, Supiano MA, Ritchie C. Hazzard's Geriatric Medicine and Gerontology. 7ª ed. China: McGraw-Hill Education; 2017. p. 33-48.

24. Manini TM, Gundermann DM, Clark BC. Aging of the muscles and joints. In: Halter JB, Ouslander JG, Studenski S, High KP, Asthana S, Supiano MA, Ritchie C. Hazzard's Geriatric Medicine and Gerontology. 7ª ed. China: McGraw-Hill Education; 2017. p. 1715-37.

25. Rasmussen BB, Volpi E. Muscle biology and mTORC1 signaling in aging. In: Cruz-Jentoft A, Morley JE. Sarcopenia. 1ª ed. Oxford: Wiley-Blackwell; 2012. p. 20-40.

26. Manini TM, Russ DW, Clark BC. The complex relation between muscle mass and muscle strength. In: Cruz-Jentoft A, Morley JE. Sarcopenia. 1ª ed. Oxford: Wiley-Blackwell; 2012. p. 74-103.

27. Rossi E, Sader CS. Envelhecimento do sistema osteoarticular. In: Freitas EV, Py L, Gorzoni ML, Doll J, Cançado FAX. Tratado de Geriatria e Gerontologi. 4ª ed. Rio de Janeiro: Guanabara Koogan; 2016. p. 868-74.

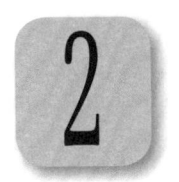

Estresse oxidativo:
implicações no envelhecimento e nas doenças crônicas associadas

- Ana Lúcia dos Anjos Ferreira • Priscila Lucélia Moreira
- Artur Junio Togneri Ferron • Luciana Ghiraldeli
- Carol Cristina Vágula de Almeida Silva • Fernando Moreto
- Camila Renata Corrêa • Paulo José Fortes Villas Boas

Estresse oxidativo

O papel do estresse oxidativo no envelhecimento foi originalmente abordado em 1956, quando Harman propôs que tal processo está parcialmente associado ao acúmulo de lesão oxidativa em biomoléculas como lipídeos, proteínas, carboidratos e ácido desoxirribonucleico[1].

Estresse oxidativo é classicamente definido como um evento resultante do desequilíbrio de magnitude entre substâncias pró-oxidantes e antioxidantes[2]. Ambos os tipos de substâncias são gerados em um cenário de oxirredução, em que a oxidação implica ganho de elétron e a redução, perda. Como a produção e a ação de substâncias pró e antioxidantes dependem desse sistema de oxirredução, muitos autores têm usado o termo "desequilíbrio do sistema redox" para se referir ao estresse oxidativo. As substâncias pró-oxidantes incluem espécies reativas de oxigênio (ERO) e de nitrogênio (ERN), as quais correspondem a moléculas altamente reativas que agridem constantemente o organismo mediante reações bioquímicas, que ocorrem como parte normal do metabolismo celular ou por exposição a fatores ambientais[2].

Popularmente denominado "radical livre", a espécie reativa corresponde a qualquer átomo ou molécula portadora de elétrons não pareados (número ímpar de elétrons) em seu orbital mais externo. Esse não pareamento é o responsável pela alta reatividade dessas espécies[3]. As principais espécies reativas incluem: radical hidroxil (OH); radical superóxido ($O_2{\cdot}^-$); peroxinitrito (ONOO-); peróxido de hidrogênio (H_2O_2); oxigênio singleto (O_2); óxido nítrico (NO·); hipoclorito (ClO-); radical hidroperoxil ($HO_2\cdot$); e radicais alcoxil (LO·) e peroxil (LOO·). O termo "radical livre" não é adequado porque nem sempre a espécie reativa é necessariamente um radical livre. Por exemplo, o H_2O_2 não tem o elétron solitário no orbital mais externo, mas é uma espécie altamente oxidante. O mesmo ocorre com peroxinitrito, hipoclorito, oxigênio singleto e hidroperóxido (ROOH). Por isso, é mais apropriado substituir o termo "radical livre" por espécies reativas. As fontes geradoras de espécies reativas são as que se seguem: mitocôndria (redução incompleta do O_2); macrófagos e neutrófilos; endotélio; epitélio; sistemas enzimáticos (mieloperoxidase; xantinaoxidase, NADPH-oxidase, NADPH-citocromo P450-redutase, ciclo-oxigenase, óxido nítrico sintase), reações com metal (ferro e cobre) via reação de Fenton e de Haber-Weiss, e reação não enzimática entre os radicais superóxido e óxido nítrico resultando na geração de peroxinitrito.[3] O sistema enzimático óxido nitricossintase (NOS) é importante fonte de espécies reativas no envelhecimento. Fisiologicamente, a NOS converte a L-arginina em óxido nítrico, resultando em controle do tônus da musculatura vascular. Existem evidências que a expressão da enzima NOS e a biodisponibilidade de L-arginina estão diminuídas no envelhecimento, o que propicia, consequentemente, o acúmulo de radical superóxido[4]. O excesso desse radical estimula um desacoplamento da enzima NOS, resultando em contração do vaso. Tais situações limitam o suprimento de sangue no coração, alteram o consumo de O_2 no miocárdio e aumentam a apoptose de células endoteliais. A NOS desacoplada (eNOS) tem sido evidenciada em doenças como aterosclerose, diabetes *mellitus* (DM) e hipertensão arterial sistêmica (HAS). Embora as espécies reativas sejam essenciais para uma variedade de mecanismos de defesa celular (sinalização celular, atividade bactericida, respiração mitocondrial, regulação do relaxamento-contração da musculatura lisa dos vasos), elas podem causar lesão oxidativa em biomoléculas (lipídeos, proteínas, carboidratos e DNA) quando presentes em número superior à sua neutralização, mediada pelo sistema de defesa antioxidante. A oxidação de biomoléculas pode ser associada ao envelhecimento e a várias doenças[5,6].

Como referido, as espécies reativas podem atacar todas as principais classes de biomoléculas, sendo os lipídeos insaturados os mais suscetíveis[7]. A lesão oxidativa que ocorre em lipídeos é denominada lipoperoxidação e envolve etapas de iniciação, propagação e terminação. Os produtos finais da peroxidação lipídica incluem aldeídos e hidrocarbonetos gasosos. O produto mais frequentemente aferido é o malondialdeído (MDA), que reage com proteínas e aminoácidos[3]. Tem sido descrito que o MDA pode estar mais elevado em idosos, especialmente nas seguintes comparações: idosos em relação a adultos; institucionalizados comparados aos de comunidade; e idade mais avançada (> 80 anos) em relação à menos avançada (~ 60 anos)[8]. A relevância clínica da reação entre MDA e proteínas é destacada na aterosclerose. O complexo MDA-LDL (*low density lipoprotein*) pode ser mediador de processos pró-inflamatórios e pró-aterogênicos, que inevitavelmente acarretam geração de células espumosas[9]. O aumento progressivo da lipoperoxidação [isoprostano (F2-dihomo-IsoPs) aferido por espectrometria de massa] de acordo com o avanço da idade foi recentemente mostrado na urina de 158 indivíduos saudáveis[10]. O F2-isoprostano aferido por espectrometria de massa é considerado índice *gold standard* para aferir lipoperoxidação *in vivo*.

Além da lesão em lipídeos induzida por espécies reativas, há de se destacar a oxidação de proteínas. Tal oxidação pode ocorrer via nitração e carbonilação. A carbonilação de proteínas resulta da ação de produtos finais da lipoxidação avançada (MDA, glioxal, acroleína, 4-hidroxinonenal, isoquetais) e da glicação avançada (glioxal e metilglioxal) sobre os sítios nucleofílicos de proteínas, peptídeos (cisteína, lisina e histidina), aminofosfolipídeos e DNA. Tal agressão gera carbonilação irreversível, que resulta em alteração estrutural e disfunção de moléculas, células, tecidos e órgãos. Esses produtos têm sido identificados em pacientes com doença de Alzheimer (MDA, 4-hidroxinonenal, metil-glioxal e isoquetal), doença de Parkinson (MDA, 4-hidroxinonenal e metilglioxal) e portadores de aterosclerose (isoquetal)[8]. A nitração de proteína é mediada pelo peroxinitrito, potente oxidante que pode lesar, além do lipídeo, a proteína e o DNA. A nitração da tirosina é de especial importância no processo de envelhecimento. A tirosina é um aminoácido determinante na síntese de neurotransmissores (dopamina) e de noradrenalina e adrenalina. Indivíduos portadores de doença de Parkinson apresentam reduzida produção de dopamina. A nitração de proteína é importante particularmente na aterosclerose e esclerose lateral amiotrófica, mas também tem sido detectada no líquido cefalorraquiano (LCR) de portadores de Alzheimer e Parkinson.

O funcionamento do sistema antioxidante é de fundamental importância para neutralizar a ação das espécies reativas[8]. Antioxidantes são definidos como qualquer substância que evita ou atenua significativamente a oxidação de um substrato oxidável, como lipídeos, proteínas, carboidratos e DNA. O sistema de defesa pode ser classificado em exógenos e endógenos. Os exógenos (ingeridos por meio da alimentação ou suplemento) incluem, entre outros, a vitamina E (principalmente alfatocoferol), carotenoides (betacaroteno, alfacaroteno, licopeno, luteína, zeaxantina, astaxantina, cataxantina), vitamina C, flavonoides, manitol, aminoguanidina, piridoxina e carnosina. Os endógenos incluem o sistema glutationa [glutationa reduzida (GSH), glutationa peroxidase (GSH-Px), glutationa redutase (GSH-Rd)], superóxido dismutase (SOD), catalase, ubiquinona (Coenzima Q10), ácido úrico, ácido alfalipoico, metalotioneína, albumina, transferrina e ceruloplasmina. Os antioxidantes que atacam o peroxinitrito são GSH e as vitaminas C e E (todos fontes de elétrons que podem reduzir o peroxinitrito). Mesmo para os da categoria "endógenos", a dieta é fonte de nutrientes que funcionam como cofatores (ou parte integrante do antioxidante) de antioxidantes. Exemplos clássicos são os constituintes de pimentão vermelho (cisteína), castanha-do-pará (selênio) e ostra (zinco), necessários para a função do GSH, GSH-Px e Zn-SOD, respectivamente[11]. Além da classificação que diferencia antioxidantes enzimáticos e não enzimáticos, há também a classificação que enfatiza os compartimentos hidrofílicos e lipofílicos. No compartimento hidrofílico (aquoso), estão presentes ascorbato, flavonoides, albumina, bilirrubina, GSH, GSH-Px, SOD, catalase, entre outros. Por outro lado, no compartimento lipofílico estão presentes carotenoides, alfatocoferol e flavonoides[8].

Os sistemas de defesa antioxidante podem ser mensurados individual ou globalmente. Os que são mensurados de forma individual (catalase, SOD, sistema glutationa, vitamina C, carotenoides, tocoferóis etc.) geralmente utilizam metodologia que envolve cromatografia de alta eficiência (HPLC). Contudo, os métodos que aferem o sistema de defesa globalmente utilizam equipamento de fluorescência, que podem medir apenas o compartimento hidrofílico ou ambos os tipos de compartimentos (hidrofílicos e lipofílicos).

É importante frisar que a ação benéfica de um determinado antioxidante é o resultado de um equilíbrio fino entre antioxidantes (presentes nos compartimentos hidrofílico e lipofílico) e geração de ERO e ERN. Caso esse equilíbrio seja perturbado, poderá haver o indesejável fenômeno denominado "pró-oxidante". Esse fenômeno pode ocorrer por diversas razões, por exemplo, perante dose exagerada ou na vigência da suplementação isolada com um único antioxidante. Diante desse fato, seria compreensível imaginar que a suplementação com uma mistura de antioxidantes evitaria a possível e indesejável ação pró-oxidante. Entretanto, apesar de grandes esforços, infelizmente, ainda são desconhecidas a combinação ideal e a dose necessária de cada antioxidante nessa mistura[12-14].

A Figura 2.1 apresenta fontes geradoras de espécies reativas e alguns componentes antioxidantes, bem como a resposta celular às condições que podem resultar em estresse oxidativo.

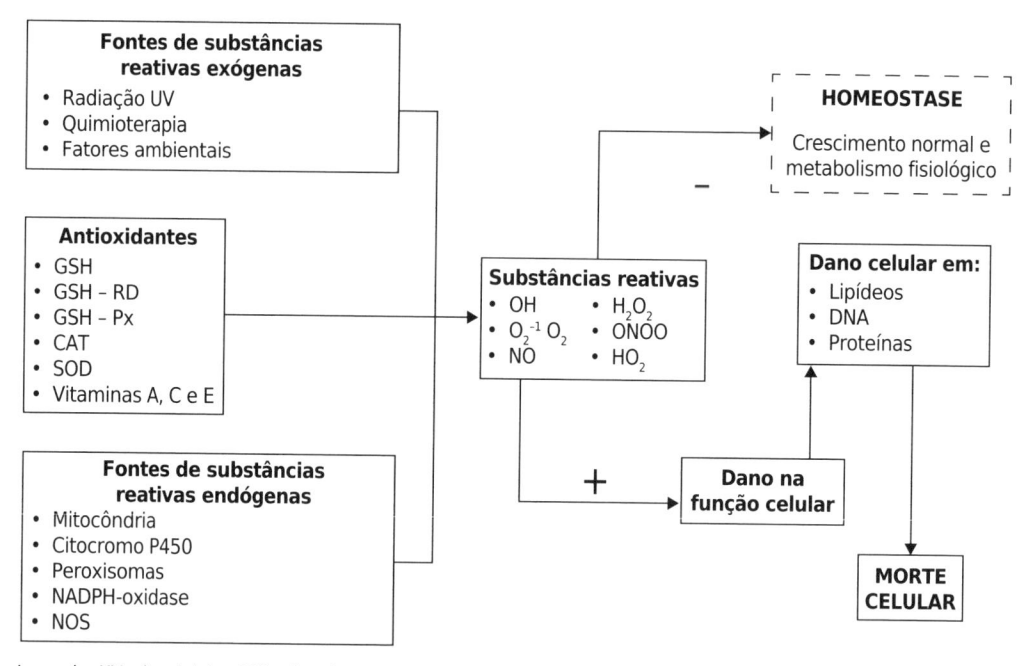

Legenda: UV: ultravioleta; GSH: glutationa; GSH-RD: glutationa redutase; GSH-PX: glutationa peroxidase; CAT: catalase; SOD: superóxido dismutase; NADPH: nicotinamida adenina dinucleotídeo fosfatorredutase; OH: radical hidroxil; H2O2: peróxido de hidrogênio; O2: radical superóxido; 1O2: oxigênio singleto; ONOO: peroxinitrito; NO: óxido nítrico; HO2: hidroperoxil.

Figura 2.1 – Resposta celular ao estresse oxidativo.

Fonte: Adaptada de Moreira PL, et al.

Estado nutricional e estresse oxidativo

De acordo com a American Dietetic Association, a avaliação nutricional inclui anamnese e avaliação social, nutricional e de medicamentos, assim como exame físico, medidas antropométricas e dados laboratórioais[15]. A nutrição é um dos maiores determinantes da saúde do indivíduo e do seu bem-estar. Sendo os idosos particularmente vulneráveis à desnutrição, a avaliação nutricional deve fazer parte da prática clínica de rotina, principalmente nos indivíduos frágeis, doentes, institucionalizados e hospitalizados. No curso normal do envelhecimento, surgem alterações fisiológicas e biológicas que afetam ou são consequências do estado nutricional do idoso. Uma dessas alterações é a redistribuição da gordura corporal (acúmulo na região abdominal e diminuição nas extremidades), juntamente com diminuição da massa muscular. Além disso, há redução da água corporal total, perda de paladar e olfato, diminuição na produção de pepsina e do ácido clorídrico, com consequente diminuição da ingestão de alimentos. Deve-se levar em conta que a desnutrição, geralmente caracterizada pelo baixo peso, predispõe o idoso a diversas complicações, como prejuízo da imunidade, comprometimento funcional, síndrome da fragilidade (caracterizada por perda de peso involuntária, exaustão, fraqueza, diminuição da velocidade da marcha e do equilíbrio e diminuição da atividade física) e consequente aumento da morbidade e mortalidade[8,16].

Ainda há muita divergência sobre os pontos de corte para o índice de massa corpórea (IMC) na população idosa[8,17]. Em 1994, foi sugerida a classificação para IMC em idosos, sendo: baixo peso: < 22 kg/m²; peso adequado: entre 22 e 27; excesso de peso: > 28. Esse ponto de corte foi utilizado em trabalhos anteriores. Em estudo multicêntrico (sete países da América Latina e Caribe) coordenado pela Organização Pan Americana de Saúde, a cidade de São Paulo foi a representação brasileira da pesquisa, a qual contou com 1.894 idosos participantes. O estudo foi de grande contribuição nacional no que quanto à antropometria em idoso. O ponto de corte adotado para o IMC na referida pesquisa foi: baixo peso: ≤ 23 kg/m²; peso adequado: 23 a 28; excesso de peso: ≥ 28[18]. Entretanto, muitas pesquisas utilizaram as referências da Organização Mundial da Saúde (OMS, 1997), mesmo não sendo a classificação mais adequada visto que se refere a adultos e não a idosos.

Estudos têm verificado a associação entre níveis plasmáticos de marcadores de estresse oxidativo (8-iso-PGF2a e 8-Oxo-dGuo), indicadores do estado nutricional (IMC) e de risco para doença cardiovascular [(relação cintura quadril (RCQ)]. Examinando idosos de comunidade, um estudo identificou inversa associação (p < 0,01) entre valores de IMC e níveis plasmáticos de carotenoides[8].

Obesidade androide (RCQ ≥ 0,86, estabelecida pelos autores por meio de regressão logística) foi associada com maior peroxidação lipídica (8-iso-PGF2a na urina) em mulheres italianas adultas (24 a 63 anos) obesas (IMC ≥ 28 Kg/m²)[19]. Esse mesmo biomarcador (8-iso-PGF2a) também foi associado com obesidade (≥ 30 Kg/m²) em idosos (≥ 70 anos), em estudo conduzido por pesquisadores japoneses[20,21]. Reconhecida como uma das complicações da desnutrição, a síndrome da fragilidade esteve relacionada com maior oxidação de bases de DNA (8-Oxo-dGuo, um marcador de oxidação de bases púricas)[22]. Examinando produtos de oxidação de lipídeos (hidroperóxidos) e de proteínas (proteínas carbonila), um estudo verificou que esses biomarcadores plasmáticos são maiores tanto nos indivíduos idosos como nos obesos (idoso > jovem; idoso obeso > idoso não obeso; idoso obeso > jovem obeso)[23]. Níveis séricos de antioxidantes abaixo da normalidade têm sido associados a um pior estado nutricional[24].

Ao analisar o estado nutricional, o estresse oxidativo e a ocorrência de infecções em idosos residentes em instituição de longa permanência da cidade de Botucatu (SP), nosso grupo concluiu que baixo peso, identificado em 40% dos institucionalizados, esteve associado com baixas concentrações de alfatocoferol, albumina plasmática e proteínas totais[25]. Outro trabalho também identificou associação positiva entre IMC e alfatocoferol em estudo de seguimento conduzido em idosos italianos[26]. Idosos (obesos e não obesos) apresentaram menores níveis de antioxidantes endógenos (GSH-Px, catalase e SOD) quando comparados a indivíduos adultos[24].

Dieta antioxidante e envelhecimento

A OMS estabelece um consumo diário mínimo de 400 g de frutas e hortaliças para a prevenção de doenças crônicas não transmissíveis, como acidente vascular encefálico, câncer e doenças cardíacas[27]. Esses alimentos, ricos em substâncias antioxidantes, podem atenuar o estresse oxidativo e o surgimento de doenças[28]. Um estudo mostrou que uma maior ingestão de frutas e hortaliças está associada à menor peroxidação lipídica, bem como à maior concentração plasmática de antioxidantes lipofílicos (betacaroteno, alfatocoferol e licopeno)[29]. Associação positiva entre consumo de alimentos ricos em substâncias antioxidantes e níveis plasmáticos de alfatocoferol, vitaminas C e atividade antioxidante total foi observada em idosos residentes em comunidade do

Canadá[30]. Entretanto, não foi verificada correlação entre ingestão de alimentos, fonte de betacaroteno e níveis plasmáticos desse antioxidante, em idosos residentes em comunidade, na Irlanda[31]. Examinando o efeito da ingestão de frutas e vegetais nos marcadores de estresse oxidativo em plasma de idosos de comunidade, prévio estudo mostrou discreta elevação de alfatocoferol e aumento de betacaroteno e de MDA. Os autores concluíram que o surpreendente comportamento do MDA pode ser decorrente de ingestão insuficiente de antioxidantes alimentares e pode estar associado ao inexpressivo ($p > 0,05$) aumento nos níveis de alfatocoferol[32]. Um estudo conduzido em idosos institucionalizados também examinou o MDA. Os autores verificaram que a diminuição do MDA plasmático foi associada a consumo de vegetais cozidos ($> 154,9$ g) e moderada ingestão de vinho tinto (150 mL)[33].

Vários componentes bioativos da dieta parecem atuar sobre uma ampla gama de processos celulares, tais como o reparo do DNA, o crescimento, diferenciação e morte celular, o estresse oxidativo e o processo inflamatório. Assim, pesquisadores buscam identificar quais nutrientes podem afetar a regulação da longevidade, e se ocorre uma interação entre eles, a fim de garantir a homeostase do organismo.

Metanálise mostrou que o alto consumo dietético de luteína e de zeaxantina diminuiu risco de degeneração macular relacionada com a idade do tipo tardia[34]. A ingestão dietética de vitamina E foi associada à redução do risco para doença de Parkinson em metanálise conduzida por Etminan[35]. Por outro lado, inconsistentes resultados em relação à ingestão habitual de antioxidantes (carotenoides, flavonoides, flavanol, flavonol, catequina, selênio, antocianinas e vitaminas C e E) e à cognição e demência foram mostrados por revisão sistemática com metanálise[36]. Recente metanálise (n295) não mostrou melhora da cognição e da memória, porém houve benefício no humor, com a ingestão dietética de resveratrol (relatado no estudos selecionados: dose, 150-500 mg/dia; duração, 3 a 13 semanas)[37].

Examinando idosos coreanos (n, 787), um estudo revelou que a alta ingestão de frutas e vegetais foi associada a baixo risco para o desenvolvimento de declínio funcional[38]. Resultados semelhantes foram observados em estudo coorte (9 anos) em americanos (n, 9404)[39].

São conflitantes os resultados de estudos prospectivos observacionais relatando ingestão de antioxidantes e vitaminas e doença de Alzheimer (DA)[40]. A ingestão de vitamina E ou a associação de carotenoides com vitamina C não afetou o risco de desenvolvimento de DA após 4 anos de seguimento de 4.023 idosos[41]. Contudo, a ação protetora da ingestão de antioxidantes na demência tem sido evidenciada por outros estudos. O excesso de produção e de depósito do peptídeo beta-amiloide propicia a ativação microglial e a geração de mediadores inflamatórios que, adicionalmente, aumentam a produção de beta-amiloide e induz disfunção e morte de neurônios. A produção de beta-amiloide é mediada pela atividade de beta e gamassecretase e é prevenida pela alfassecretase. Prévios estudos mostraram que baixas concentrações de óxido nítrico (em cultura de neuroblastoma) aumentou a expressão de alfassecretase e diminuiu a de betassecretase, sugerindo que o óxido nítrico pode suprimir ou limitar a produção de beta-amiloide. Tal ação preventiva pode ser adotada por medidas nutricionais incluindo o consumo de cacau em pó ou chocolate. Os flavonoides, em especial o epigalocatequina, atua diretamente no endotélio de vasos cerebrais estimulando a vasodilatação e aumento da perfusão pela ativação do óxido nítrico endotelial (eNO)[42]. Examinando modelo *in vivo* de DA (*Caenorhabditis elegans strain* CL4176), recente estudo mostrou que o cacau diminuiu a expressão do peptídeo Aβ1-42 e o depósito de beta-amiloide[43]. A ingestão de flavonoides (frutas, vegetais, vinho e chá) também foi avaliada em estudo clínico que mostrou retardo no aparecimento de estágio pré-clínico de doença de Alzheimer (desordem cognitiva moderada) após 5 anos de seguimento de 1.367 idosos[44]. A diminuição do risco em desenvolver a desordem cognitiva moderada também foi abordada em recente estudo clínico transversal que identificou que a ingestão dietética individualizada de carotenoides, vitamina C e de vitamina B$_6$ foi associada à diminuição do risco da desordem em 2.892 idosos[45].

A ingestão dietética de antioxidantes foi também abordada em outras doenças associadas ao envelhecimento. Robusto estudo coorte (12 anos) mostrou que o aumento da ingestão de molho de tomate foi associado a menor risco de desenvolvimento de câncer de próstata (localizado, avançado e metastático) em indivíduos com idade $\geq$ 65 anos. O benefício deve estar associado à presença do carotenoide licopeno, contudo devem ser destacados demais fatores como a presença de outros antioxidantes no tomate [composição tomate: licopeno (1.240 mg/g), betacaroteno (280 mg/g), polifenóis (130 mg/g)] e no molho (óleo: alfatocoferol)[46], e o cozimento do tomate, que corresponde a importante fator amplificador da biodisponibilidade do licopeno[47]. Deve ainda ser ressaltada a ação também anti-inflamatória do antioxidante licopeno[48,49]. A diminuição do risco de câncer de próstata também foi associada à ingestão via dieta de selênio (cofator para o antioxidante glutationaperoxidase) em metanálise que envolveu participantes com idade superior a 60 anos, na sua grande maioria[50].

Marcadores do estresse oxidativo em doenças crônicas

O aumento da formação de peroxinitrito, a nitração de proteínas, incluindo a superóxido dismutase (enzima antioxidante), e a presença de 4-hidroxinonenal têm sido descritos no envelhecimento[51]. O avanço da doença de Alzheimer (DA) foi acompanhada por aumento progressivo de diversos marcadores (oxidação de proteínas: proteína carbonila, nitrotirosina; lipoperoxidação: 4-hidroxinonenal e acroleína) em córtex frontal de pacientes submetidos à autópsia[52]. Bourdel-Marchasson e colaboradores observaram que idosos bem nutridos portadores de DA apresentaram níveis plasmáticos mais baixos de alfatocoferol e retinol em relação ao grupo-controle[53]. Em outro estudo, pacientes com DA apresentaram níveis séricos maiores de MDA e menores de superóxido dismutase em comparação com o grupo sem DA[54].

Estudo conduzido em dois grupos de idosos (com e sem osteoporose) encontrou menores níveis plasmáticos de antioxidantes (GSH-Px e capacidade antioxidante total) nos portadores de osteoporose em comparação àqueles sem essa condição[55].

A incapacidade funcional tem sido associada a vários fatores, entre eles o estresse oxidativo[56]. Estudo coorte identificou aumento de produtos de oxidação lipídica (malondialdeído) e diminuição de alfatocoferol no plasma de idosos brasileiros. No entanto, as alterações nos marcadores de estresse oxidativo não foram associadas ao declínio cognitivo observado no mesmo estudo[57].

A relação entre declínio cognitivo e estresse oxidativo foi também abordada por outros estudos. Examinando idosos e adultos residentes em área urbana e rural, prévio relato mostrou que os de área urbana apresentaram peroxidação lipídica [substâncias reativas ao ácido tiobarbitúrico (TBARS)] e atividade antioxidante total (TAS) maior do que os de área rural, além de maior atividade da enzima SOD e de menor atividade da enzima GSH-Px[58]. Posteriormente, o mesmo grupo de pesquisadores abordou a relação entre declínio cognitivo e nível de estresse oxidativo em indivíduos idosos da área urbana e rural. Eles confirmaram os resultados anteriores ao mostrar que, em comparação com os da área rural, uma maior peroxidação lipídica foi identificada nos indivíduos da área urbana, juntamente com maior declínio cognitivo, indicando que residir em área urbana pode representar um fator de risco para o aumento da peroxidação lipídica e declínio cognitivo[59]. O comportamento antioxidante[58] já havia sido anteriormente ressaltado por outros autores[60,61], os quais sugeriram que o envelhecimento não deve necessariamente ser associado a uma diminuição global na capacidade antioxidante, pois a atividade de alguns antioxidantes diminui com a idade, enquanto a atividade de outros continua inalterada ou mesmo aumentada.

No Toledo Study for Healthy Aging, que avaliou a síndrome de fragilidade em 742 idosos (65 a 95 anos), detectou-se que os pacientes portadores de fragilidade (segundo critério fenotípico de Fried) apresentaram níveis séricos maiores de MDA em comparação com os não frágeis[62].

Suplementação com antioxidantes sintéticos e doença crônica

Ensaio clínico randomizado (ECR) com 20.536 indivíduos não encontrou redução de mortalidade ou de incidência de câncer (ou qualquer tipo de doença vascular) em 5 anos de seguimento com uma suplementação diária de vitamina E (600 mg), vitamina C (250 mg) e betacaroteno (20mg)[63].

Examinando os efeitos da suplementação de alfa-tocoferol e betacaroteno (separadamente e em conjunto), outro ECR com 29.133 homens fumantes (50 a 69 anos) identificou aumento na incidência de câncer de pulmão nos participantes que fizeram uso da suplementação isolada com betacaroteno[64].

O CARET (ECR Beta-Carotene and Retinol Efficacy Trial), que avaliou 18.314 homens fumantes com suplementação de betacaroteno (30 mg) e retinol (25.000 UI), observou aumento da incidência de todas causas de morte no grupo ativo[65].

Avaliando 22.071 médicos (40 a 80 anos) suplementados com betacaroteno (50 mg) e ácido acetilsalicílico (325 mg) e acompanhados por 12 anos, prévio ECR (Physicans Health Study) não observou redução de eventos cardiovasculares (infarto agudo do miocárdio e eventos cardiovasculares maiores) no grupo ativo[66].

No Rotterdam Study, a suplementação com vitaminas antioxidantes não exerceu efeito protetor contra infarto de miocárdio. Em 2003, após revisão dos dados, comitê do American College of Cardiologyand American Heart Association (AHA) concluiu que não existe base para a recomendação de suplementos de vitamina C para prevenção ou tratamento da doença coronariana[67]. Uma metanálise de estudos clínicos com vitamina E sugeriu que o uso de alta dose dessa vitamina (> 400 UI/dia) pode aumentar a incidência de todas causas de morte[68].

Artigo de revisão abordou o tema suplementação e estresse oxidativo direcionado à síndrome metabólica (SM), condição que frequentemente está presente no idoso. A SM consiste em um conjunto de anormalidades, como aumento da pressão arterial, alteração da glicemia, hipertrigliceridemia, baixos níveis de HDL (high density lipoprotein) e obesidade abdominal. A patogênese de tais manifestações clínicas está relacionada ao estresse oxidativo[11]. Apesar da forte relação, não há recomendação de suplementação com antioxidantes nessa síndrome.

A eficácia da terapia antioxidante na DA não está provada. Por exemplo, revisão realizada pelo grupo Cochrane não encontrou evidência de benefício da vitamina E no tratamento da doença e na prevenção da progressão da alteração leve de cognição para DA[69], embora estudos clínicos randomizados tenham sugerido que o tratamento prolongado com betacaroteno poderia fornecer algum benefício cognitivo entre homens[70]. Estudo randomizado duplo-cego coorte (n, 769) também não observou melhora na progressão da alteração leve de cognição com a suplementação de megadose de vitamina E (2.000 UI/dia)[71]. Contudo, outro estudo randomizado duplo-cego (n, 561) mostrou que megadose de vitamina E (2.000 mg/dia por 6 meses a 4 anos) foi associada à melhora na progressão do declínio funcional de pacientes portadores de DA do tipo leve para moderado[72].

Por outro lado, a suplementação com selênio, zinco e vitaminas A, C e E revelou efeito protetor contra o comprometimento cognitivo em estudo coorte conduzido em idosos residentes em comunidade[73]. Foi também identificada uma diminuição na lesão de DNA em mulheres idosas após a suplementação com carotenoides (luteína, licopeno e betacaroteno), em particular quando se administrou a mistura dos três carotenoides[74]. Pesquisa verificou diminuição do estresse oxidativo (hemólise de eritrócitos e MDA) após suplementação com vitamina E em idosos chineses[75].

O efeito da suplementação com antioxidantes na degeneração macular e catarata tem sido amplamente abordado. Foi verificada ausência de efeito de suplementação com megadose de antioxidantes (betacaroteno + vitamina C + vitamina E; ou zinco isolado ao associado com betacaroteno e vitamina C) na catarata e diminuição da progressão da degeneração macular [redução de 25%: Zn + betacaroteno + vitamina C + vitamina E; redução de 21%: Zn; redução de 17%: betacaroteno + vitamina C + vitamina E]. As doses utilizadas são as que se seguem: betacaroteno, 15 mg/dia; vitamina C, 500 mg/dia; vitamina E, 400 UI/dia; Zn, 80 mg/dia)[76,77]. Após revelação de possíveis efeitos deletérios do betacaroteno para a saúde[64,65], os pesquisadores decidiram substitui-lo por outros carotenoides, luteína (10 mg/dia) e zeaxantina (2 mg/dia), além de manter a dose dos outros antioxidantes citados. O estudo revelou melhora na progressão da degeneração macular apenas nos indivíduos portadores de baixa ingestão dietética de luteína e zeaxantina[76]. Recente metanálise (n, 1176), que selecionou estudos que utilizaram luteína (6-20 mg/dia) e zeaxantina (0-10 mg/dia), mostrou importante melhora da visão e retardo na progressão da degeneração macular numa maneira dose-resposta[7].

A suplementação com agentes anticarbonilação também tem sido descrita. Estudos experimentais indicam que a carnosina exerce importante papel como molécula antienvelhecimento[79]. A suplementação com 3,2 g de beta-alanina (precursora de carnosina) por 12 semanas foi associada a um aumento do nível de carnosina muscular e melhora tanto do tempo de exaustão como da capacidade para realizar o exercício em idosos (60 a 80 anos)[80]. Outro estudo conduzido em idosos ($\geq$ 65 anos) também mostrou que a suplementação de carnosina (2,5 g/dia) e de anserina por 13 semanas, oferecida na forma de extrato de carne de frango, foi associada à melhora do equilíbrio e da performance física[81]. A carnosina também estimula enzima cálcio-ATPase e a bomba de cálcio. Isso é importante porque a neurotoxicidade do Alzheimer está associada à alteração do cálcio, e a transmissão de impulso nervoso também depende desse metal. De fato, foi mostrado que a adição de carnosina aumentou atividade da bomba de cálcio, aumentou atividade da enzima ATPase, e diminuiu o MDA em cultura de cérebro humano. Estes resultados sugerem que a carnosina pode aumentar a transmissão nervosa e reduzir a lipoperoxidação[82].

Revisão sistemática (RS) com metanálise incluiu de 66 ECR (> de 296 mil indivíduos) e avaliou suplementação de antioxidantes para prevenção de mortalidade em pacientes saudáveis e pacientes com várias doenças. Essa RS concluiu que não havia nenhuma evidência da suplementação com antioxidantes na prevenção primária ou secundária da mortalidade. Na verdade, análises mostraram que vitamina A, betacaroteno e vitamina E podem aumentar a mortalidade. Os autores recomendaram futuros ECR para avaliar os potenciais efeitos da vitamina C e selênio para prevenção primária e secundária[83]. Robusta metanálise revisando 64 anos de literatura, incluindo os estudos de Linus Pauling, mostrou que a suplementação com vitamina C ($\geq$ 200 mg/dia) não foi associada à melhora do resfriado comum (incidência, duração e gravidade) em indivíduos de nenhuma faixa etária[84].

Estresse oxidativo e inflamação

Para compreender os mecanismos relacionados à inflamação, são necessários alguns conceitos básicos. Os produtos gerados na lipoxidação são o MDA, o glioxal, a acroleína e o 4-hidroxi-nonenal; e os gerados na glicação são o glioxal e o metilglioxal. Esses compostos podem se ligar a aminoácidos resultando em produtos finais de lipoxidação e de glicação (AGE)[85], que são altamente reativos.

Tem sido descrito que os AGs estão envolvidos em eventos comuns na DA e em outras associadas à aterosclerose e ao envelhecimento, como a artrite, a resistência insulínica, o diabetes *mellitus* tipo 2 e, também, ao processo inflamatório[86]. A ação dos AGE se efetua à medida que se liga ao receptor RAGE (receptor de produtos finais de glicação), iniciando a cascata de eventos de transdução (que envolvem quinases) e que culmina na ativação Ikkβ/NFkB (fator transcricional nuclear) que favorece a produção de citocinas pró-inflamatórias[87]. Alguns estudos mostram que o RAGE está expresso em órgãos como o rim[88], vasos[89] e tecido adiposo[90], e que a ligação AGE/RAGE pode desencadear processo inflamatório. Assim sendo, a ligação AGE/RAGE representa a interface entre o estresse oxidativo e o inflamatório.

Há ampla evidência de que a idade máxima atingível (potencial de vida máximo) é geneticamente determinada e vários polimorfismos do DNA mitocondrial estão associados com a longevidade. Muitos estudos demonstraram que a maioria das características fenotípicas observadas no processo de envelhecimento é o resultado da ocorrência de um estado inflamatório crônico de baixo grau denominado *inflammaging*, controlado geneticamente em parte. O termo indica que o envelhecimento é acompanhado por um baixo grau de inflamação crônica e uma hiper-regulação da resposta inflamatória. É de conhecimento que as alterações inflamatórias são comuns a muitas doenças relacionadas com a idade. Vários agentes são indutores de inflamação como as espécies reativas e outros [calor e radiação UV e gama; vírus, bactérias; açúcar redutor (glicose, frutose, galactose, sucrose, lactose, maltose)]. Entre os fatores protetores do processo inflamatório, destacam-se sistema de defesa antioxidante (SOD-Mn, catalase, GSH-Px), enzimas reparadoras de DNA e poli(ADP)-ribosil)polimerase, sistema imune e proteínas[91]. O estresse oxidativo tem sido reconhecido como determinante e mantenedor da inflamação de baixo grau, típica do *inflammaging*. Portanto, a teoria da oxidação-inflamação foi proposta como a principal causa do envelhecimento. Nesse contexto, há interesse em identificar marcadores que traduzam o comportamento do binômio oxidação-inflamação durante o envelhecimento, como AGE e RAGE.

A concentração de AGE aumenta ao longo da vida em todos os tecidos e contribui para a modificação estrutural e funcional de vários órgãos. Em especial no osso, ocorre a modificação da matriz proteica (colágeno tipo I) resultando em alteração de osteoclastos e osteoblastos que contribui para o desenvolvimento de várias doenças ósseas como a osteoporose. Os mecanismos pelos quais os AGE contribuem para a lesão incluem a interação com vários receptores específicos resultando em inflamação e estresse oxidativo. Entre os receptores, o RAGE corresponde ao mais bem caracterizado receptor que inicia a sinalização intracelular, o que gera a disfunção celular por meio do reconhecimento e ligação com os AGE. A ligação AGE/RAGE em osteoblastos é capaz de ativar o NF-kB, resultando no aumento da expressão de citocinas, fator de crescimento e adesão de moléculas e contribuindo para a ativação do processo inflamatório associado à desordem de remodelamento ósseo[92].

Examinando o polimorfismo de RAGE-374T/A, estudo clínico mostrou alta prevalência do genótipo AA em sangue de homens longevos ($\geq$ 90 anos) que haviam alcançado bom estado de saúde. Esses resultados confirmam a hipótese que longevidade é resultado do bom funcionamento imune e uma presumível superexpressão de variantes de genes anti-inflamatórios[93]. Usando modelo experimental de envelhecimento, um prévio estudo mostrou aumento da concentração de AGE e da expressão de RAGE em cérebro (hipocampo) de camundongos[94].

Como mencionado, existe uma estreita associação entre o estresse oxidativo e o inflamatório na patogênese de várias doenças, incluindo as ligadas à idade. Assim, um estudo clínico (mediana, 60 anos) mostrou que quanto maior o poder antioxidante da dieta ingerida, menor era a inflamação sistêmica [proteína C-reativa (PCR) alta sensibilidade e contagem de glóbulos brancos][95]. Resultados semelhantes foram observados por outro estudo conduzido em homens e mulheres (média, 61 anos) submetidos à dieta rica (2 semanas) e pobre (2 semanas) em antioxidantes. Os autores mostraram que, além da diminuição da inflamação sistêmica (PCR alta sensibilidade), a dieta rica em antioxidantes foi associada à melhora dos níveis de marcadores de disfunção hepática (TGO, gama-GT, fosfatase alcalina) e de alfatocoferol[96]. Outros eventos presentes no envelhecimento, como o câncer, também têm sido associados à inflamação. Recente metanálise, envolvendo mais de 1 milhão de participantes (idade média, 60 anos), mostrou que a ingestão alimentar com alto índice inflamatório foi associada ao aumento do risco de diversos sítios de câncer[97].

Conclusão

Existe uma relação entre estresse oxidativo (marcadores de peroxidação lipídica, de proteínas e de DNA, antioxidantes endógenos e atividade antioxidante total), inflamação e estado nutricional (desnutrição, excesso de peso e antioxidantes exógenos) em indivíduos idosos.

Embora seja comprovado o aumento do estresse oxidativo nas doenças crônicas associadas ao envelhecimento, não há, até o momento, evidências clínicas consistentes comprovando que a suplementação sintética com antioxidantes possa reverter ou atenuar as lesões decorrentes do estresse oxidativo. Assim, não é recomendada a suplementação com antioxidantes para o tratamento de doenças associadas ao envelhecimento. A utilização indiscriminada de suplementos antioxidantes deve ser desencorajada em consequência do fenômeno pró-oxidante indesejável que tem sido amplamente descrito com o uso de tais suplementos. A ação benéfica de um determinado antioxidante é resultado de um sinergismo fino entre antioxidantes presentes nos compartimentos hidrofílico e lipofílico. Assim, a suplementação de um único antioxidante pode desencadear comprometimento irreversível do sistema de defesa antioxidante. Destaca-se que suplementos antioxidantes precisam obrigatoriamente ser considerados medicamentos e devem ser submetidos à avaliação apropriada antes de sua comercialização. Por outro lado, a ingestão de alimentos ricos em antioxidantes não tem mostrado efeitos deletérios. Assim, idosos portadores ou não de doenças crônicas devem ser encorajados a consumir uma dieta variada, contendo alimentos fontes de substâncias antioxidantes. Esse consumo, aliás, deve ser encorajado em todas as fases da vida. A manutenção do peso dentro da faixa de normalidade (IMC entre 23 e 28 kg/m^2) também deve ser estimulada.

Referências

1. Harman D. Aging: a theory based on free radical and radiation chemistry. J Gerontol 1956; 11: 298-300.
2. Sies H. Oxidative stress. 1985. p. 1-7.
3. Ferreira AL, et al. Free radicals: concepts, associated diseases, defense system and oxidative stress. RAMB 1997; 43: 61-8.
4. Dan E, et al. Arginase Reciprocally Regulates Nitric Oxide Synthase Activity and Contributes to Endothelial Dysfunction in Aging Blood Vessels. Circulation 2003; 108: 2000-6.
5. Forman HJ. Redox signaling: An evolution from free radicals to aging. Free Radic Res 2016; 97: 398-407.
6. Halliwell B. Antioxidant defense mechanisms: from the beginning to the end (of the beginning). Free Radic Res 1999; 31: 261-72.
7. Barja G. Free radicals and aging. Trends in Neurosci 2004; 27: 595-600.
8. Moreira PL, et al. Association between oxidative stress and nutritional status in the elderly. RAMB 2014; 60: 75-83.
9. Berliner, et al. The role of oxidized lipoproteins in atherogenesis. Free Radic Biol Med 1996; 20: 707-27.
10. García-Flores LA, et al. Redox Biology Snapshot situation of oxidative degradation of the nervous system, kidney, and adrenal glands biomarkers-neuroprostane and dihomo-isoprostanes-urinary biomarkers from infancy to elderly adults. Redox Biol 2017; 11: 586-91.
11. Ferreira ALA, et al. Síndrome metabólica: atualização de critérios diagnósticos e impacto do estresse oxidativo na patogênese. Rev Bras Clin Med 2011; 9: 54-61.
12. Nascimento MCM, et al. Pharmacological dose of alpha-tocopherol induces cardiotoxicity in Wistar rats determined by echocardiography and histology. Hum Exp Toxicol 2011; 30: 1540-8.
13. Upston JM, et al. Tocopherol-mediated peroxidation of lipoproteins: implications for vitamin E as a potential antiatherogenic. FASEB J 1999; Suppl 13: 977-94.
14. Upston JM, et al. The role of vitamin E in atherosclerosis. Progress in Lipid Res 2003; 42: 405-22.

15. Identifying patients at risk: ADA's definitions for nutrition screening and nutrition assessment. Council on Practice (COP) Quality Management Committee. J Am Diet Assoc 1994; 94: 838-9.

16. Moreira PL, et al. Association between oxidative stress and nutritional status in the elderly. RAMB 2014; 60: 75-83.

17. Silveira EA, et al. Obesity prevalence and associated factors in the elderly in Pelotas, Rio Grande do Sul State, Brazil: obesity classification according to two cutoff points for body mass index. CSP 2009; 25: 1569-77.

18. Organização Pan-Americana (OPAS). XXXVI Reunión del Comitê Asesor de Investigaciones en Salud – Encuestra Multicêntrica – Salud Beinestar y Envejecimeiento (SABE) en América Latina e el Caribe – Informe preliminar 2001: 1-93. Disponível em: http://www.opas.org/

19. Davı G, et al. Role of Inflammation and Oxidant Stress. JAMA 2002; 288: 23-30.

20. Keaney JF, et al. Obesity and Systemic Oxidative Stress Clinical Correlates of Oxidative Stress in The Framingham Study. Arterioscler Thromb Vasc Biol 2003; 23: 434-9.

21. Ohmori K, et al. The Relationship between Body Mass Index and a Plasma Lipid Peroxidation Biomarker in an Older, Healthy Asian Community. Ann Epidemiol 2005; 15: 80-4.

22. Wu I, Shiesh, et al. High Oxidative Stress Is Correlated with Frailty in Elderly Chinese. J Am Geriatr Soc 2009; 57: 1666-71.

23. Tesfaye Madebo, et al. Circulating antioxidants and lipid peroxidation products in untreated tuberculosis patients in Ethiopia 1-3. Am J Clin Nutr 2003; 78: 117-22.

24. Karaouzene N, et al. Effects of the association of aging and obesity on lipids, lipoproteins and oxidative stress biomarkers : A comparison of older with young men. Nutr, Metab Cardiovas 2018; 21: 792-9.

25. Boas PJFV. Avaliação nutricional do estresse oxidativo e ocorrência de infecções em indivíduos institucionalizados do Asilo Padre Euclides de Botucatu-SP [tese]. Botucatu: Faculdade de Medicina, Universidade Estadual Paulista; 2006.

26. Bartali B, et al. Serum Micronutrient Concentrations and Decline in Physical Function Among Older Persons. JAMA 2008; 299: 308-15.

27. World Health Organization. DIET, Nutrition and the Prevention of chronic diseases. 2003; 916.

28. Suwannalert P, et al. The levels of lycopene, alpha-tocopherol and a marker of oxidative stress in healthy northeast Thai elderly. Asia Pac J Clin Nutr 2003; 16 Suppl 1: 27-30.

29. Anlasik T, et al. Dietary habits are major determinants of the plasma antioxidant status in healthy elderly subjects. Br J Nutr 2005; 94: 639-42.

30. Khalil A, et al. Antioxidant-rich food intakes and their association with blood total antioxidant status and vitamin C and E levels in community-dwelling seniors from the Quebec longitudinal study NuAge. Exp Gerontol 2011; 46: 475-81.

31. Carroll YL, et al. Carotenoids in young and elderly healthy humans: dietary intakes, biochemical status and diet-plasma relationships. Eur J Clin Nutr 1999; 53: 644-53.

32. Polidori MC, et al. Plasma micronutrient status is improved after a 3-month dietary intervention with 5 daily portions of fruits and vegetables: Implications for optimal antioxidant levels. Nutr J 2009; 8: 8-11.

33. Lasheras C, et al. Food habits are associated with lipid peroxidation in an elderly population. J Am Diet Assoc 2003; 103: 1480-7.

34. Ma L, et al. Lutein and zeaxanthin intake and the risk of age-related macular degeneration: a systematic review and meta-analysis. Br J Nutr 2012; 107: 350-9.

35. Etminan M, et al. Intake of vitamin E, vitamin C, and carotenoids and the risk of Parkinson's disease: a meta-analysis. Lancet Neurol 2005; 4: 362-5.

36. Crichton GE, et al. Dietary Antioxidants, Cognitive Function and Dementia – A Systematic Review. Plant Foods Hum Nutr 2013; 68: 279-92.

37. Farzaei MH, et al. Effect of resveratrol on cognitive and memory performance and mood: A meta-analysis of 225 patients. Pharmacol Res 2018; 128: 338-44.

38. Kim J, et al. Dietary patterns and functional disability in older Korean adults. Maturitas 2013; 76: 160-4.

39. Houston DK, et al. Dairy, fruit, and vegetable intakes and functional limitations and disability in a biracial cohort: the Atherosclerosis Risk in Communities Study [published erratum appears in Am J Clin Nutr 2005 Jun; 81(6): 1454]. Am J Clin Nutr 2005; 81: 515-22.

40. Luchsinger JA, et al. Dietary factors and Alzheimer's disease. Lancet Neurol 2004; 3: 579-87.

41. Luchsinger JA, et al. Antioxidant Vitamin Intake and Risk of Alzheimer Disease. Arch Neurol 2003: 203-8.

42. Nehlig A, et al. The neuroprotective effects of cocoa flavanol and its influence on cognitive performance. Br J Clin Pharmacol 2013; 75: 716-27.

43. Martorell P, et al. A Cocoa Peptide Protects Caenorhabditis elegans from Oxidative Stress and β-Amyloid Peptide Toxicity. PLoS ONE 2013; 8.

44. Commenges AD, et al. Intake of Flavonoids and Risk of Dementia. Published by: Springer Stable. UTC 2016 [accessed 2016 Jul 03]; 16: 357-63. Available from: URL: http://www.jstor.org/stable/3581727

45. Lu Y, et al. Dietary Intake of Nutrients and Lifestyle Affect the Risk of Mild Cognitive Impairment in the Chinese Elderly Population: A Cross-Sectional Study. Front Behavl Neurosci 2016; 10: 1-10.

46. Giovannucci E, et al. A prospective study of dietary fat and risk of prostate cancer. J Natl Cancer Inst 2002; 9: 391-8.

47. Stahl W, et al. Uptake of Lycopene and Its Geometrical Isomers Is Greater from Heat – Processed than from unprocessed Tomato Juice in Humans. J Nutr 1992; 122: 2161-6.

48. Luvizotto RDAM, et al. Lycopene supplementation modulates plasma concentrations and epididymal adipose tissue mRNA of leptin, resistin and IL-6 in diet-induced obese rats. Br J Nutr 2013; 110: 1803-9.

49. Luvizotto RDAM, et al. Lycopene-rich tomato oleoresin modulates plasma adiponectin concentration and mRNA levels of adiponectin, SIRT1, and FoxO1 in adipose tissue of obese rats. Hum Exp Toxicol 2015; 34: 612-9.

50. Etminan M, et al. Intake of selenium in the prevention of prostate cancer: a systematic review and meta-analysis. Cancer Causes and Control 2005; 16: 1125-31. doi:10.1007/s10552-005-0334-2.

51. Boldyrev AA, et al. Protection of Proteins from Oxidative Stress A New Illusion or a Novel Strategy? Ann N Y Acad Sci 2005; 1057: 193-205.

52. Ansari MA, et al. Oxidative Stress in the Progression of Alzheimer Disease in the Frontal Cortex. J Neuropathol Exp Neurol 2010; 69: 155-67.

53. Bourdel-Marchasson I, et al. Antioxidant defenses and oxidative stress markers in erythrocytes and plasma from normally nourished elderly Alzheimer patients. Age and Ageing 2001; 30: 235-41.

54. Padurariu M, et al. Changes of some oxidative stress markers in the serum of patients with mild cognitive impairment and Alzheimer's disease. Neurosci Letters 2010; 469: 6-10.

55. Sánchez-Rodríguez MA, et al. Oxidative stress as a risk factor for osteoporosis in elderly Mexicans as characterized by antioxidant enzymes. BMC Musculoskelet Dis 2007; 8: 1-7.

56. Saito K, et al. A significant relationship between plasma vitamin C concentration and physical performance among Japanese elderly women. J Gerontol A Biol Sci Med Sci 2012; 67: 295-301.

57. Moreira PL, et al. Anthropometric, functional capacity, and oxidative stress changes in Brazilian community-living elderly subjects. A longitudinal study. Arch Gerontol Geriatr 2016; 66: 140-6.

58. Sánchez-Rodríguez MA, et al. Efficient antioxidant capacity against lipid peroxide levels in healthy elderly of Mexico City. Environ Res 2005; 97: 322-9.

59. Sánchez-Rodríguez MA, et al. Relationship between oxidative stress and cognitive impairment in the elderly of rural vs. urban communities. Life Sci 2006; 78: 1682-7.

60. Sohal RS, et al. Oxidative stress, caloric restriction, and aging. Science (New York) 1996; 273: 59-63.

61. Mecocci P, et al. Plasma Antioxidants and Longevity: A Study on Healthy Centenarians. Free Radic Res 2000; 28: 1243-8.

62. Inglés M, et al. Oxidative stress is related to frailty, not to age or sex, in a geriatric population: lipid and protein oxidation as biomarkers of frailty. J Am Geriatr Soc 2014; 62: 1324-8.

63. Heart Protection Study Group. MRC/BHF Heart Protection Study of antioxidant vitamin supplementation in 20,536 high-risk individuals: a randomised placebo-controlled trial. Lancet (London, England) 2002; 360: 23-33.

64. The Alpha-Tocopherol, Beta Carotene Cancer Prevention Study Group. The effect of vitamin E and beta carotene on the incidence of lung cancer and other cancers in male smokers. New Engl J Med 1994; 330: 1029-35.

65. Omenn GS, et al. Effects of a combination of beta carotene and vitamin A on lung cancer and cardiovascular disease. New Engl J Med 1996; 334: 1150-5.

66. Hennekens CH, et al. Lack of effect of long-term supplementation with beta carotene on the incidence of malignant neoplasms and cardiovascular disease. New Engl J Med 1996; 334: 1145-9.

67. Gibbons RJ, et al. ACC/AHA 2002 guideline update for the management of patients with chronic stable angina – summary article: a report of the American College of Cardiology/ American Heart Association Task Force on practice guidelines (Committee on the Management of Patients with Chronic Stable Angina). J Am Coll Cardiol 2003; 41: 159-68.

68. Miller ERR, et al. Meta-analysis: High dosage vitamin E supplementation may increase all-cause mortality. Ann Intern Med 2005; 142: 37-46.

69. Isaac MGEKN, et al. Vitamin E for Alzheimer's disease and mild cognitive impairment. Cochrane DB Syst Rev 2008: CD002854.

70. Grodstein F, et al. A randomized trial of beta carotene supplementation and cognitive function in men: The Physicians' Health Study II. Arch Int Med 2007; 167: 2184-90.

71. Petersen RC, et al. Vitamin E and Donepezil for the Treatment of Mild Cognitive Impairment. New Engl J Med 2005; 352: 2379-88.

72. Dysken MW, et al. Effect of vitamin E and memantine on functional decline in Alzheimer disease: The TEAM-AD VA cooperative randomized trial. JAMA 2014; 311: 33-44.

73. Gray SL, et al. Is Antioxidant Use Protective of Cognitive Function in the Community-Dwelling Elderly? Am J Geriatr Pharmacoth 2003; 1: 3-10.

74. Zhao X, et al. Modification of lymphocyte DNA damage by carotenoid supplementation in postmenopausal women. Am J Clin Nutr 2006; 83: 163-9.

75. Sun Y, et al. Vitamin E supplementation protects erythrocyte membranes from oxidative stress in healthy Chinese middle-aged and elderly people. Nutr Res 2012; 32: 328-34.

76. Chew EY, et al. Lutein+ zeaxanthin and omega-3 fatty acids for age-related macular degeneration: the Age-Related Eye Disease Study 2 (AREDS2) randomized clinical trial. JAMA 2013; 309: 2005-15.

77. Age-Related Eye Disease Study Research Group. A Randomized, Placebo-Controlled, Clinical Trial of High-Dose Supplementation with Vitamins C and E and Beta Carotene for Age-Related Cataract and Vision Loss. Arch Ophthalmol 2001; 119: 1439-52.

78. Liu R, et al. Lutein and zeaxanthin supplementation and association with visual function in age-related macular degeneration. Invest Ophth Vis Sci 2015; 56: 252-8.

79. Aldini G, et al. Intervention strategies to inhibit protein carbonylation by lipoxidation-derived reactive carbonyls. Med Res 2007; 27: 817-68.

80. Del Favero S, et al. Beta-alanine (CarnosynTM) supplementation in elderly subjects (60-80 years): Effects on muscle carnosine content and physical capacity. Amino Acids 2012; 43: 49-56.

81. Budzeń S, et al. Anserine and carnosine supplementation in the elderly: Effects on cognitive functioning and physical capacity. Arch Gerontol Geriatr 2014; 59: 485-90.

82. Dupin AM, et al. Carnosine protection of Ca2+ transport from damage induced by lipid peroxidation. Biull Eksp Biol Med 1984; 98: 186-8.

83. Bjelakovic G, et al. Antioxidant supplements for prevention of mortality in healthy participants and patients with various diseases. Cochrane DB Syst Rev 2012: CD007176.

84. Hemila H, et al. Vitamin C for preventing and treating the common cold. Cochrane DB Syst Rev 2007: CD000980.

85. Aldini G, et al. A method to measure the oxidizability of both the aqueous and lipid compartments of plasma. Free Radic Res 2001; 31: 1043-50.

86. Srikanth V, et al. Advanced glycation end-products and their receptor RAGE in Alzheimer's disease. Neurobiol Aging 2011; 32: 763-77.

87. Ali T, et al. O. Melatonin attenuates D-galactose-induced memory impairment, neuroinflammation and neurodegeneration via RAGE/NF-K B/JNK signaling pathway in aging mouse model. J Pineal Res 2015; 58: 71-85.

88. Harcourt BE, et al. Targeted reduction of advanced glycation improves renal function in obesity. Kidney Intel 2011; 80: 190-8.

89. Yamagishi SI, et al. Regulation of advanced glycation end product (AGE)-receptor (RAGE) system by PPAR-gamma agonists and its implication in cardiovascular disease. Pharmacol Res 2009; 60: 174-8.

90. Rodiño-Janeiro BK, et al. Receptor for advanced glycation end-products expression in subcutaneous adipose tissue is related to coronary artery disease. Eur J Endocrinol 2011; 164: 529-37.

91. Rescigno T, et al. Bioactive Nutrients and Nutrigenomics in Age-Related Diseases. Molecules 2017; 22: 1-26.

92. Sanguineti R, et al. Advanced Glycation End Products Play Adverse Proinflammatory Activities in Osteoporosis. Mediat Inflamm 2014: 1-9.

93. Falcone C, et al. Possible role of -374T/A polymorphism of RAGE gene in longevity. International J Mol Sci 2013; 14: 23203-11.

94. Yu Y, et al. Fibroblast growth factor 21 protects mouse brain against D-galactose induced aging via suppression of oxidative stress response and advanced glycation end products formation. Pharmacol Bioch Behav 2015; 133: 122-31.

95. Brighenti F, et al. Total antioxidant capacity of the diet is inversely and independently related to plasma concentration of high-sensitivity C-reactive protein in adult Italian subjects. Br J Nutr 2005; 93: 619.

96. Valtuena S, et al. Food selection based on total antioxidant capacity can modify antioxidant intake, systemic inflammation, and liver function without altering markers of oxidative stress. Am J Clin Nutr 2008; 87: 1290-7.

97. Li D, et al. Dose-response relation between dietary inflammatory index and human cancer risk: Evidence from 44 epidemiologic studies involving 1,082,092 participants. Am J Clin Nutr 2018; 107: 371-88.

Nutrologia:
aplicação de seus conceitos no envelhecimento

3

• Paulo Francisco Henkin • Tiele Nogueira

Introdução

O envelhecimento é um processo multifatorial e interativo entre fatores genéticos e ambientais. O declínio fisiológico do organismo humano é o objeto central de milhares de estudos. A Nutrologia é uma das ciências que estuda este fenômeno e que têm contribuído com o rápido aumento da expectativa de vida do ser humano.

Nas últimas cinco décadas vem sendo observada a chamada "inversão do perfil epidemiológico" de doenças na população da maioria dos países: há a redução drástica da prevalência das doenças infectocontagiosas e o crescimento da prevalência das doenças crônicas não transmissíveis (DCNT)[1]; essa condição surgiu inicialmente nos *países desenvolvidos*, estendendo-se atualmente aos *países em desenvolvimento* como o Brasil. A característica principal desda inversão de perfil epidemiológico é o aumento da expectativa de vida da população, que até a década de 1940 em virtude das doenças infecto-contagiosas era de cerca de 40 anos. Nas últimas décadas, a expectativa de vida praticamente dobrou, passando para cerca de 80 anos, com o consequente envelhecimento populacional. As doenças que aparecem após os 50 anos de idade passaram a desafiar os profissionais de saúde e as pesquisas voltadas para a prevenção e tratamento. Entre as DCNT, as que têm maior impacto na longevidade, na qualidade de vida e nos custos assistenciais são as doenças cardiovasculares (DCV), o diabetes *mellitus* tipo 2, a obesidade, a hipertensão arterial sistêmica (HAS), seguidas do câncer e a osteoporose[2]. A doença cardiovascular tem em sua gênese principal a doença ateroesclerótica. Há uma íntima associação entre o perfil lipídico, a resistência à insulina, a esteatose hepática e a síndrome metabólica com o desenvolvimento da ateroesclerose e, por consequência, com a DCV. Há um *pool* de efeitos interativos (pleiotrópico) e metabólicos que determinam o desfecho em órgãos alvos, como o infarto agudo do miocárdio (IAM), o acidente vascular encefálico (AVE), a insuficiência renal crônica (IRC), a doença arterial coronariana (DAC), entre outras[3,4].

De acordo com a Organização Mundial da Saúde[5], a prevalência das DCNT tem uma importante correlação com o estilo de vida de um indivíduo ou população, e é estimado que a adoção de um *estilo de vida saudável* tem o potencial de reduzir o risco de surgimento da doença em cerca de 85%[6]. Os principais *fatores de risco* ligados ao *estilo de vida* de um indivíduo ou população são: *o hábito alimentar; a atividade física; e o tabagismo*[7]. Entre esses fatores, uma dieta inadequada, *subótima*, pode ser a principal causa no mundo todo de morbidade e mortalidade pelas DCNT[2].

O avanço científico que a Nutrologia teve nas últimas duas décadas é extraordinário; um grande número de substâncias contidas nos alimentos foi descoberto, inúmeras reações metabólicas foram identificadas e a correlação com a gênese e a terapêutica de diversas patologias vem sendo cada vez mais bem estabelecida (Tabela 3.1).

35

Em especial, a correlação entre as doenças do envelhecimento e o hábito alimentar é um capítulo excitante dentro da Nutrologia; é mandatória a utilização desses conhecimentos na prática clínica diária, tanto na abordagem dos estágios de prevenção como terapêutico. Os princípios atuais da Nutrologia, quando voltados para a prevenção das doenças do envelhecimento, aplicam-se em todo o ciclo da vida, ou seja, durante a gestação, na juventude, na vida adulta e na velhice[8-11].

Importante salientar que eventuais divergências entre os conceitos da Nutrologia devem-se ao fato de ser esta uma ciência extremamente jovem e com um grande número de descobertas nos últimos anos.

Tabela 3.1 Novas lições da ciência nutricional moderna.	
Diversos efeitos fisiológicos da dieta	Os hábitos alimentares influenciam uma miríade de fatores de risco cardiometabólicos, incluindo pressão arterial, homeostase da insulina--glicose, concentrações e função das lipoproteínas, inflamação, saúde endotelial, função hepática, metabolismo adipocitário, função cardíaca, gasto metabólico e vias de regulação do peso, adiposidade visceral e microbioma. Foco em resultados de substituição única pode ser enganoso. Com base nesses diferentes efeitos, a qualidade da dieta é mais relevante que a quantidade e a ênfase primária deve ser na saúde cardiovascular e metabólica, e não simplesmente no peso corporal ou na obesidade.
Importância dos alimentos e padrões de dieta	Alimentos específicos e padrões de dieta, em vez de nutrientes isolados, são mais relevantes para a saúde cardiometabólica. O foco histórico em nutrientes isolados contribui para a confusão sobre o que constitui uma dieta saudável. Tal foco confunde as estratégias mais eficazes e impulsiona a indústria, as políticas de saúde pública e a população para as dietas que valorizam específicos nutrientes e determinados *pontos de corte* que provocam poucos ou nenhum benefício para a saúde.
Complexidade da obesidade e regulação do peso	A qualidade da dieta influencia diversas vias relacionadas à homeostase do peso, incluindo a saciedade, a fome, a recompensa do cérebro, a resposta glicose-insulina, *de novo* lipogênese hepática, função adipocitária, gasto metabólico e microbioma. Para o controle de peso a longo prazo, o efeito de cada alimento é diferente na gênese das calorias e na homeostasia do peso.
O individual, os sistemas de saúde e as políticas públicas para a mudança de comportamento	Várias estratégias baseadas em evidências para melhorar o comportamento alimentar foram identificadas, incluindo a abordagem individual (paciente), nos sistemas de saúde e nas populações. Abordagens integradas e multiprofissionais, que incluem a elaboração de políticas públicas, esforços educacionais comunitários e ambientais podem ser especialmente eficazes.

Fonte: Adaptada de Dariush Mozaffarian, 2016.

Conceitos

Envelhecimento

Processo progressivo, universal e inexorável que se inicia no nascimento e caracteriza-se por alterações morfológicas, fisiológicas e bioquímicas. O fenômeno de envelhecimento populacional é uma condição recente na história evolutiva humana. Estudos sugerem que a expectativa de vida do gênero homo na grande parte da sua existência era relativamente baixa, em torno de 18 a 20 anos, e continuou baixa até o século 18 quando a expectativa de vida era, então, de aproximadamente 25 anos. A revolução agrícola e a revolução industrial, bem como os avanços na área da saúde, foram as grandes responsáveis pelo aumento da longevidade.

Diversos estudos já evidenciaram que a idade máxima atingida por um indivíduo é geneticamente determinada e o polimorfismo no DNA mitocondrial está associado com a longevidade[12]. As atuais teorias para o envelhecimento fundamentadas em um complexo processo multifatorial substituíram as ideias anteriores que tinham como base fatores isolados. Em 1989, Franceschi e colegas unificaram teorias prévias, postulando que o envelhecimento depende da interação de fatores genéticos e ambientais. Com o passar dos anos o organismo é exposto a agentes nocivos químicos, físicos e biológicos que ativam mecanismos de preservação da homeostase do organismo, que incluem reparação de DNA, sistemas antioxidantes, produção de citocinas anti-inflamatórias e ativação enzimas de reparação de DNA e de apoptose[13].

A interação entre a herança genética e os fatores ambientais é, portanto, um ponto crucial do envelhecimento e do desenvolvimento e progressão de diversas doenças. A dieta é um fator ambiental com papel primordial na etiologia de muitas doenças[13] e será o tema deste capítulo.

Sarcopenia

Síndrome caracterizada pela perda progressiva e generalizada de massa muscular, força e capacidade física (performance), aumentando o risco de desfechos como incapacidade, piora da qualidade de vida e mortalidade[14]. Obesidade sarcopênica (OS) é um conceito recente e significa a coexistência de sarcopenia e obesidade, o que confere um risco ainda maior à saúde, pois a sarcopenia e a obesidade têm efeito deletérios independentes e aditivos. Evidências atuais comprovam que adultos com OS apresentam risco aumentado para doenças metabólicas, hipertensão, incapacidade física, doenças cardiovasculares e mortalidade[15].

Caquexia

Perda muscular importante acompanhada de uma doença sistêmica severa, por exemplo, o câncer ou a insuficiência renal terminal. Foi recentemente definida como uma síndrome metabólica complexa associada a uma doença subjacente caracterizada pela perda de massa muscular com ou sem perda de tecido adiposo.

Fragilidade

Síndrome geriátrica que resulta do declínio acumulado e relacionado à idade de múltiplos sistemas fisiológicos com diminuição da reserva homeostática e redução da capacidade do organismo de suportar o estresse. Caracteriza-se por alterações físicas facilmente identificáveis, com a presença de três ou mais das seguintes características: perda de peso não intencional; fadiga; fraqueza; lentificação da velocidade de marcha; e redução da atividade física. Geralmente fragilidade e sarcopenia estão sobrepostas, porém fragilidade engloba também aspectos psicológicos e sociais, aumentando a vulnerabilidade para desfechos desfavoráveis como quedas, hospitalização, institucionalização e mortalidade. Mais recentemente foi reconhecida a possibilidade de coexistência de fragilidade e obesidade em idosos.

Senescência

Pode ser definida como o envelhecimento bem-sucedido. Abrange o conjunto de alterações físicas e mentais produzidas no organismo e que são diretamente relacionadas à sua evolução no tempo, porém sem nenhum mecanismo de doença reconhecido associado. São alterações características da senescência o surgimento de rugas e de cabelos brancos e a perda da flexibilidade, por exemplo.

Senilidade

Processo de envelhecimento associado a pelo menos uma doença. Caracteriza-se pelo conjunto de alterações decorrentes de situações patológicas que podem acompanhar um indivíduo ao longo do processo de envelhecimento. A sobrecarga imposta pelo processo da doença somada à perda da capacidade de manutenção da homeostase característica do processo natural de envelhecimento desencadeia o surgimento de sintomas e determina o prejuízo à autonomia e independência do indivíduo.

Obesidade

Síndrome de evolução crônica, multifatorial, caracterizada pelo acúmulo excessivo de gordura corporal, cujo desenvolvimento depende de uma interação complexa entre fatores genéticos, ambientais e comportamentais que levam a um desequilíbrio no balanço energético. O parâmetro mais utilizado em adultos baseia-se na gravidade do excesso de peso indicada pelo índice de massa corporal (IMC ou índice de Quetelet) maior que 30 kg/m².

A prevalência tanto do sobrepeso como da obesidade segue em ascensão na população geral e, atualmente, mais da metade da população brasileira está acima do peso (IMC > 25), sendo o excesso de peso maior no sexo feminino (58,2 %) do que no sexo masculino (55,6%). Dados do IBGE mostram que, no Brasil, o excesso de peso aumenta com a idade de modo mais rápido nos homens até a faixa etária dos 35 aos 44 anos, quando, então, a prevalência de excesso de peso no sexo feminino (63,6%) ultrapassa a do sexo masculino (62,3). A partir dos 65 anos de idade, observa-se um declínio da prevalência do excesso de peso, tanto nos homens como nas mulheres, mas que continua elevada (45,4% no sexo masculino e 58,3% no sexo feminino)[16].

A grande preocupação em relação a esse aumento na prevalência da obesidade é pela sua bem-estabelecida relação com doenças de elevada morbimortalidade como diabetes, câncer, doença hepática gordurosa não alcoólica e doenças cardiovasculares.

Dieta de alta qualidade/*prudent diet*

Uma dieta inadequada é o principal fator de risco para morte e incapacidade no mundo[17]. Apesar de por muitas décadas as recomendações dietéticas estarem em grande parte focadas em nutrientes isolados e problemas de saúde específicos, por exemplo, o colesterol dietético e o desenvolvimento de doenças cardiovasculares ou consumo de sal e a hipertensão arterial sistêmica, sabe-se hoje que tais relações são muito mais complexas e que o impacto da dieta na saúde vai muito além dessas questões. O conceito de dieta de alta qualidade (*prudent diet*) significa o efeito do conjunto dos hábitos alimentares saudáveis na prevenção de doenças e promoção da saúde. Refere-se a uma dieta rica em frutas, vegetais, cereais integrais, legumes e peixes e com redução do consumo de alimentos processados, à base de cerais refinados, amido e açúcar. É uma dieta rica em fibras, vitaminas, antioxidantes, minerais, polifenóis e gorduras insaturadas e pobre em alimentos de alto índice glicêmico, sal e gorduras trans[2].

Diversos estudos já demonstraram que a adesão a hábitos alimentares compatíveis com a *prudent diet* está associada a menores percentuais de gordura corporal e redução da obesidade[18-20], redução da resistência à insulina[21], modesta redução do risco de desenvolvimento de diabetes *mellitus* tipo 2[22,23], redução da mortalidade por causas cardiovasculares[24,25] e apresenta relação inversa com o declínio cognitivo[26].

Além disso, o conjunto de nutrientes ingerido é capaz de promover saúde mediante regulação de processos específicos, neutralizando, ainda que em parte, o processo inflamatório crônico inerente à idade e as alterações epigenéticas associadas com o envelhecimento e promoção de saúde[13].

Processamento de alimentos

Conceito importante, atual e preocupante em nutrologia que não pode deixar de ser citado quando tratamos de envelhecimento e saúde é o processamento dos alimentos. Os potenciais impactos do ultraprocessamento dos alimentos na saúde vêm recebendo crescente atenção[27]. Grande parte dos alimentos sofre algum tipo de processamento para ser consumido, como limpeza, refrigeração, cozimento ou pasteurização, o que não significa, necessariamente, alteração das suas propriedades nutricionais. Esse tipo de processamento, muitas vezes, é necessário para que o alimento se torne mais acessível, seguro e palatável. O grande problema é o grupo de alimentos ultraprocessados, ou seja, que sofreram transformação por meio da adição de sal, conservantes, condimentos e corantes[28]. Como exemplos de alimentos ultraprocessados, podem ser citados biscoitos, pães, barras de cereais, sorvetes e refrigerante. São alimentos com alta densidade energética e baixa densidade nutritiva, além de conterem grande quantidade de sal e de gordura hidrogenada vegetal (trans) e serem pobres em fibras, o que contribui para deficiências nutricionais e para o desenvolvimento de doenças crônicas como diabetes, hipertensão e obesidade. Dietas que incluem alimentos ultraprocessados são nutricionalmente desbalanceadas e prejudiciais para a saúde a curto e a longo prazo.

Alimentos orgânicos

Produzidos sem a adição de agrotóxicos, pesticidas ou fertilizantes sintéticos. Quando comparados aos alimentos cultivados convencionalmente, os alimentos orgânicos costumam apresentar concentrações mais altas de compostos fenólicos e menor concentração de resíduos químicos, apresentando, entretanto, perfil de macro e micronutrientes muito semelhante entre si[29]. As evidências da relevância de tais diferenças para a saúde não estão bem estabelecidas e são controvérsias[30]. Baseado nisso, o fato de o alimento ser orgânico ou não parece ter relevância relativamente pequena para a saúde quando comparado ao padrão alimentar adotado como um todo.

Microbiota intestinal

Ganhou importante atenção no meio científico na última década por estar vinculada a diversas funções no organismo, como proteção contra micro-organismos patógenos, manutenção da integridade da parede intestinal, participação na regulação da sensibilidade à insulina e metabolismo, além de exercer importante papel na imunidade inata e, mais recentemente, ter sido relacionada a funções cerebrais[31].

Sabe-se que a microbiota apresenta uma trajetória evolutiva ao longo do curso da vida humana, com um ecossistema que sofre modificações da infância à velhice, proporcionando ao hospedeiro necessidades finamente calibradas para cada estágio da vida[32]. Algumas alterações intestinais fisiológicas relacionadas à idade têm impacto na diversidade e manutenção da microbiota intestinal[33].

Ao desequilíbrio da microbiota intestinal dá-se o nome de "disbiose", situação que contribui para a instalação de um estado inflamatório persistente que afeta de forma negativa o metabolismo da glicose, favorecendo o aumento da resistência à insulina, a obesidade e o aumento do risco do desenvolvimento de doenças como diabetes *mellitus* tipo 2, doença inflamatória intestinal e, até mesmo, câncer[31]. Estudos sugerem que a perda da diversidade e aumento da microbiota patológica está relacionada com, além das já citadas, outros processos e comorbidades relacionados ao envelhecimento, como caquexia, fragilidade, colite pseudomembranosa, ateroesclerose, atrofia vaginal e doenças metabólicas e neurológicas[33].

Assim, a manutenção da microbiota intestinal torna-se imprescindível quando tratamos do tema envelhecimento com saúde. Apesar de a relação entre a alimentação, microbiota e hospedeiro não ser ainda totalmente conhecida, já é possível afirmar que o hábito alimentar é um dos fatores ambientais mais importantes para a manutenção da diversidade da microbiota intestinal, tendo efeitos tanto a curto como a longo prazo. O tipo de dieta (predominantemente de origem animal ou vegetal) favorece o maior desenvolvimento de determinadas espécies de bactérias em detrimentos de outras[34]. Hábitos como evitar o consumo de produtos industrializados, ingerir diariamente alimentos ricos em fibras (solúveis e insolúveis) e manter uma dieta equilibrada em macro e micronutrientes têm impacto positivo na manutenção da qualidade e diversidade da flora intestinal. Além da dieta, é importante citar outros fatores ambientais que também estão relacionados à disbiose, como o sedentarismo, tabagismo, estresse e privação de sono[35].

Nutrigenômica/nutrigenética/epigenética

A nutrição moderna tem como objetivo primordial a promoção da saúde e prevenção de doenças. A interação entre genoma e fatores ambientais é crucial no desenvolvimento de diversas doenças e entender e conhecer os mecanismos de interação entre os genes e a dieta é de fundamental importância para atingirmos esse objetivo[36].

Nutrigenômica

Investiga a maneira como os nutrientes influenciam a expressão de determinados genes, podendo favorecer condições de saúde ou de doença. *Alguns genes regulados pela dieta (e suas variantes normais) provavelmente desempenham um papel no início, na incidência, na progressão e na gravidade de doenças crônicas.*

Nutrigenética

Estuda como *a constituição genética de uma pessoa afeta sua resposta a determinadas dietas.* Cada indivíduo pode responder de maneira diferente a uma intervenção dietética e, por intermédio da nutrigenética, será possível identificar os grupos que se beneficiam (ou não) com o consumo de determinado alimento/nutriente ou padrões alimentares.

Hábito alimentar

Entenda-se por "hábito alimentar" aquilo que um indivíduo ingere diária e regularmente de alimentos para suprir suas necessidades fisiológicas. Vários aspectos influenciam a escolha dos alimentos, como hábitos culturais, socioeconômicos, geográficos, agricultura, religiosos, crenças, filosóficos e *modismos*.

O hábito alimentar inicia-se nos primeiros anos de vida, e as escolhas dos alimentos vão se desenvolvendo progressivamente. De acordo com Barker[37], o hábito alimentar da mãe durante a gestação pode estabelecer preferências por alimentos ao longo da vida de um indivíduo, bem como ter impacto na gênese da DCNT na idade adulta[37,38]. Assim, quanto mais precoce a adoção de uma alimentação de alta qualidade por um indivíduo, melhor o prognóstico de vida longa e sem doenças.

Os alimentos são compostos por várias substâncias conhecidas como nutrientes e também por milhares de outros compostos químicos de valor nutricional ainda pouco conhecido, provisoriamente, também chamados de "não nutrientes". Os nutrientes podem ser classificados em dois grandes grupos: macronutrientes, subdivididos em carboidratos, proteínas e lipídeos e, que por sua vez, são formados por milhares de partículas menores. O outro grande grupo são os micronutrientes, compostos por centenas de vitaminas e sais minerais. Nas últimas 3 décadas, milhares de novas substâncias vêm sendo descobertas, em grupos classificados como fitoquimicos/compostos fenólicos ("não nutrientes")[39].

A moderna ciência nutricional tende a valorizar o conjunto e não um nutriente específico. Vários estudos epidemiológicos nas últimas três décadas estabelecem correlações entre o hábito alimentar de determinadas populações com características culturais e geográficas semelhantes e a prepavalência das DCNT. Destacam-se pelo número de trabalhos e o significado dos achados a dieta do Mediterrâneo como protetora e a dieta Ocidental como promotora de efeito causal nas DCNT[40]. A abordagem terapêutica de um indivíduo deve sempre estar voltada para a compreensão de todo o hábito alimentar e as eventuais correções (prescrições) devem contemplar o conjunto da alimentação, evitando-se a abordagem de alimentos ou nutrientes de forma isolada[41]. A prescrição nutrológica (Nutroterapia) em sua plenitude está embasada em significativos estudos dos componentes dos alimentos, suas funções e interações metabólicas. Cada integrante dos macros ou micronutrientes tem ações específicas e, por vezes, única, como veremos a seguir, e interagem entre si metabolicamente, tendo como resultado uma ação pleiotrópica, protetora, em diferentes aparelhos e sistemas do corpo humano.

Carboidratos e o envelhecimento

Os carboidratos ou hidratos de carbono são as moléculas orgânicas mais abundantes na natureza. Trata-se de compostos orgânicos com pelo menos três moléculas de carbono e classificam-se de acordo com o número de átomos de carbono e com sua complexidade em monossacarídeos (glicose, frutose e galactose), dissacarídeos (sacarose, lactose e maltose), oligossacarídeos ou polissacarídeos. Sua principal função, entre outras, é o fornecimento e armazenamento de energia.

Como já mencionado neste capítulo, evidências atuais demonstram que os hábitos alimentares (ou seja, conjunto de alimentos usualmente consumidos por cada indivíduo) têm impacto maior para a saúde do que quando analisado cada nutriente isoladamente. Entretanto, para fins científicos, é de extrema importância conhecermos a relação entre o consumo (ou a falta dele) de cada um dos macros e micronutrientes e o desenvolvimento e prevenção de determinadas doenças.

Depois do colesterol e das gorduras saturadas, atualmente o assunto mais controverso e debatido no meio científico da nutrição é o açúcar (ou sacarose, dissacarídeo composto por uma molécula de glicose e outra de frutose). Isso porque diversos estudos demonstraram que o consumo do açúcar e de *alimentos adicionados de açúcar* está associado com maior risco de desenvolvimento de obesidade[42,43], doenças cardiovasculares[44] dislipidemia[45,46], hipertensão arterial sistêmica[47-49], diabetes[50-52], doença hepática gordurosa não alcóolica[53,54], declínio cognitivo[55] e até mesmo câncer[44,46]. Grande parte das conclusões e das controvérsias que envolvem esse tema vem da bem estabelecida diferença no metabolismo da glicose e da frutose no fígado. Isso porque mais de 90% da frutose ingerida é absorvida pelo intestino e sofre metabolismo de primeira passagem no fígado onde estimula a lipogênese, diferentemente da glicose que pode ser metabolizada por diversos órgãos e tecidos para a produção de energia. Além disso, ao contrário da glicose, a frutose não estimula a liberação de insulina ou de qualquer outro hormônio regulador da produção energética. Entretanto, alguns estudos já demonstraram que somente 1 a 5% da frutose consumida é convertida em ácido graxo e, posteriormente, em triglicerídeos, no fígado[56,57].

O que se percebe em revisões mais recentes[58] é que o açúcar e os alimentos ricos de açúcar são muito mais marcadores de padrões alimentares inadequados e de elevada densidade calórica do que responsáveis diretos pelo desenvolvimento da obesidade[59,60]. Outro ponto importante é que apesar de em muitos países o consumo de açúcar já ter se reduzido consideravelmente, a prevalência da obesidade segue aumentando.

Quando tratamos do risco de diabetes (DM2) e síndrome metabólica (SM), entretanto, o consumo de bebidas adoçadas com frutose parece predispor o aumento da gordura abdominal e, consequentemente, SM e DM. Pacientes diabéticos e/ou com síndrome metabólica devem, portanto, reduzir o consumo de alimentos ricos em frutose.

Em virtude do metabolismo de primeira passagem no fígado que a frutose sofre e consequente produção de TGC, dietas hipercalóricas que contenham mais de 20% do seu valor calórico proveniente da sacarose podem ocasionar hipertrigliceridemia[52,61,62], que é um fator de risco para doenças cardiovasculares. A American Hearth Association aconselha evitar o excesso de frutose na dieta a fim de reduzir o risco de hipertrigliceridemia[63]. A relação de outros fatores de risco para doença cardiovascular como aumento do LDL ou da pressão arterial sistêmica com o açúcar é controversa e continua incerta.

Índice glicêmico refere-se ao efeito de determinado alimento na glicemia comparando-se à mesma quantidade de glicose pura. Em 2016, a American Diabetes Association (ADA) afirmou que, apesar de as evidências que relacionam índice glicêmico com controle glicêmico e diabetes serem complexas, indivíduos diabéticos devem ser encorajados a substituírem os carboidratos refinados e alimentos ricos em açúcar por frutas, verduras a alimentos à base de cereais integrais[64]. A relação entre dieta com baixo índice glicêmico e redução do risco de DCV não pode ser afirmada em pacientes sem diabetes[65].

As fibras alimentares serão abordadas juntamente com os carboidratos por se tratar, em sua grande maioria, à exceção da lignina, de polímeros de carboidratos com grau de polimerização maior que 3 e que não são nem digeridos nem absorvidos no intestino delgado. São encontradas principalmente nos vegetais, frutas, legumes, grãos e cereais integrais. As fibras dietéticas atuam dando volume às fezes e acelerando o trânsito intestinal. Por chegarem intactas no intestino, servem como substrato energético para bactérias colônicas (microbiota intestinal), que produzem ácidos graxos de cadeia curta (AGCC) a partir da sua fermentação. Parte desses AGCC é absorvida e pode contribuir com 5 a 10% da ingestão calórica diária total. Além disso, as fibras dietéticas retardam a absorção dos carboidratos por meio da inibição da alfaglucosidade, melhorando o controle glicêmico, principalmente de indivíduos diabéticos, e reduzem a absorção do colesterol dietético.

O consumo de cereais integrais e fibras é, portanto, amplamente recomentado como parte de uma alimentação saudável[66]. Chamamos de cereal integral o grão inteiro, moído ou em flocos em que todas as partes que o compõem (farelo, endosperma e gérmen) foram mantidas, preservando, assim, as mesmas proporções de macro e micronutrientes que o grão intacto. Durante o processo de refinamento, são retirados o farelo (porção mais externa e rica em fibras) e o gérmen, restando apenas o endosperma, o que resulta em uma importante redução do conteúdo de fibras, vitamina B, ferro, magnésio, vitamina E, além de outros micronutrientes e fitoquímicos. Muitos alimentos à base de cereais refinados são enriquecidos com vitaminas e minerais, porém não com fibras.

Recomendações atuais indicam que pelo menos metade dos cereais consumidos diariamente seja na sua forma integral a fim de prevenir doenças crônicas[66]. Uma dieta que inclui cereais integrais e fibras integrais (ou alimentos ricos nesses ingredientes) é associada à redução do risco de obesidade, diabetes *mellitus* tipo 2 e doenças cardiovasculares[67].

Os mecanismos pelos quais os cereais integrais são associados à redução do risco de doenças cônicas (incluindo câncer) são, entre outros, por promoverem maior saciedade e apresentarem menor densidade energética e, consequentemente, reduzirem a adiposidade e o IMC[68] e pelo efeito favorável no metabolismo da glicose e insulina, reduzindo o risco de DM2[69]. A redução da obesidade e a melhora da resistência à insulina podem ser consideradas potenciais fatores protetores contra o câncer. Além disso, pela grande quantidade de fitoestrogênios, vitaminas, minerais e outros antioxidantes, o maior consumo de fibras e cereais integrais está associado à redução do risco de outros cânceres em geral[70]. A relação entre as fibras, principalmente aquelas provenientes dos cereais integrais, e a redução do câncer colorretal é explicada, além de outras razões, pelo aumento do bolo fecal e consequente redução do tempo do trânsito intestinal, o que reduz o contato de substâncias carcinogênicas com o epitélio intestinal[70].

A constipação, que é um problema muito comum na população e cujo principal fator de risco para seu aparecimento é a idade[71], tem como base do tratamento as modificações dietéticas e as de estilo de vida. O envelhecimento por si implica alterações orgânicas e funcionais que predispõem o desenvolvimento de constipação, como atraso do trânsito intestinal e disfunções anoretais[72]. As modificações da dieta incluem, principalmente, o aumento do consumo de fibras (frutas, vegetais e alimentos com cereais integrais) e maior ingestão de água[73]. O uso de probióticos deve ser incorporado às demais medidas comportamentais[74].

Lipídeos e o envelhecimento

As gorduras, bioquimicamente denominadas "lipídeos", presentes na dieta humana, têm várias características fundamentais: acrescentam sabor aos alimentos e, com isso, aumentam a palatabilidade; são excelente fonte de energia (9 kcal/g); viabilizam a absorção de várias vitaminas; fornecem os ácidos graxos essenciais; e fazem parte da estrutura básica das células, vários hormônios e enzimas. A deficiência alimentar de gorduras tem importante impacto negativo na saúde humana[75]. De forma genérica, as gorduras presentes na alimentação podem ser classificadas como de origem animal ou vegetal. As de origem animal são, na maioria das vezes, definidas como "saturadas"; já as de origem vegetal podem ser *mono* ou *poli-insaturadas*. Essa classificação baseia-se no número de ligações existentes entre as cadeias de carbonos que compõem os ácidos graxos (partículas que formam as gorduras): assim, nas moléculas em que só há ligações simples, são *saturadas*; nas moléculas em que há uma ligação dupla, são *monoinsaturadas*; e quando há mais de uma ligação dupla, são *poli-insaturadas*. Esse aspecto de classificação dos ácidos graxos toma importância a partir do isolamento dessas moléculas e sua correlação individual com diversos aspectos metabólicos da saúde ou da doença. Os ácidos graxos, após sua absorção no intestino e passagem pelo fígado, circulam na corrente sanguínea ligados a proteínas, que, de acordo com seu peso molecular, darão nome à classificação: *lipoproteína de alta densidade* (HDL); *lipoproteína de baixa densidade* (LDL); *lipoproteína de muito baixa densidade* (VLDL). Essas lipoproteínas, em conjunto com quilomícrons[76] e os triglicerídeos, compõem o conjunto de gorduras circulantes e se correlacionam com o perfil lipídico de um indivíduo, o qual é correlacionado com a maior ou menor prevalência da doença cardiovascular (DCV).

Visando ao *envelhecimento saudável*, pode-se abordar a presença das gorduras na alimentação sob dois grandes aspectos: quantidade e qualidade.

Quantidade: há relativo consenso[77] de que o aporte advindo de gorduras deva ser ao redor de 30 a 40% do valor energético diário consumido, em indivíduos hígidos, distribuído entre saturadas, monoinsaturadas e poli-insaturadas.

Em indivíduos com a necessidade de reduzir o peso corporal, o excesso de gordura na alimentação contribuirá para o aumento da ingesta energética – nessas situações, faz-se necessária a correta interpretação da orientação para reduzir a densidade energética, sem com isso propor a redução extrema de lipídeos, o que pode contribuir para algum déficit de ácidos graxos essenciais, de absorção de vitaminas lipossolúveis ou impacto negativo no metabolismo.

Qualidade: há bastante discussão sobre o impacto dos diferentes tipos de ácidos graxos em questões metabólicas e, por consequência, em efeito causal, protetor ou desencadeante de determinada patologia. Este é um aspecto desafiador da fisiologia, fisiopatologia e bioquímica moderna – a compreensão da interação metabólica de cada ácido graxo. Em 1989, Burr e colegas publicam um trabalho em que correlacionam uma redução de mortalidade de 29% em indivíduos pós-infarto, orientados a aumentar o consumo de óleo de peixe – principalmente ácido eicosapentanóico, ômega 3[78];

em sequência, vários outros trabalhos vêm sendo periodicamente publicados, alguns reafirmando a correlação inversa e outros não identificando efeitos significativamente benéficos[79]. São atribuídos efeitos anti-inflamatórios e antiagregante plaquetário, notadamente melhorando alguns dos principais fatores de risco para a DCV (Tabela 3.2) como a pressão arterial, função endotelial, frequência cardíaca[80,81] quando usados *in natura*; já a utilização de suplementos, em níveis acima dos fisiológicos, com ômega 3 tem sido controversa[79,82]. Entre os ácidos graxos insaturados, os *mono*, originários do óleo de oliva, situam-se entre os mais estudados. São vários estudos que mostram efeitos benéficos, cardioprotetor e, por vezes, de efeito neutro na gênese da DCV[83]. As hipóteses baseiam-se em efeitos pró e anti-inflamatórios (sistema imunológico), assim como em tipos e densidade de LDL formadas. Entre os *poli-insaturados*, o ômega 6 recebe considerável atenção, tem sido relatado como detentor de propriedades pró-inflamatórias e que deve estar em equilíbrio na dieta com ácidos graxos que tenham propriedades anti-inflamatórias como o ômega 3[93].

Os ácidos graxos saturados, cuja fonte principal são os produtos de origem animal, são apontados com frequência em relação causal da doença ateroesclerótica, por terem impacto nos níveis séricos de LDL. A teoria tem origem nos estudos de Ancel Keys e colegas na década de 1970, em que a comparação no consumo de gorduras saturadas *per capita* entre populações de alguns países apresentava prevalência aumentada para a doença arterial coronariana (DAC)[6]. O próprio Keys reconheceu anos mais tarde ter havido uma superestimação da correlação[6]. A chamada *hipótese dieta coração*, baseada na correlação gordura saturada-LDL-DAC, tem sido bastante contestada mais recentemente, com questionamentos sobre o real efeito dos ácidos graxos saturados na gênese da DAC[84-86,92]. Alguns achados, inclusive, têm demonstrado um fator protetor de determinados ácidos graxos saturados contra DCV; são encontrados em produtos de laticínios, reduzindo a incidência de diabetes *mellitus* e AVE[2,87], sem ficar claro, no entanto, a especificidade da ação[88-91].

A recomendação para a utilização de produtos de laticínios com baixos teores de gorduras (*light* e *diet*), para controle ponderal, não vem se confirmando, pois, quando esses produtos são comparados aos integrais, não têm apresentado diferença de resultado, mostrando um efeito relativamente neutro entre os dois grupos, nos mecanismos homeostáticos de manutenção do peso a longo prazo[2].

O colesterol na dieta não tem demonstrado correlação com os níveis séricos de colesterol total ou com a prevalência da DCV, deixando de ser uma preocupação sobre o consumo[94,95].

As gorduras de origem vegetal (óleos vegetais), ao serem submetidas ao processo industrial chamado de hidrogenação, tornam-se pastas sólidas, a partir de uma alteração bioquímica na ligação entre carbonos – surge uma ligação de configuração *trans*, que dá origem à *gordura vegetal hidrogenada*, também conhecida como *gordura trans*. A gordura trans apresenta forte correlação com a doença arterial e é correlacionada com o aumento da prevalência do IAM[96,97]. A *prevenção primária*, *secundária* ou *terciária* da DAC deve necessariamente abordar a retirada de consumo da gordura vegetal hidrogenada.

No atual momento, há um relativo consenso no meio científico sobre a participação das gorduras na dieta humana de alta qualidade (*prudente diet*), voltada para a prevenção em todos os níveis das DCNT: equilibrar o consumo dos diferentes tipos de ácidos graxos, numa proporção ao redor de um terço para os ácidos graxos saturados, um terço para os monoinsaturados e um terço para os poli-insaturados[2,93].

Proteínas e o envelhecimento

As proteínas são constituídas por centenas ou milhares de aminoácidos (AA), são essenciais para a estrutura das células e regulam todos os processos da vida. Os AA são classificados em *essenciais* (devem fazer parte da dieta, pois o corpo humano é incapaz de sintetizá-los) e os *não essenciais* (o corpo humano é capaz de sintetizá-los); as proteínas da dieta são degradadas no aparelho digestivo e absorvidas basicamente como AA e peptídeos. Após a absorção na parede intestinal, esses AA e peptídeos serão utilizados por todos os tecidos e sistemas fisiológicos do corpo humano, que os sequenciarão e construirão suas proteínas específicas; a sobra de AA e peptídeos será utilizada para o fornecimento energético. As proteínas da dieta são de origem animal ou vegetal. As de origem animal são consideradas de alto valor biológico porque apresentam todos os aminoácidos essenciais. As carnes, ovos e laticínios são as maiores fontes de proteínas de alto valor biológico. As proteínas contidas nos vegetais diferem das necessidades humanas porque apresentam baixas proporções de AA essenciais em alimentos isolados. Por exemplo: as proteínas do trigo e do arroz têm baixos teores de lisina; da lentilha, pobre em triptofano e metionina. O fornecimento de quantidades adequadas de proteínas capazes de fornecer os AA essenciais na dieta é mandatório e assegurará o correto desempenho fisiológico do corpo humano, incluindo, mais recentemente, aspectos do sistema imunológico, na resposta inflamatória e aspectos metabólicos ideais de glicemia/insulinemia, correlacionados com a quantidade de músculos (massa magra) do indivíduo[109].

Em uma alimentação de alta qualidade, a maior fonte de proteínas de origem animal são as carnes, ovos e produtos de laticínios. Em nossa cultura, as carnes mais consumidas são as de gado, ovelha, aves, suínos e peixes. Há alguns aspectos importantes que podem influenciar esse consumo e impactam negativamente na homeostase, elevando o risco para o aparecimento de doenças, colocando o indivíduo em *risco nutricional*. Alguns preconceitos por religião, filosóficos ou crendices podem interferir na decisão do consumo de carnes ao longo da vida; aspectos específicos na velhice são impactantes na redução do consumo de proteínas de alto valor biológico, como a condição socioeconômica, solidão e dentição (inadequada saúde oral).

Um aspecto que tem gerado controvérsia entre diferentes trabalhos e autores é a correlação entre o consumo de *carne vermelha* e DCV ou alguns tipos de câncer. Há autores ou até mesmo *guidelines* que preconizam uma preferência ao consumo de carnes brancas, aves ou peixes, que não teriam correlação com a DCV ou câncer. As pesquisas sobre o consumo de carnes e correlação com a prevalência da DCV ou câncer são carregadas de dúvidas em virtude de vieses oriundos da dificuldade que é analisar-se o hábito alimentar de um indivíduo ou comunidade, sempre bastante eclético e influenciável por muitas variáveis. Modo de preparo da carne, percentuais de gorduras, alimentação do animal, precisão de quantidades consumidas, outros alimentos consumidos em paralelo são variáveis capazes de interferir nas inferências sobre os resultados obtidos em pesquisas epidemilógicas. Recentes estudos multicêntricos têm demonstrado efeito mínimo ou neutro na correlação entre o consumo de carnes vermelhas e o risco cardiometabólico quando analisados cortes pouco ou não processados e com menores teores de gorduras[98-100,103]. Já com as carnes processadas, tem sido observado maior risco cardiometabólico e de câncer de colo[101,102]. Em geral, as conclusões sobre o consumo de proteínas de origem animal, em quantidades adequadas, têm variado de nulo[104,105] a efeito protetor contra o risco cardiometabólico[106,107].

A recomendação de consumo deve direcionar-se para as carnes de preparo mais artesanal e menos processadas[2]. O tempo e a forma de cozimento também devem ser considerados, dando-se preferência ao consumo de carne ao ponto, evitando-se as porções muito assadas, mais torradas, com a formação de uma crosta negra, rica em nitrosaminas e correlacionada com a prevalência de alguns tipos de câncer[108].

Sais minerais, vitaminas, fitoquímicos e o envelhecimento

Os micronutrientes compreendem uma imensa variedade de substâncias encontradas na natureza e, por consequência, nos alimentos. A maioria, se não todos os compostos inorgânicos, é encontrada no corpo humano, alguns em quantidades abundantes e outros, em pequenas quantidades, chamados, então, de "elementos traços", todos com funções específicas e metabolicamente fundamentais. Eletrólitos monovalentes como o sódio, o potássio e o cloro estão presentes em todas as reações químicas intra e extracelular; o cálcio (Ca) aparece em grandes quantidades, principalmente na estrutura óssea e função cardiovascular. O ferro exerce várias funções no corpo humano. Muitas alterações dos sistemas cardiovascular, musculoesquelético e nervoso central (SNC) são correlacionados com deficiência de cobre; deficiência de selênio já foi correlacionada com o aumento da prevalência de DAC; cromo, cobalto, zinco e todos os demais compostos inorgânicos atuam ativamente nos processos metabólicos. Alguns minerais têm funções mais bem determinadas e conhecidas, como o cálcio, por exemplo. A densidade mineral óssea é diretamente correlacionada com a alimentação e quantidade de cálcio ingerida ao longo da vida. Os ossos também funcionam como um depósito de cálcio e quando as funções cardíacas não são atendidas pela presença de Ca na dieta, o sistema cardiovascular consome o Ca do osso, reduzindo sua densidade mineral e propiciando o desenvolvimento de osteoporose.

As vitaminas, que passam a ser identificadas a partir do início do século 20, podem ser hidro ou lipossolúveis, vêm progressivamente sendo correlacionadas com praticamente todas as funções celulares e teciduais. Muitas carências foram identificadas e sua correlação com patologias específicas já está muito bem estabelecida. Suplementação de vitaminas em indivíduos com carências específicas e com diagnóstico bem estabelecido apresenta inequívoco benefício, com potencial de cura. Em 1980, Saxon Graham publica um estudo prospectivo em que correlaciona a redução de prevalência de alguns tipos de câncer com o consumo de vegetais verdes ou amarelos[113]. Ao longo das últimas quatro décadas, várias pesquisas vêm sendo desenvolvidas para estudar a correlação entre a suplementação de vitaminas em doses acima das fisiológicas e a prevalência das DCNT, fundamentalmente câncer e doença cardiovascular. Os resultados são, via de regra, frustrantes na redução da prevalência das DANT. Foram analisadas diversas vitaminas do complexo B e sua relação com HAS e DCV[114]; ácido fólico e homocisteína com prevalência de DCV, vitamina C e AVE; complexos multivitamínicos e redução de mortalidade pós-IAM; vitamina E e DCV, vitamina E e câncer de próstata (*SELECT Trial*), vitamina D e DCV, para citar alguns, entre tantos trabalhos realizados para estudar a correlação entre suplementação de vitaminas e a prevalência das DCNT. A Tabela 3.2 apresenta algumas das principais conclusões em estudos epidemiológicos de suplemtação vitamínica. Em 2013, em uma revisão sistemática sobre benefícios e danos da suplementação de minerais e vitaminas na prevenção primária de câncer ou doença cardiovascular, para a U.S. Preventive Services Task Force, Fortmann e colaboradores concluem que há limitadas evidências para a suplementação com o objetivo de prevenção das DANTs e alertam para a possibilidade de aumentar o risco[115].

Tabela 3.2 Suplementos específicos e saúde cardiovascular — resumo de evidências.	
Betacaroteno	• Alguns estudos de coorte ligaram níveis séricos baixos ou baixa ingestão dietética de betacaroteno com maior risco de DCV. Estudos com suplementação de betacaroteno não demonstraram benefícios na população em geral e houve aumento do risco de câncer de pulmão em pacientes que estavam em alto risco para câncer de pulmão.
Cálcio	• Metanálises de estudos sugerem que a suplementação de cálcio pode aumentar o risco de infarto do miocárdio. Não há evidências de benefícios cardiometabólicos.
Vitamina D	• Evidências de estudos observacionais indicam que baixos níveis de vitamina D sérica (que é determinada pela exposição a luz solar) são correlacionados com o aumento de risco para a DCV. Estudos com suplementação de vitaminas não demonstram redução no risco. Estão em andamento alguns trabalhos com suplementação de altas doses.
Vitamina E	• Vários estudos prospectivos de coorte têm ligado o consumo de vitamina E ou a suplementação com o menor risco de DAC. Estudos não mostram reduções nos eventos de DCV com suplemento de vitamina E, e duas metanálises sugerem que a alta dose de suplementos de vitamina E pode aumentar a mortalidade total.
Ácido fólico, Vitaminas B6, B12	• Estudos observacionais têm associado baixa ingestão de folato, níveis baixos de folato sérico e altos níveis de homocisteína com maior risco de DCV. Os ensaios confirmaram que a suplementação com ácido fólico reduz os níveis de homocisteína sérica. Estudos a longo prazo não demonstram benefícios do ácido fólico, com ou sem vitamina B6 e vitamina B12 no risco cardiovascular. Em alguns estudos, a suplementação de ácido fólico foi associada com aumento do risco de DCV.
Óleo de peixe	• Vários estudos de coorte documentaram uma relação inversa entre a ingestão de peixe e a DAC, em particular a morte por DAC. Uma metanálise de ensaios, em grande parte com populações de alto risco, demonstrou uma redução na morte cardíaca com suplementação de óleo de peixe, na maioria das vezes em razão de benefícios em pacientes com alta prevalência de DAC.
Multivitaminas	• Embora alguns estudos de coorte tenham visto menor risco de DCV com suplementos multivitamínicos, vários outros ensaios não documentaram benefícios na redução de risco para a DCV em populações mistas.

Legenda: DCV: doença cardiovascular.

Fonte: Adaptada de Dariush Mozaffarian, 2016.

Entre os micronutrientes, o grupo mais novo de substâncias descobertas, o de fitoquímicos, vem sendo intensamente pesquisado e analisadas suas ações metabólicas, com destaque ao aspecto de proteção contra a oxidação celular[110,111]. As reações de oxidação, estão envolvidas no processo de envelhecimento e na progressão de várias doenças, de onde vem a hipótese de que substâncias antioxidantes teriam a capacidade de retardar o processo de envelhecimento, a progressão da doença e prolongar o tempo de vida. Integrando o grupo dos fitoquimicos, os compostos fenólicos têm demonstrado ações anti-hipertensivas, por atuação na função endotelial, aumentando a produção de óxido nítrico[112] e propriedades anti-inflamatórias, com significativo impacto positivo na saúde[110,111]. As plantas são as principais fontes dessas substâncias na alimentação.

Um dos principais objetivos da Geriatria, termo que pode ser entendido como "alongar a vida e acrescentar qualidade aos anos", é significativamente alcançável por meio do hábito alimentar – da alimentação de alta qualidade. As tentativas de suplementação com minerais, vitaminas e fitoquímicos em doses elevadas, com o objetivo de reduzir o risco cardiometabólico, de câncer ou das DCNT, têm sido insistentemente frustrantes e, por vezes, com o potencial de aumentar o risco[116-123]. As evidências atuais não permitem a suplementação com pílulas em indivíduos sem diagnóstico de carências de micronutrientes específicos, em doses superiores às fornecidas por uma dieta de alta qualidade[123,124].

Referências

1. World Health Organization. Technical Report Series 797. Geneva 1990.
2. Mozaffarian D. Circulation 2016; 133: 187-225.
3. Donal M, et al. Defining and Setting National Goals for Cardiovascular Health Promotion and Disease Reduction. The American Heart Association's Strategic Impact Goal Through 2020 and beyond. Circulation published online 2010 Jan 20.
4. Linda Van Horn, et al. The Evidence for Dietary Prevention and Treatment of Cardiovascular Disease. J Am Diet Assoc 2008; 108: 287-331.
5. Diet, Nutrition and Prevention of Chronic Diseases. WHO Technical Report Series 916. Geneva 2003.
6. Willet WC, et al. Prevention of Chronic Disease by Means of Diet and Lifestyle Changes. Disease Control Priorities in Developing Countries. 2nd ed. Washington (DC): World Bank; 2006. chapter 44.
7. AIHW 2012. Risk factors contributing to chronic disease. Cat. no. PHE 157.
8. USDA. 2015-2020 Dietary Guidelines for Americans. 8 ed.
9. The causes of chronic diseases. The World Health Report 2001 – Mental health: new understanding, new hope. Geneva: World Health Organization; 2001.
10. Shay CM, et al. Status of Cardiovascular Disease Health in US Adults: Prevalence Estimates from the National Health and Nutrition Examination Surveys (NHANES) 2003 – 2008. Circulation 2012 Jan 3; 125(1): 45-56.
11. Probst-Hensch N, et al. Prevention – a cost-effective way fight the non-communicable disease epidemic. Swiss Med Wkly 2011; 141: w13266.
12. Cruz-Jentoft AJ, Baeyens JP, Bauer JM, et al. Sarcopenia: European consensus on definition and diagnosis: report of the European working group on Sarcopenia in older people. Age Ageing 2010; 39(4): 412-23.
13. Rescigno T, Micolucci L, Tecce MF, Capasso A. Bioactive Nutrients and Nutrigenomics in Age-Related Diseases. Molecules 2017 Jan 8; 22(1).
14. Roubenoff R. Origins and clinical relevance of sarcopenia. Can J Appl Physiol 2001; 26(1): 78-89.
15. Lee D, Shook RP, Drenowatz C, Blair SN. Physical activity and sarcopenic obesity: definition, assessment, prevalence and mechanism. Future Sci OA 2016 Jul 14; 2(3): FSO127.
16. Disponível em: http://www.ibge.gov.br/home/estatistica/populacao/pns/2013_vol3/default.shtm
17. Lim SS, Vos T, Flaxman AD, Danaei G, Shibuya K, Adair-Rohani H, et al. A comparative risk assessment of burden of disease and injury attributable to 67 risk factors and risk

factors cluster in 21 regions, 1990-2010: a systematic analysis for the Global Burden of Disease Study 2010. Lancet 2012; 380: 2224-60.

18. Tucker LA, Tucker JM, Bailey BW, LeCheminant JD. Dietary patterns as predictors of body fat and BMI in women: a factor analytic study. Am J Health Promot 2015; 29: e136-e146.

19. Paradis AM, Godin G, Pérusse L, Vohl MC. Associations between dietary patterns and obesity phenotypes. Int J Obes (London) 2009; 33: 1419-26.

20. Murtaugh MA, Herrick JS, Sweeney C, et al. Diet composition and risk of overweight and obesity in women living in the southwestern United States. J Am Diet Assoc 2007; 107: 1311-21.

21. Villegas R, Salim A, Flynn A, Perry IJ. Prudent diet and the risk of insulin resistance. Nutr Metab Cardiovasc Dis 2004; 14: 334-43.

22. Van Dam RM, Rimm EB, Willett WC, Stampfer MJ, Hu FB. Dietary patterns and risk for type 2 diabetes mellitus in U.S. men. Ann Intern Med 2002; 136: 201-9.

23. Fung TT, Schulze M, Manson JE, Willett WC, Hu FB. Dietary patterns, meat intake, and the risk of type 2 diabetes in women. Arch Intern Med 2004; 164: 2235-40.

24. Heidemann C, Schulze MB, Franco OH, et al. Dietary patterns and risk of mortality from cardiovascular disease, cancer, and all causes in a prospective cohort of women. Circulation 2008; 118: 230-7.

25. Li F, Hou LN, Chen W, et al. Associations of dietary patterns with the risk of all cause, CVD and stroke mortality: a meta-analysis of prospective cohort studies. Br J Nutr 2014: 1-9.

26. Shakersain B, Santoni G, Larsson SC, et al. Prudent diet may attenuate the adverse effects of Western diet on cognitive decline. Alzheimers Dement 2015.

27. Hoffman R, Gerber M. Food Processing and the Mediterranean Diet. Nutrients 2015 Sep 17; 7(9): 7925-64.

28. Monteiro CA. Nutrition and Health. The issue is not food, nor nutrients, so much as processing. Public Health Nutrition 2009; 12(5): 729-31.

29. Smith-Spangler C, Brandeau ML, Hunter GE, Bavinger JC, Pearson M, Eschbach PJ, et al. Are organic foods safer or healthier than conventional alternatives? A systematic review. Ann Intern Med 2012; 157: 348-66.

30. Dangour AD, Lock K, Hayter A, Aikenhead A, Allen E, Uauy R. Nutrition-related health effects of organic foods: a systematic review. Am J Clin Nutr 2010; 92: 203-10.

31. Halmos T, Suba I. Physiological patterns of intestinal microbiota. The role of dysbacteriosis in obesity, insulin resistance, diabetes and metabolic syndrome. Orv Hetil 2016 Jan 3; 157(1): 13-22.

32. Quercia S, Candela M, Giuliani C, Turroni S, Luiselli D, Rampelli S, et al. From lifetime to evolution: timescales of human gut microbiota adaptation. Front Microbiol 2015; 5(587): 1-9.

33. Konturek PC, Haziri D, Brzozowski T, Hess T, Heyman S, Kwiecien S, et al. Emerging role of fecal microbiota therapy in the treatment of gastrointestinal and extra-gastrointestinal diseases. J Psysiol Pharmacol 2015; 66(4): 483-91.

34. Kumar M, Babaei P, Ji B, Nielsen J. Human gut microbiota and healthy aging: Recent developments and future prospective. Nutr Healthy Aging 2016 Oct 27; 4(1): 3-16.

35. Valle Gottlieb MG, Closs VE, Junges VM, Schwanke CH. Impact of Human Aging and Modern Lifestyle on Microbiota. Crit Rev Food Sci Nutr 2017 Jan 13.

36. Fenech M, El-Sohemy A, Cahill L, Ferguson LR, French TAC, et al. Nutrigenetics and nutrigenomics: Viewpoints on the current status and applications in nutrition research and practice. J Nutrigenet Nutrigenom 2011; 4: 69-89.

37. Barker DP. Maternal nutrition, fetal nutrition, and disease in later life. Nutrition 1997 Sep; 13(9): 807-13.

38. Joglekar MS. Newborn size, and childhood growth, and cardiovascular disease risk factors at the age of 6 years; The Pune Maternal Nutrition Study. Int J Obes (London) 2007 Oct; 31(10): 1534-44.

39. Angelo PM. Compostos fenólicos em alimentos – uma breve revisão. Rev Inst Adolfo Lutz 2007; 66(1): 1-9.

40. Tektonidis TG, et al. A Mediterranean diet and risk of myocardial infarction, heart failure and stroke: A population-based cohort study. Atherosclerosis 2015; 243: 93-8.

41. Johannes Scholl. Traditional Dietary Recommendations for the Prevention of Cardiovascular Disease: Do They Meet the Needs of Our Patients? Cholesterol 2012: Article ID 367898.

42. Olsen NJ, Heitmann BL. Intake of calorically sweetened beverages and obesity. Obes Rev 2009; 10: 68-75.

43. Malik VS, Popkin BM, Bray GA, Després J-P, Hu FB. Sugar-sweetened beverages, obesity, type 2 diabetes mellitus, and cardiovascular disease risk. Circulation 2010; 121: 1356-64.

44. Bray GA. Fructose and risk of cardiometabolic disease. Curr Atheroscler Rep 2012; 14: 570-8.

45. Marckmann P. Dietary treatment of thrombogenic disorders related to the metabolic syndrome. Br J Nutr 2000; 83 (Suppl. 1): S121-S126.

46. Bray GA, Popkin BM. Calorie-sweetened beverages and fructose: What have we learned 10 years later. Pediatr Obes 2013; 8: 242-8.

47. DiNicolantonio JJ, Lucan SC. The wrong white crystals: Not salt but sugar as aetiological in hypertension and cardiometabolic disease. Open Heart 2014; 1: e000167.

48. Feig D, Soletsky B, Johnson R. Effect of allopurinol on blood pressure of adolescents with newly diagnosed essential hypertension. J Am Med Assoc 2008; 300: 924-32.

49. Nguyen S, Choi HK, Lustig RH, Hsu CY. Sugar-sweetened beverages, serum uric acid, and blood pressure in adolescents. J Pediatr 2009; 154: 807-13.

50. DiNicolantonio JJ, O'Keefe JH, Lucan SC. Added fructose: A principal driver of type 2 diabetes mellitus and its consequences. Mayo Clin Proc 2015; 90: 372-81.

51. Basu S, Yoffe P, Hills N, Lustig RH. The relationship of sugar to population-level diabetes prevalence: An econometric analysis of repeated cross-sectional data. PLoS ONE 2013; 8: e57873.

52. Goran MI, Ulijaszek SJ, Ventura EE. High fructose corn syrup and diabetes prevalence: A global perspective. Glob Public Health 2013; 8: 55-64.

53. Clark JM. The epidemiology of nonalcoholic fatty liver disease in adults. J Clin Gastroenterol 2006; 40: S5-S10.

54. McCullough A. Update on nonalcoholic fatty liver disease. J Clin Gastroenterol 2002; 34: 255-62.

55. Bartrina JA, Rodrigo CP. Association between sucrose intake and cancer: A review of the evidence. Nutr Hosp 2013; 4: 95-105.

56. Tappy L, Le K. Metabolic effects of fructose and the worldwide increase in obesity. Physiol Rev 2010; 90: 23-46.

57. Hellerstein MK. No common energy currency: De novo lipogenesis as the road less travelled. Am J Clin Nutr 2001; 74: 707-8.

58. Rippe JM, Angelopoulos TJ. Relationship between Added Sugars Consumption and Chronic Disease Risk Factors: Current Understanding. Nutrients 2016 Nov 4; 8(11).

59. Mozaffarian D, Hao T, Rimm EB, Willett WC, Hu FB. Changes in diet and lifestyle and long--term weight gain in women and men. N Engl J Med 2011; 364: 2392-404.

60. Kaiser KA, Shikany JM, Keating KD, Allison DB. Will reducing sugar-sweetened beverage consumption reduce obesity? Evidence supporting conjecture is strong, but evidence when testing effect is weak. Obes Rev 2013; 14: 620-33.

61. Antar MA, Little JA, Lucas C, Buckley GC, Csima A. Interrelationship between the kinds of dietary carbohydrate and fat in hyperlipoproteinemic patients. 3. Synergistic effect of sucrose and animal fat on serum lipids. Atherosclerosis 1970; 11: 191-201.

62. Moore MC, Davis SN, Mann SL, Cherrington AD. Acute fructose administration improves oral glucose tolerance in adults with type 2 diabetes. Diabetes Care 2001; 24: 1882-7.

63. Miller M, Stone N, Ballantye C, Bttiner V, Criqui M, Ginsberg H, et al. Triglycerides and cardiovascular disease: A scientific statement from the American heart association. Circulation 2011; 123; 2292-333.

64. American Diabetes Association. Standards of medical care in diabetes. Diabetes Care 2016; 39(Suppl 1): S27.

65. Jesus JM, Kahan S, Eckel RH. Nutrition Interventions for Cardiovascular Disease. Med Clin North Am 2016 Nov; 100(6): 1251-64.

66. U.S. Department of Health and Human Services and U.S Department of Agriculture. 2015 – 2010 Dietary Guidelines for Americans. 8th ed. December 2015.

67. Cho SS, Qi L, Fahey GC Jr, et al. Consumption of cereal fiber, mixtures of whole rains and bran, and whole grains and risk reduction in type 2 diabetes, obesity, and cardiovascular disease. Am J Clin Nutr 2013; 98: 594-619.

68. Mello VD, Laaksonen DE. Dietary fibers: current trends and health benefits in the metabolic syndrome and type 2 diabetes. Arq Bras Endocrinol Metabol 2009 Jul; 53(5): 509-18.

69. McKeown NM, Yoshida M, Shea MK, et al. Whole-grain intake and cereal fiber are associated with lower abdominal adiposity in older adults. J Nutr 2009; 139: 1950-5.

70. Fardet A. New hypotheses for the health-protective mechanisms of whole-grain cereals: what is beyond fibre? Nutr Res Rev 2010; 23: 65-134.

71. Spinzi G, Amato A, Imperiali G, Lenoci N, Mandelli G, Paggi S, et al. Constipation in the elderly: management strategies. Drugs Aging 2009; 26: 469-74.

72. Melkersson M, Andersson H, Bosaeus I, Falkheden T. Intestinal transit time in constipated and non-constipated geriatric patients. Scand J Gastroenterol 1983; 18: 593-7.

73. Yang XJ, Zhang M, Zhu HM, Tang Z, Zhao DD, Li BY, Gabriel A. Epidemiological study: Correlation between diet habits and constipation among elderly in Beijing region. World J Gastroenterol 2016 Oct 21; 22(39): 8806-11.

74. Miller LE, Ouwehand AC. Probiotic supplementation decreases intestinal transit time: meta-analysis of randomized controlled trials. World J Gastroenterol 2013; 19: 4718-25.

75. Catherine Ross A, et al. Modern Nutrition in health and disease. 11th ed.

76. Tomkin GH. The Chylomicron: Relationship to Atherosclerosis. Intern J of Vascular Med 2012: Article ID 784536.

77. Hu FB, et al. Meta-analysis of prospective cohort studies evaluating the association of saturated fat with cardiovascular disease. Am J Clin Nutr 2010; 91: 535-46.

78. Burr ML, et al. Effects of changes in fat, fish, and fibre intakes on death and myocardial reinfarction: diet and reinfarction trial (dart). The Lancet 1989 Sep 30; 334(8666): 757-61.

79. Peskin BS. Why Fish Oil Fails: A Comprehensive 21st Century Lipids-Based Physiologic Analysis. J Lipids 2014: Article ID 495761.

80. Mozaffarian D, Wu JH. Omega-3 fatty acids and cardiovascular disease: effects on risk factors, molecular pathways, and clinical events. J Am Coll Cardiol 2011; 58: 2047-67. doi:10.1016/j.jacc.2011.06.063.

81. Wu JH, Mozaffarian D. ω-3 fatty acids, atherosclerosis progression and cardiovascular outcomes in recent trials: new pieces in a complex puzzle. Heart 2014; 100: 530-3. doi:10.1136/heartjnl-2013-305257.

82. Kromhout D, et al. n-3 Fatty Acids and Cardiovascular Events after Myocardial Infarction. N Engl J Med 2010; 363: 2015-26.

83. Degirolamo C, et al. Dietary Monounsaturated Fatty Acids Appear Not to Provide Cardioprotection. Curr Atheroscler Rep 2010 Nov; 12(6): 391-6.

84. Hoenselaar R. Saturated fat and cardiovascular disease: The discrepancy between the scientific literature and dietary advice. Nutrition 2012; 28: 118-23.

85. Ravnskov Uffe. Nutrition 2012; 28: 713.

86. Hu FB, et al. Types of Dietary Fat and Risk of Coronary Heart Disease: A Critical Review. J Am Coll of Nutrition 2001; 20(1): 5-19.

87. Mozaffarian D, Cao H, King IB, Lemaitre RN, Song X, Siscovick DS, et al. Trans-palmitoleic acid, metabolic risk factors, and new-onset diabetes in U.S. adults: a cohort study. Ann Intern Med 2010; 153: 790-9. doi:10.7326/0003-4819-153-12-201012210-00005.

88. Kratz M, Baars T, Guyenet S. The relationship between high-fat dairy consumption and obesity, cardiovascular, and metabolic disease. Eur J Nutr 2013; 52: 1-24. doi:10.1007/s00394-012-0418-1.

89. Kratz M, Marcovina S, Nelson JE, Yeh MM, Kowdley KV, Callahan HS, et al. Dairy fat intake is associated with glucose tolerance, hepatic and systemic insulin sensitivity, and liver fat but not β-cell function in humans. Am J Clin Nutr 2014; 99: 1385-96. doi:10.3945/ajcn.113.075457.

90. Khaw KT, Friesen MD, Riboli E, Luben R, Wareham N. Plasma phospholipid fatty acid concentration and incident coronary heart disease in men and women: the EPIC-Norfolk prospective study. PLoS Med 2012; 9: e1001255. doi:10.1371/journal.pmed.1001255.

91. Oliveira Otto MC, Nettleton JA, Lemaitre RN, Steffen LM, Kromhout D, Rich SS, et al. Biomarkers of dairy fatty acids and risk of cardiovascular disease in the Multi-ethnic Study of Atherosclerosis. J Am Heart Assoc 2013; 2: e000092. doi:10.1161/JAHA.113.000092.

92. Ravnskov U, Diamond DM, Hama R, et al. Lack of an association or an inverse association between low-density-lipoprotein cholesterol and mortality in the elderly: a systematic review. BMJ Open 2016; 6: e010401. doi:10.1136/bmjopen-2015-010401.

93. Willet WC. J Int Med 2012; 272: 13-24.

94. Dietary Guidelines Advisory Committee. Scientific Report of the 2015 Dietary Guidelines Advisory Committee. 2015 [accessed 2015 Mar 25]. Available from: http://www.health.gov/dietaryguidelines/2015-scientific-report/

95. Virtanen JK, Mursu J, Virtanen HEK, Fogelholm M, Salonen JT, Koskinen TT, et al. Associations of egg and cholesterol intakes with carotid intima-media thickness and risk of incident coronary artery disease according to apolipoprotein E phenotype in men: the Kuopio Ischaemic Heart Disease Risk Factor Study1. Am J Clin Nutr 2016; 103: 895-901.

96. Mente A, Koning L, Shannon HS, Anand SS. A systematic review of the evidence supporting a causal link between dietary factors and coronary heart disease. Arch Intern Med 2009; 169: 659-69. doi:10.1001/archinternmed.2009.38.

97. Mozaffarian D, Katan MB, Ascherio A, Stampfer MJ, Willett WC. Trans fatty acids and cardiovascular disease. N Engl J Med 2006; 354: 1601-13. doi:10.1056/NEJMra054035.

98. Sinha R, Cross AJ, Graubard BI, Leitzmann MF, Schatzkin A. Meat intake and mortality: a prospective study of over half a million people. Arch Intern Med 2009; 169: 562-71. doi:10.1001/archinternmed.2009.6.

99. Bernstein AM, Sun Q, Hu FB, Stampfer MJ, Manson JE, Willett WC. Major dietary protein sources and risk of coronary heart disease in women. Circulation 2010; 122: 876-83. doi:10.1161/CIRCULATIONAHA.109.915165.

100. Pan A, Sun Q, Bernstein AM, Schulze MB, Manson JE, Willett WC, et al. Red meat consumption and risk of type 2 diabetes: 3 cohorts of US adults and an updated meta-analysis. Am J Clin Nutr 2011; 94: 1088-96. doi:10.3945/ajcn.111.018978.

101. Chen GC, Lv DB, Pang Z, Liu QF. Red and processed meat consumption and risk of stroke: a meta-analysis of prospective cohort studies. Eur J Clin Nutr 2013; 67: 91-95. doi:10.1038/ejcn.2012.180.

102. Abete I, Romaguera D, Vieira AR, Lopez de Munain A, Norat T. Association between total, processed, red and white meat consumption and all-cause, CVD and IHD mortality: a meta-analysis of cohort studies. Br J Nutr 2014; 112: 762-75. doi:10.1017/S000711451400124X.

103. Mozaffarian D. Meat intake and mortality: evidence for harm, no effect, or benefit? Arch Intern Med 2009; 169: 1537-8; author reply 1539. doi:10.1001/archinternmed.2009.277.

104. Haring B, Gronroos N, Nettleton JA, von Ballmoos MC, Selvin E, Alonso A. Dietary protein intake and coronary heart disease in a large community based cohort: results from the Atherosclerosis Risk in Communities (ARIC) study [corrected]. PLoS One 2014; 9: e109552. doi:10.1371/journal.pone.0109552.

105. Nilsson LM, Winkvist A, Eliasson M, Jansson JH, Hallmans G, Johansson I, et al. Low-carbohydrate, high-protein score and mortality in a northern Swedish population based cohort. Eur J Clin Nutr 2012; 66: 694-700. doi:10.1038/ejcn.2012.9.

106. Ding EL, Mozaffarian D. Optimal dietary habits for the prevention of stroke. Semin Neurol 2006; 26: 11-23. doi:10.1055/s-2006-933305.

107. Iso H. Lifestyle and cardiovascular disease in Japan. J Atheroscler Thromb 2011; 18: 83-8.

108. Natas`a Tasevska, et al. A prospective study of meat, cooking methods, meat mutagens, heme iron, and lung cancer risks. Am J Clin Nutr 2009; 89: 1884-94.

109. Shlisky J, et al. Nutritional Considerations for Healthy Aging and Reduction in Age-Related Chronic Disease. American Society for Nutrition. Adv Nutr 2017; 8: 17-26. doi:10.3945/an.116.013474.

110. Janu C, Kumar DRS, Reshma MV, Jayamurthy P, Sundaresan A, Nisha P. Comparative study on the total phenolic content and radical scavenging activity of common edible vegetable oils. J Food Biochem 2014; 38: 38-49.

111. Tresserra-Rimbau A, Rimm EB, Medina-Remon A, Martinez-Gonzalez MA, de la Torre R, Corella D, et al. PREDIMED Study Investigators. Inverse association between habitual polyphenol intake and incidence of cardiovascular events in the PREDIMED study. Nutr Metab Cardiovasc Dis.

112. Taubert D, Roesen R, Lehmann C, Jung N, Schomig E. Effects of low habitual cocoa intake on blood pressure and bioactive nitric oxide: a randomized controlled trial. JAMA 2007; 298: 49-60.

113. Saxon Graham. Diet and Cancer. Am J Epidemiol 1980 Aug; 112(2): 247-52.

114. Vergnaud AC, et al. Effect of B-vitamins and n-3 PUFA supplementation for 5 years on blood pressure in patients with CVD. Br J Nut 2012 Mar; 107(6): 921-7.

115. Fortmann SP, et al. Vitamin and Mineral Supplements in the Primary Prevention of Cardiovascular Disease and Cancer: An Updated Systematic Evidence Review for the U.S. Preventive Services Task Force. Ann Int Med 2013 Dec; 159(12).

116. Ford JA, MacLennan GS, Avenell A, Bolland M, Grey A, Witham M. RECORD Trial Group. Cardiovascular disease and vitamin D supplementation: trial analysis, systematic review, and meta-analysis. Am J Clin Nutr 2014; 100: 746-55. doi:10.3945/ajcn.113.082602.

117. Bjelakovic G, Nikolova D, Gluud LL, Simonetti RG, Gluud C. Mortality in randomized trials of antioxidant supplements for primary and secondary prevention: systematic review and meta-analysis. JAMA 2007; 297: 842-57. doi:10.1001/jama.297.8.842.

118. Miller ER, Pastor-Barriuso R, Dalal D, Riemersma RA, Appel LJ, Guallar E. Meta-analysis: high-dosage vitamin E supplementation may increase all-cause mortality. Ann Intern Med 2005; 142: 37-46.

119. Miller ER, Juraschek S, Pastor-Barriuso R, Bazzano LA, Appel LJ, Guallar E. Meta-analysis of folic acid supplementation trials on risk of cardiovascular disease and risk interaction with baseline homocysteine levels. Am J Cardiol 2010; 106: 517-27. doi:10.1016/j.amjcard.2010.03.064.

120. Huang HY, Caballero B, Chang S, Alberg AJ, Semba RD, Schneyer CR, et al. The efficacy and safety of multivitamin and mineral supplement use to prevent cancer and chronic disease in adults: a systematic review for a National Institutes of Health state-of-the-science conference. Ann Intern Med 2006; 145: 372-85.

121. Rizos EC, Ntzani EE, Bika E, Kostapanos MS, Elisaf MS. Association between omega-3 fatty acid supplementation and risk of major cardiovascular disease events: a systematic review and meta-analysis. JAMA 2012; 308: 1024-33. doi:10.1001/2012.jama.11374.

122. Dietary Guidelines Advisory Committee. 2010 Report of the Dietary Guidelines Advisory Committee on the Dietary Guidelines for Americans. 2010 [accessed 2010 Sep 26]. Available from: http://www.cnpp.usda.gov/DGAs2010-DGACReport.htm

123. Joris PJ, Mensink RP. Effects of Supplementation with the Fat-Soluble Vitamins E and D on Fasting Flow-Mediated Vasodilation in Adults: A Meta-Analysis of Randomized Controlled Trials Nutrients 2015; 7: 1728-43. doi:10.3390/nu7031728.

124. Moyer VA. U.S. Preventive Services Task Force. Vitamin, Mineral, and Multivitamin Supplements for the Primary Prevention of Cardiovascular Disease and Cancer: U.S. Preventive Services Task Force Recommendation Statement. Ann Intern Med 2014; 160: 558-64.

Parte II
Gerenciamento de Saúde

4 Avaliação clínica e funcional

• Clineu de Mello Almada Filho • Eduardo Canteiro Cruz

Introdução

O envelhecimento populacional é um fenômeno universal e, associado a esse processo de transição epidemiológica, observa-se o aumento na prevalência de doenças crônico-degenerativas. O conceito de saúde proposto pela Organização Mundial de Saúde (OMS) mostra-se inadequado para descrever o nível de saúde dos idosos, pois a ausência de doenças é privilégio de poucos e o bem-estar pode ser atingido por muitos, independentemente da presença de doenças[1].

Para a avaliação clínica das pessoas idosas, torna-se mais interessante a incorporação do conceito de capacidade funcional, no qual a saúde resulta da interação multidimensional entre saúde física, mental, independência na vida diária, integração social, suporte familiar e independência econômica. O comprometimento de quaisquer dessas dimensões pode afetar a capacidade funcional do idoso[2].

Assim, a avaliação clínica de um indivíduo idoso deve ser multidimensional, tendo por objetivo desenvolver estratégias preventivas e terapêuticas para a manutenção de sua independência funcional e de sua autonomia, como também estabelecer prognósticos e estimar sua sobrevida. Para tal, preconiza-se o emprego de uma avaliação geriátrica ampla (AGA)[3-5].

Avaliação geriátrica ampla (AGA)

É concebida como uma avaliação sistemática de múltiplos domínios, incluindo o domínio físico, cognitivo e afetivo, funcional e de suporte social. Para se alcançar melhor sensibilidade do método, pode-se empregar instrumentos de auxílio diagnóstico que têm por finalidade direcionar a atenção do profissional, não substituindo suas habilidades clínicas ou sua capacidade de interpretação e de julgamento.

Domínio físico

Além da usual anamnese e do minucioso exame físico empregados tradicionalmente na avaliação médica, faz-se necessário distinguir algumas outras condições bastante comuns na população idosa que podem ser erroneamente interpretadas como próprias do envelhecimento e passar despercebidas durante a consulta médica. Tais agravos à saúde podem prejudicar a capacidade funcional e a qualidade de vida do indivíduo e devem ser sistematicamente pesquisados[4,5]. Algumas dessas condições que devem ser sistematicamente incorporadas à avaliação geriátrica ampla encontram-se descritas a seguir:

Deficiência visual

Situação prevalente na população idosa e comumente subnotificada. Algumas doenças oculares como catarata, glaucoma, retinopatia diabética e degeneração macular relacionada à idade tornam-se mais prevalentes com o envelhecimento. A deficiência visual está associada a quedas, ao declínio cognitivo e funcional, ao isolamento e à depressão em idosos. Um dos métodos mais utilizados para o rastreamento de problemas visuais é o que envolve o cartão de Snellen (representado na Figura 4.1), no qual o indivíduo, a 6 m de distância da tabela, deverá ser capaz de enxergar ao menos a linha que representa a acuidade visual de 20/40, considerada adequada para permitir uma vida com independência (idealmente se almeja uma acuidade visual compatível à linha 20/20), ainda que com o auxílio de lentes corretivas. Cada olho deverá ser examinado de maneira independente. Atualmente, há aplicativos para celulares que permitem a realização desse teste com distâncias menores (1,2 m)[5,6].

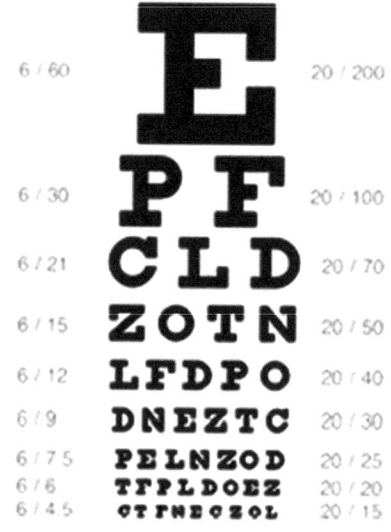

Figura 4.1 – Cartão de Snellen.

Fonte: Snellen, 1862.

Deficiência auditiva

Uma das condições clínicas mais frequentes entre os idosos e se encontra associada ao declínio cognitivo e ao prejuízo emocional, além de predispor ao isolamento social e ao comprometimento funcional. Seu tratamento, geralmente, baseia-se na amplificação (intensidade e frequência) do som pelo uso de próteses auditivas e está associado com a melhora de função e de qualidade de vida desses indivíduos[7].

O teste do sussurro é um método prático e de fácil execução durante a avaliação clínica, tendo por finalidade o rastreamento da perda auditiva. Executa-se com o examinador posicionado 60 cm atrás do examinado para se eliminar a pista labial e, ao sussurrar uma sequência de três letras ou números aleatoriamente, espera-se que estes sejam repetidos pelo indivíduo; caso ele não consiga repeti-los, possibilita-se-lhe uma nova tentativa. Quando um ouvido for testado, o pavilhão auditivo contralateral deverá ser ocluído[8].

Estado nutricional

As alterações do estado nutricional, tanto a desnutrição como o sobrepeso e a obesidade, são comuns na população idosa e devem ser rastreadas, pois também se associam ao prejuízo funcional e a pior qualidade de vida, além de aumentarem os índices de morbidade e mortalidade[5].

Na anamnese, deve-se pesquisar sobre alterações no apetite e também no peso corporal nos últimos meses, na procura por indícios sugestivos de alteração do estado nutricional. Quando da perda ponderal, importante considerar a velocidade em que esta ocorreu e uma medida de obtenção necessária durante a avaliação clínica do idoso é o seu peso. Uma velocidade expressiva de perda ponderal se associa à perda preponderante de massa muscular[9].

O cálculo para a obtenção da velocidade da perda de peso (VPP) é simples:

$$\text{VPP}\ (\%) = \frac{\text{Peso Habitual}\ (\text{kg}) - \text{Peso Atual}\ (\text{kg}) \times 100}{\text{Peso Habitual}\ (\text{kg})}$$

Outra maneira de se estimar o estado nutricional é pela utilização de medidas antropométricas como a aplicação do índice de massa corpórea (IMC), uma relação entre o peso do indivíduo em quilograma (kg) e o quadrado de sua altura em metro (m):

$$\text{IMC} = \text{Peso}\ (\text{kg})\ /\ \text{Altura}\ (\text{m}^2)$$

A interpretação dos resultados, comumente utilizada, considera o estado de eutrofia para aqueles que apresentam o IMC entre 22 e 27 kg/m². Quando o IMC for inferior a 22 kg/m² indica ao menos um risco de desnutrição e, quando superior a 27 kg/m², considera-se sobrepeso ou obesidade[10].

Algumas limitações para a correta interpretação desse método são: a dificuldade em se obter a estatura exata em muitos idosos, principalmente em virtude das alterações posturais observadas no envelhecimento, como o aumento da cifose dorsal; também naqueles portadores de edema ou anasarca, condições relativamente comuns nos portadores de insuficiência cardíaca ou renal, o peso corpóreo pode ser superestimado. Outra crítica para a utilização do IMC como índice de estado nutricional é a presença de obesidade em indivíduos portadores de sarcopenia, nos quais a interpretação dos resultados poderá ser equivocada.

A obtenção de outras medidas antropométricas durante a avaliação clínica pode auxiliar no diagnóstico do estado nutricional, como a mensuração das circunferências da cintura, do braço e da panturrilha do indivíduo[9].

Quando a circunferência da cintura abdominal, medida no ponto médio entre a crista ilíaca e a última costela, for igual ou superior a 80 cm, nas mulheres, e a 90cm, nos homens, sugere a probabilidade de maior risco cardiovascular e metabólico consequente ao acúmulo de gordura visceral[11].

A medida da circunferência braquial deve ser realizada no braço esquerdo, no ponto médio entre o acrômio da escápula e o olecrano da ulna (entre o ombro e o cotovelo), estando o indivíduo com o braço flexionado a 90° e relaxado. Essa medida estima sua reserva calórica e proteica e deve ser superior a 22 cm[11].

A circunferência da panturrilha reflete a massa muscular do idoso e se correlaciona com seu nível sérico de albumina. Sua aferição é realizada na parte mais exuberante da perna esquerda com uma fita métrica inelástica. Considera-se adequado um valor igual ou superior a 31 cm para homens e mulheres[11].

A utilização de instrumentos como a miniavaliação nutricional (MAN®) pode conferir melhor sensibilidade para se estimar os riscos nutricionais no idoso[9,12-14].

Polifarmácia e medicações inapropriadas

O envelhecimento encontra-se associado à maior prevalência de doenças crônicas e comumente as pessoas idosas fazem uso de medicamentos para controle dessas comorbidades. O uso diário de cinco ou mais medicamentos é caracterizado como polifarmácia e essa condição predispõe a interações medicamentosas e frequentes reações adversas, resultando em declínio cognitivo, quedas, hospitalização e morte; além do maior risco de efeitos colaterais, predispõe à menor adesão ao tratamento farmacológico e também ao uso de medicamentos potencialmente inapropriados para a população idosa[4,5,15].

Os idosos mais propensos aos seus efeitos deletérios são aqueles considerados frágeis, com idade superior a 85 anos, aqueles que apresentaram reações prévias a medicamentos, os de baixo peso ou baixo IMC, os que usam 12 ou mais doses de medicamentos ao dia ou nove ou mais fármacos diariamente, além daqueles com taxa de filtração glomerular inferior a 50 mL/minuto. Assim, na avaliação clínica do indivíduo idoso, deverá ser questionado o uso de medicações prescritas e não prescritas, tópicas ou sistêmicas[4,5,15].

Quedas

Constituem uma causa muito comum de atendimento a idosos em serviços de emergência. Aproximadamente um terço desses indivíduos que residem em seus domicílios e metade daqueles com 80 anos e mais cai anualmente. Naqueles que necessitam de atendimento emergencial, a incidência de fraturas é de 20%. Portanto, a queda é um importante indicador para o declínio funcional. A história de queda no último ano, assim como o antecedente de queda no domicílio e a incapacidade de levantar-se do chão sozinho após cair, pode predizer novas quedas[5].

Apesar de condição prevalente, as quedas muitas vezes não são reportadas espontaneamente na consulta médica, sendo informadas apenas quando resultam em desfechos negativos como fraturas, injúrias graves ou hospitalização. Estima-se que a pesquisa sobre os possíveis fatores de risco para quedas, minimizando-os, pode auxiliar na redução do aparecimento de novos episódios em 30 a 40%[5].

Durante a avaliação geriátrica, deve-se perguntar ao idoso sobre quedas e sobre o medo de cair. No caso de respostas afirmativas para quedas, deve-se procurar saber as circunstâncias em que ocorreram. Naqueles considerados "caidores" crônicos, os quais sofrem dois ou mais episódios anuais, deve-se fazer uma avaliação detalhada da marcha e do equilíbrio, assim como a mensuração da pressão arterial em decúbito dorso horizontal (deitado) e em pé ou sentado para que se possa investigar a ocorrência de hipotensão ortostática; também, a avaliação da acuidade visual e a revisão das medicações em uso, particularmente dos fármacos psicotrópicos, devem ser realizadas[16].

Capacidade física

A observação da mobilidade, da marcha e do equilíbrio do idoso pode ser realizada desde sua entrada no recinto de avaliação. Contudo, o emprego de métodos sistematizados sensibiliza a acurácia do diagnóstico clínico-funcional.

Utiliza-se o Time UP and Go Test (TUGT) para a avaliação da mobilidade do indivíduo idoso, considerando sua agilidade e seu equilíbrio dinâmico, habilidades necessárias para a execução de tarefas que exijam manobras rápidas. É um teste rápido e de fácil realização, podendo ser utilizado comparativamente em avaliações subsequentes[17].

Para sua execução, solicita-se ao idoso que o mais rapidamente possível levante-se de uma cadeira, caminhe 3 m e retorne para se sentar novamente. Considera-se adequada a execução do teste em até 10 segundos em indivíduos saudáveis, independentes e sem risco de queda. Quando realizado entre 11 e 20 segundos, sugere algum grau de dependência funcional e um baixo risco para quedas. Entretanto, quando o tempo para sua execução for superior a 20 segundos, pressupõe-se um risco de queda significativo pelo importante prejuízo de sua mobilidade[18,19].

O equilíbrio pode ser avaliado pelo teste One Leg Balance (teste de apoio unipodal), solicitando-se ao indivíduo que se equilibre sem nenhum auxílio sobre uma perna ao mesmo tempo em que flexiona o joelho oposto para que a sola de seu pé afaste-se do solo. Deve-se fazer a mesma manobra com a outra perna. Considera-se adequado quando o idoso consegue se manter em equilíbrio ao menos durante 5 segundos, em cada membro inferior[20].

A velocidade da marcha de um idoso é importante indicador de desfechos adversos para sua saúde e está relacionada com sua sobrevida. Um método bastante fácil de se empregar para sua avaliação consiste na mensuração do tempo que necessita para que percorra, em passo habitual, a distância de 4 metros. Resultados inferiores a 0,8 metros/segundo encontram-se associados a uma menor sobrevida[21].

Outro parâmetro relevante na avaliação física é a força de preensão palmar (FPP) que se correlaciona com a força muscular global do indivíduo; quando reduzida, está associada a declínio cognitivo, piora da mobilidade, pior estado funcional e maior mortalidade. Na avaliação da FPP, o indivíduo deve estar sentado, com os ombros em posição neutra e o cotovelo do membro dominante fletido a 90°. Deve-se solicitar que o idoso aperte um dinamômetro com a maior força possível em três diferentes tentativas. Pode-se considerar o maior valor ou mesmo a média de três valores obtidos e não há valores consensuais para normalidade. Contudo, a maioria dos estudos sugerem que valores inferiores a 20 kg em mulheres e 30 kg em homens são indicadores de baixa força muscular. No Brasil, dados de uma coorte de Pelotas sugerem que os valores indicativos de FPP reduzida seriam aqueles inferiores a 24 kg para homens e a 16 kg para mulheres[22-25].

Também, pode-se avaliar a força muscular dos membros inferiores mediante testes simples, como o de se sentar e levantar-se, cinco vezes ou durante 30 segundos.

No primeiro, solicita-se que o idoso sente-se em uma cadeira com encosto com os braços cruzados sobre o tórax e, então, levante-se completamente e, a seguir, sente-se por cinco vezes, enquanto é aferido o tempo em que ele consegue completar o teste (quanto menor o tempo, melhor o desempenho no teste). O segundo é realizado com o indivíduo na mesma posição do anterior, aferindo-se quantas vezes o idoso completa todo o movimento de se sentar e levantar-se no período de 30 segundos; idosos que conseguem realizar menos de oito movimentos completos são considerados com baixa performance[26,27].

Domínio cognitivo

A prevalência de comprometimento cognitivo e mesmo de estados demenciais, como a doença de Alzheimer, aumenta com o avançar da idade. Assim, deve-se rastrear o prejuízo da cognição durante a avaliação clínica, a fim de se investigar e tratar com rapidez as causas potencialmente reversíveis, iniciar um tratamento específico para o indivíduo quando os quadros forem irreversíveis e, em ambas as modalidades, minorar o comprometimento da função pelo maior tempo possível.

O teste mais amplamente utilizado para rastrear o prejuízo cognitivo em idosos é o Miniexame do Estado Mental (MEEM). Esse teste (Tabela 4.1) é composto por 30 itens que avaliam a orientação temporoespacial, a memória imediata, a memória de evocação, a atenção e o cálculo, a linguagem e a função executiva. Os resultados são influenciados pelos anos de escolaridade do indivíduo e, portanto, o desempenho obtido no teste deve ser avaliado segundo o ponto de corte corrigido para tal viés. Para analfabetos, considera-se normais os resultados de 20 ou mais pontos; para 1 a 4 anos de escolaridade, 25 ou mais pontos; para 5 a 8 anos de escolaridade, 26 ou mais pontos; para 9 a 11 anos de escolaridade, 28 ou mais pontos e para aqueles com escolaridade superior a 11 anos, são considerados normais aqueles que pontuem 29 ou 30 pontos no MEEM[28-30].

Outro teste muito difundido para o rastreio cognitivo, simples e rápido, é o teste do desenho do relógio, o qual é útil para avaliar memória semântica, função executiva e orientação visuoespacial. Em algumas doenças, a disfunção executiva pode anteceder a queixa de esquecimento. Nesse teste, o paciente deve desenhar um relógio analógico em uma folha em branco (sem linhas) com todos os números devidamente posicionados e marcar as horas e os minutos solicitados com dois ponteiros. O examinador deve escolher um horário que permita o posicionamento dos ponteiros em quadrantes diferentes, por exemplo, 11 horas e 10 minutos. Há inúmeras maneiras de se pontuar os resultados obtidos, não havendo pontuação que prevaleça sobre as demais. A Tabela 4.2 apresenta uma sugestão de pontuação. Se houver 11 ou menos pontos, considera-se baixo desempenho no teste[31,32].

Ainda é possível usar o teste da fluência verbal para o rastreio de comprometimento cognitivo. Nesse teste, o paciente deverá enumerar durante 60 segundos o maior número possível de animais (ou frutas). Como no teste do desenho do relógio, não há unanimidade entre os estudos quanto à melhor maneira de pontuação. Baseando-se em estudo de uma coorte brasileira, sugerem-se os seguintes pontos de corte: 12 palavras para indivíduos analfabetos ou com até 4 anos de escolaridade; 14 palavras para aqueles com escolaridade de 5 a 8 anos; 16 palavras para idosos com 9, 10 ou 11 anos de escolaridade; e 18 palavras para quem tiver mais que 11 anos de escolaridade[33].

Tabela 4.1 Miniexame do estado mental — MEEM.	
Orientação	Pontuação
1. Dia da semana	1 ponto
2. Dia do mês	1 ponto
3. Mês	1 ponto
4. Ano	1 ponto
5. Hora aproximada	1 ponto
6. Local específico (andar ou setor)	1 ponto
7. Instituição (residência, clínica, hospital)	1 ponto
8. Bairro ou rua próxima	1 ponto
9. Cidade	1 ponto
10. Estado	1 ponto
Memória imediata	
• Fale três palavras (carro, vaso e tijolo, p. ex.) e peça para o paciente repetir.	1 ponto para cada palavra
Cálculo	
Peça para o paciente subtrair 7 de 100 por cinco vezes sucessivas: 100 – 7; 93 – 7; 86 – 7; 79 – 7; 72 – 7	1 ponto para cada acerto
Memória de evocação	
• Peça para o paciente repetir as três palavras ditas anteriormente	1 ponto para cada palavra
Apresente o objeto e peça para o indivíduo nomeá-los	
• Caneta	1 ponto
• Relógio	1 ponto
• Peça para o paciente repetir a seguinte frase: • "Nem aqui, nem ali, nem lá"	1 ponto
• Peça para o paciente cumprir o seguinte comando: • Pegue este papel com a mão direita; • Dobre-o ao meio; • Coloque-o no chão.	1 ponto 1 ponto 1 ponto
• Peça para o paciente ler e obedecer ao seguinte comando: • "Feche os olhos" • Escreva uma frase	1 ponto 1 ponto
• Copie o desenho abaixo	1 ponto se dois pentágonos entrelaçados com um quadrilátero na intersecção

Fonte: Folstein, Folstein, McHugh, 1975.

Tabela 4.2 Itens para pontuação do desenho do relógio.	
Item	Descrição
1	Desenho de contorno aceitável
2	Desenho de tamanho médio
3	Números de 1 a 12 sem adição ou omissão
4	Apenas algarismos arábicos ou apenas algarismos romanos
5	Ordem correta dos números
6	Papel não é rodado enquanto se escreve
7	Posição correta dos números
8	Todos os números dentro do contorno
9	Presença de dois ponteiros e/ou marcas
10	Hora indicada de alguma maneira
11	Minutos indicados de alguma maneira
12	Proporção correta entre os ponteiros (minuto maior)
13	Sem marcas supérfluas
14	Ponteiros ligados (ou até 12 mm de proximidade)
15	Centro desenhado ou inferido onde os ponteiros se encontram

Fonte: Okamoto IH, 2001.

Domínio afetivo

A prevalência de depressão maior não é mais ampla na população idosa do que entre os mais jovens, mas a prevalência de sintomas depressivos aumenta com o envelhecimento. Entre os idosos deprimidos, a queixa de anedonia é mais comum que a de humor deprimido, e a depressão encontra-se associada a sintomas somáticos e ao declínio cognitivo. Assim sendo, os indivíduos com mais de 60 anos de idade devem ser rastreados para depressão. O instrumento mais difundido em nosso meio é a escala de depressão geriátrica[34].

A Tabela 4.3 mostra a versão de 15 itens, cujo ponto de corte para depressão é igual ou maior a 5 pontos. As respostas que contam para a pontuação estão registradas em negrito.

Tabela 4.3 Escala de depressão geriátrica.		
Sim	**Não**	Satisfeito com a vida?
Sim	Não	Interrompeu muitos de seus interesses e atividades?
Sim	Não	Sente que sua vida está vazia?
Sim	Não	Aborrece-se com frequência?
Sim	**Não**	Sente-se de bem com a vida (de bom humor) a maior parte do tempo?

(continua)

		Tabela 4.3 Escala de depressão geriátrica.
Sim	Não	Tem medo que algo ruim lhe aconteça?
Sim	**Não**	Sente-se alegre (feliz) a maior parte do tempo?
Sim	Não	Sente-se desamparado com frequência?
Sim	Não	Prefere ficar em casa a sair e fazer coisas novas?
Sim	Não	Acha que tem mais problemas de memória do que a maioria das pessoas?
Sim	**Não**	Acha que é maravilhoso estar vivo?
Sim	**Não**	Vale a pena viver como vive agora?
Sim	**Não**	Sente-se cheio de energia?
Sim	**Não**	Acha que sua situação tem solução?
Sim	Não	Acha que a maioria das pessoas está em situação melhor que a sua?

Fonte: Yesavage, et al., 1983.

Domínio funcional

A funcionalidade ou capacidade funcional do idoso é a principal medida de sua condição de saúde. É o ponto central da avaliação geriátrica, refletindo o impacto de sua saúde geral em sua vida cotidiana. O nível de independência funcional do indivíduo interfere nas decisões para um planejamento preventivo, terapêutico e de cuidados do idoso.

A capacidade funcional pode ser estimada pelos questionários referentes às atividades de vida diária (AVD): básicas; instrumentais; e avançadas. As atividades básicas (ABVD) e as instrumentais (AIVD) são as mais rotineiramente avaliadas. As ABVD referem-se à capacidade de realizar de forma independente ou não de auxílios, as atividades de autocuidado como banho, higiene pessoal, continência, vestir-se, transferência e alimentação. Já as AIVD referem-se à capacidade de independência na vida doméstica, incluindo-se atividades como usar o telefone, fazer compras, usar transporte público, preparar as refeições, realizar pequenos reparos na casa, lavar roupa, tomar medicações e cuidar das finanças[35,36].

Para a avaliação das ABVD, pode-se utilizar a escala de Katz que, ao considerar o somatório de respostas "sim", avalia como funcionalmente independente o indivíduo que atinge um escore de 6 pontos, como parcialmente dependente aquele que alcança um escore de 4 pontos e como portador de dependência importante aquele que atinge apenas 2 pontos. Para a avaliação das AIVD, é possível se utilizar a escala proposta por Lawton e colaboradores, a qual considera para sua interpretação a somatória das respostas que se apresentam sob diferentes valores. O resultado de 26 a 27 pontos é interpretado como independência funcional; entre 21 e 25 pontos, como dependência leve; e entre 16 e 20 pontos, como dependência moderada; aqueles com dependência grave pontuam entre 10 e 15 pontos e os totalmente dependentes atingem no máximo um escore de 9 pontos[35,36].

67

Avaliação clínica e funcional

As Tabelas 4.4 e 4.5 apresentam as escalas de atividades de vida diária.

Tabela 4.4 Escala de atividades básicas de vida diária.		
Atividade	Sim	Não
Banho: não recebe ajuda ou recebe ajuda para apenas uma parte do corpo.	1	0
Vestir-se: pega as roupas e veste-as sem ajuda (exceto amarrar sapatos).	1	0
Higiene pessoal: vai ao banheiro, usa-o, limpa-se, veste-se e retorna sem ajuda (pode usar bengala ou andador).	1	0
Transferência: deita-se, senta-se e levanta-se sem auxílio (pode usar bengala ou andador).	1	0
Continência: controla completamente urina e fezes.	1	0
Alimentação: come sem ajuda (exceto cortar carne ou passar manteiga no pão).	1	0

Fonte: Katz et al., 1970.

Tabela 4.5 Escala de atividades instrumentais de vida diária.			
Atividade	Sem ajuda (3 pontos)	Ajuda parcial (2 pontos)	Não consegue (1 ponto)
O(a) senhor(a) consegue usar o telefone?			
O(a) senhor(a) consegue ir a locais distantes, usando algum transporte, sem planejamento especial?			
O(a) senhor(a) consegue fazer compras?			
O(a) senhor(a) consegue preparar suas próprias refeições?			
O(a) senhor(a) consegue arrumar a casa?			
O(a) senhor(a) consegue fazer trabalhos manuais, como pequenos reparos?			
O(a) senhor(a) consegue lavar e passar sua roupa?			
O(a) senhor(a) consegue tomar seus remédios na dose certa e no horário correto?			
O(a) senhor(a) consegue cuidar de suas finanças?			

Fonte: Lawton & Brody, 1969.

Domínio social

A estrutura de suporte social do idoso pode ser avaliada pesquisando-se sobre a qualidade de seu relacionamento com familiares, amigos, vizinhos e até mesmo com possíveis cuidadores. É importante o entendimento de que tipo de auxílio a pessoa receberá em caso de perda da independência funcional ou de autonomia, ainda que transitórias. Também, sobre o quanto se encontra engajada em atividades sociais que lhe sejam prazerosas e sobre seu suporte econômico, fatores que influenciam em sua capacidade funcional[4,5].

Conclusão

Para se realizar uma avaliação clínica e funcional no idoso, deve-se transcender a história clínica clássica e debruçar-se sobre outras dimensões da saúde desse indivíduo, com o objetivo de se construir um diagnóstico amplo e mais próximo de sua vida cotidiana. Graças a esse modelo abrangente de avaliação, é possível hierarquizar intervenções e definir qual plano individualizado de cuidado será mais apropriado.

Referências

1. Grimley-Evans J. Prevention of age-associated loss of autonomy: epidemiological approaches. J Chronic Dis 1984; 37: 353-63.
2. Fillembaum GG. The wellbeing of the elderly. Approaches to multidimensional assessment. Genebra: World Health Organization; 1984. (WHO Offset publication, 84).
3. Ellis G, Marshall T, Ritchie C. Comprehensive geriatric assessment in the emergency department. Clin Interv Aging 2014; 9: 2033-43.
4. Freitas EV, Costa EFA, Galera SC. Avaliação geriátrica ampla. In: Freitas EV, Py L, Cançado FAX, Doll J, Gorzoni ML, orgs. Tratado de Geriatria e Gerontologia. 4ª ed. Rio de Janeiro: Guanabara Koogan; 2016. p. 152-67.
5. Reuben DB, Rosen S, Schickedanz HB. Principles of Geriatric Assessment. In: Halter JB, Ouslander JG, Studensky S, High KP, Asthana S, Supiano MA, editors. Hazzard's Geriatric Medicine and Gerontology. 7ª ed. China: McGraw-Hill Education; 2017. p. 157-70.
6. Perera C, Chacrabarti R, Islam FM, Crowston J. The Eye Phone Study: reliability and accuracy of assessing Snellen visual acuity using smartphone technology. Eye 2015; 29(7): 888-94.
7. Pacala JT, Yueh B. Hearing deficits in the older patient: "I didn't notice anything". JAMA 2012; 307(11): 1185-94.
8. Pirozzo S, Papinczak T, Glasziou P. Whispered voice test for screening for hearing impairment in adults and children: systematic review. BMJ 2003; 327(7421): 967-72.
9. Najas MS, Maeda AP, Nebuloni CC. Nutrição em gerontologia. In: Freitas EV, Py L, Cançado FAX, Doll J, Gorzoni ML, orgs. Tratado de Geriatria e Gerontologia. 4ª ed. Rio de Janeiro: Guanabara Koogan; 2016. p. 1365-72.
10. Lipschitz DA. Screening for nutritional status in the elderly. Primary Care 1994; 21(1): 55-67.
11. International Diabetes Federation. The IDF Consensus worldwide definition of the metabolic syndrome, 2005.
12. Guigoz Y, Vellas B, Garry PJ. Mini Nutritional Assessment: a practical assessment tool for grading the nutritional state of elderly patients. Facts Res Gerontology 1994; (Suppl 2): 15-59.
13. Guigoz Y. The Mini Nutritional Assessment (MAN). What does it tell us? J Nutr Health Aging 2006; 10: 466-87.
14. Vellas B, Villars H, Abellan G, et al. Overview of the MNA – Its history and challenges. J Nutr Health Aging 2006; 10(6): 456-65.
15. Almada Filho CM, Cruz EC. Iatrogenia. In: Borges DR, Colombo AL, Ferreira LM, Guinsburg R, Ramos LR, editores. Atualização terapêutica de Prado, Ramos e Valle: diagnóstico e tratamento – 2014/15. 25ª ed. São Paulo: Artes Médicas; 2014. p. 1700-3.
16. Martuscello JC, Santos FC. Quedas. In: Di Tommaso AB, Moraes NS, Cruz EC, Kairalla MC, Cendoroglo MS (orgs). Geriatria: guia prático. 1ª ed. Rio de Janeiro: Guanabara Koogan; 2016. p. 78-104.

17. Tinetti ME. Performance-oriented assessment of mobility problems in elderly patients. J Am Geriatr Soc 1986; 34: 119-26.

18. Viccaro LJ, Perera S, Studenski SA. Is timed up and go better than gait speed in predicting health, function, and falls in older adults? J Am Geriatr Soc 2011; 59(5): 887-92.

19. Tinetti ME. Preventing falls in elderly persons. N Engl J Med 2003; 348(1): 42-9.

20. Vellas BJ, Wayne SJ, Romero L, Baumgartner RN, Rubenstein LZ, Garry PJ. One-leg balance is an important predictor of injurious falls in older persons. J Am Geriatr Soc 1997; 45: 735-8.

21. Studenski S, Perera S, Kushang P, et al. Gait speed and survival in older adults. JAMA 2011; 305: 50-8.

22. Taekema DG, Gussekloo J, Maier AB, Westendorp RGJ, de Craen AJM. Handgrip strength as a predictor of functional, psychological and social health. A prospective population-based study among the oldest old. Age Ageing 2010; 39(3): 331-7.

23. Alexandre TDS, Duarte YADO, Santos JLF, Wong R, Lebrao ML. Prevalence and associated factors of sarcopenia among elderly in Brazil: Findings from the sabe study. J Nutr Health Aging 2014; 18(3): 284-90.

24. Rijk JM, Roos PR, Deckx L, van den Akker M, Buntinx F. Prognostic value of handgrip strength in people aged 60 years and older: A systematic review and meta-analysis. Geriatr Gerontol Int 2016; 16(1): 5-20.

25. Barbosa-Silva TG, Bielermann RM, Gonzalez MC, Menezes AMB. Prevalence of sarcopenia among community-dwelling elderly of a medium-sized South America city: results of the COMO VAI? Study. J Caquexia Sarcopenia Muscle 2016; 7(2): 136-43.

26. Jones J, Rikli R. Measuring Functional. J Act Aging 2002; 1: 24-30.

27. Ejupi A, Brodie M, Gschwind YJ, Lord SR, Zagler WL, Delbaere K. Kinect-Based Five-Times-Sit-to-Stand Test for Clinical and In-Home Assessment of Fall Risk in Older People. Gerontology 2015; 62(1): 118-24.

28. Folstein MF, Folstein SE, McHugh PR. "Mini-mental state" A practical state method for grading the cognitive state of patients for the clinician. J Psychiatry 1975; 12: 189-98.

29. Bertolucci PHF, Brucki SMD, Campacci SR, Juliano Y. The Mini-Mental State Examination in an outpatient population: influence of literacy. Arq Neuro-Psiquiatr 1994; 52: 1-7.

30. Brucki SMD, Nitrini R, Caramelli P, Bertolucci PHF, Okamoto IH. Suggestions for utilization of the mini-mental state examination in Brazil. Arq Neuro-Psiquiatr 2003; 61(3): 777-81.

31. Okamoto IH. Aspectos cognitivos da doença de Alzheimer no teste do relógio: avaliação de amostra da população brasileira [tese de doutorado]. São Paulo: Universidade Federal de São Paulo; 2001.

32. Hamdan AC, Hamdan EMLR. Teste do desenho do relógio: desempenho de idosos com doença de Alzheimer. RBCEH 2009; 6(1): 98-105.

33. Brucki SMD, Rocha MSG. Category fluency test: effects of age, gender and education on total scores, clustering and switching in Brazilian Portuguese-speaking subjects. Braz J Med Biol Res 2004; 37(12): 1771-7.

34. Yesavage JA, Brink TL, Rose TL, Lum O, Huang V, Adey M. Development and validation of a geriatric depression screening scale: a preliminary report. J Psychiatr Res. 1983; 17(1): 37-49.

35. Katz S, Downs TD, Cash HR, et al. Progress in the development of the index of ADL. Gerontologist 1970; 10: 20-30.

36. Lawton MP, Brody EM. Assessment of older people; self-maintaining and instrumental activities of daily living. Gerontologist 1969; 9(3): 179-86.

5 Avaliação nutrológica

• Vivian Miguel Marques Suen • Nelson Iucif Jr.

A população de idosos vem aumentando progressivamente ao longo dos anos. Estima-se que em 2050 a população mundial de adultos acima de 60 anos de idade passará de 841 milhões (2013) para 2 bilhões, ou 21% da população mundial. É esperado também que em 2050 o número de pessoas acima de 80 anos seja três vezes maior do que em 2013, atingindo 392 milhões[1]. Sendo assim, a avaliação nutrológica do idoso é tema de grande importância e destaque.

As deficiências nutrológicas surgem mais comumente nas duas extremidades da faixa considerada adequada para o índice de massa corporal. Na obesidade, as evidências de estado nutrológico pobre são mais sutis, porém não são incomuns[2]. São várias as condições ou doenças que predispõem à deterioração do estado nutrológico, entre elas: câncer; transtornos alimentares; doença pulmonar obstrutiva crônica; síndrome do intestino curto; e o próprio envelhecimento em si[3].

Nos idosos, a desnutrição e, mais ainda, a subnutrição são menos perceptíveis, pois vários dos sinais e sintomas do quadro são similares às alterações do envelhecimento e, assim, passa desapercebida, agravando um quadro nosológico, como infecção, uma intervenção cirúrgica e outros. Assim, é muito importante que o médico esteja atento aos dados clínicos e laboratoriais apropriados para a identificação do estado nutrológico comprometido, bem como preparado para orientar a terapia nutrológica para os pacientes com desnutrição ou em risco de desenvolvê-la.

O paciente idoso necessita de uma avaliação cuidadosa pois o risco de deterioração do estado nutrológico é grande em virtude das alterações fisiológicas que ocorrem no processo de envelhecimento como alteração do paladar, isolamento, depressão, demência, entre outras. A desnutrição no idoso tem efeitos na função de todos os órgãos e sistemas. Entre eles, destaca-se o sistema imune, em que ocorrem redução da imunidade celular, diminuição da produção de anticorpos específicos e do complemento e também alterações da resposta imune das mucosas. Como resultado dessas alterações, o idoso tem maior predisposição a adquirir infecções, o que enseja hospitalizações, tempo de internação prolongado e, muitas vezes, a institucionalização. Todas essas alterações pioram a qualidade de vida e reduzem a sobrevida[4,5].

Assim, é fundamental também a diferenciação entre os fatores com alto ou baixo valor preditivo para a detecção de deterioração do estado nutrológico.

Apesar de a desnutrição estar associada ao aumento da morbidade e da mortalidade, a sua definição ainda é pobre. A desnutrição é definida de maneira ampla como uma alteração no reparo e manutenção dos tecidos decorrented de modificações no balanço de macro e micronutrientes (vitaminas, minerais e elementos traço). A American Society for Parenteral and Enteral Nutrition (ASPEN) e a Academy of Nutrition and Dietetics (AND) desenvolveram guias e consensos para a definição de desnutrição. A definição é baseada em fatores ambientais e sociais e leva em consideração a presença de doenças agudas ou crônicas. Como não existe um parâmetro específico com maior poder de predição, os guias consideram o diagnóstico de desnutrição quando dois ou mais dos seis critérios a seguir estão presentes: ingestão energética insuficiente; perda de peso; perda de massa muscular; perda de tecido subcutâneo; edema localizado ou generalizado; redução da força medida pela dinamometria[3]. Apesar de todos esses esforços, a definição de desnutrição ainda é vaga, inespecífica e não aceita universalmente.

Por outro lado, o risco nutricional é mais facilmente definido e estabelece que tanto o estado nutricional como a gravidade da doença contribuem para o risco do paciente[6]. Várias ferramentas foram desenvolvidas para estratificar os pacientes que apresentam risco nutricional e podem se beneficiar de terapia nutrológica. Tais ferramentas serão discutidas a seguir. Para a avaliação nutrológica adequada do paciente idoso, alguns aspectos da história médica e exame físico devem ser destacados.

História médica

A anamnese deve obrigatoriamente incluir questões a respeito de flutuações de peso corporal, perda ou ganho. Perda de peso não intencional de 5% por período de três anos em idosos (acima de 65 anos) institucionalizados é um preditor independente de mortalidade. A etiologia da perda involuntária de peso também precisa ser investigada. A redução da ingestão alimentar é uma causa primária de perda de peso involuntária e precisa ser explorada: isolamento social; limitações financeiras; depressão.

Pacientes idosos também frequentemente têm dentição pobre que afeta a deglutição e consequentemente déficits nutricionais.

Sintomas gastrintestinais como disfagia, náusea, vômito, distensão abdominal e flatulência podem ser sinais de que uma doença de base esteja contribuindo para a piora do estado nutrológico como doença de Parkinson, acidente vascular encefálico (AVE), acalasia, câncer gastrintestinal. A anorexia do envelhecimento também precisa ser lembrada e parece ser causada por aumento dos hormônios da saciedade e redução dos hormônios orexígenos como neurpeptídeo Y[6] (ver Capítulo 20 – Sarcopenia e obesidade sarcopênica).

Medicações também podem provocar ganho e perda de peso. Medicações como bupropiona, liraglutide, exenatide, pramlintide e metformina podem causar perda de peso. Medicações antipsicóticas de 2ª geração como olanzapina, cozapina, quetiapina provocam ganho de peso. Outras medicações foram associadas com ganho de peso como paroxetina, amitriptilina, imipramina, lítio, insulina, sulfonilureias, tiazolidinedionas. Deve-se, então, investigar a história de utilização de medicamentos, incluindo dose, tempo de utilização.

Exame físico

Inicialmente, o médico deve ficar atento à aparência do paciente. O comprometimento do estado nutrológico pode fazer o paciente parecer mais velho do que a idade cronológica.

A aferição do peso corporal em consulta do idoso com qualquer especialidade é um dado muito importante e não pode ser esquecido. O médico não deve considerar o peso relatado pelo paciente e/ou familiares, pois esse dado não tem acurácia[7]. É necessário medir o peso e a estatura e calcular o índice de massa corporal. O Ministério da Saúde estabelece para indivíduos acima de 60 anos de idade, de ambos os sexos, a seguinte classificação do estado nutricional segundo o IMC: abaixo de 22 kg/m[2,] desnutrição; entre 22 e 27 kg/m[2], eutrofia e acima de 27 kg/m[2], sobrepeso[8].

É importante estar atento ao fato de que, no paciente obeso, os sinais de desnutrição podem não ser muito evidentes. Além da medida do peso corporal atual, questionar a respeito de pesos anteriores. Por exemplo, o paciente pode ter um índice de massa corporal de 44 kg/m[2], porém o índice de massa corporal recente era de 55 kg/m[2].

Além disso, o envelhecimento propicia a redução da massa muscular esquelética, podendo chegar à sarcopenia (ver Capítulo 20 – Sarcopenia e obesidade sarcopênica).

Existem sinais que podem indicar a deficiência de diversos nutrientes[4] (Tabela 5.1).

Tabela 5.1 Deficiência dos nutrientes.	
Sinal clínico	Deficiência nutricional
Queda de cabelo	Proteína, vitamina B12, folato
Cabelo seco	Vitaminas A e E
Atrofia temporal	Perda de massa muscular
Manchas de Bitot, xeroftalmia, cegueira noturna, hiperqueratose folicular	Vitamina A
Dentição pobre	Vitaminas C, D ou B12
Glossite, queilose angular	Vitaminas complexo B
Sangramento gengival, petéquia, equimose, hemorragia perifolicular	Vitamina C
Edema periférico	Proteína, tiamina
Redução força preensão palmar	Redução massa muscular
Descamação	Riboflavina
Cicatrização difícil, úlcera de pressão	Proteínas, carboidratos, lipídeos
Descamação cutânea	Vitamina A, biotina, proteína, niacina, ácidos graxos essenciais
Encefalopatia de Wernicke/síndrome Korsakoff	Tiamina
Parestesia, hiporreflexia	Vitamina B12, tiamina

Fonte: Jensen GL, et al., 2002.

Avaliação da ingestão alimentar

A avaliação da ingestão alimentar também deve fazer parte da avaliação nutrológica, principalmente nos pacientes com risco nutricional detectado pela avaliação inicial. Os instrumentos que podem ser utilizados para a avaliação da ingestão alimentar são o recordatório de 24 horas, o registro alimentar de 7 dias e o questionário quantitativo de frequência alimentar.

A Tabela 5.2, a seguir, traz um exemplo do recordatório de 24 horas de um paciente do sexo masculino, 70 anos, que procurou o nutrólogo para fazer uma avaliação do seu estado de saúde.

Tabela 5.2
Exemplo de recordatório de 24 horas.

Refeição	Horário	Alimento
Café da manhã	7 horas	• 1 fatia de pão integral • 1 fatia de queijo branco • 1 xícara de leite integral com café
Almoço	11:30 horas	• 2 colheres de sopa de arroz branco • 1 colher de sopa de feijão • 1 bife pequeno • 1 prato de salada de alface e tomate
Lanche da tarde	15 horas	• 1 xícara de café com leite
Jantar	19 horas	• Igual ao almoço
Lanche da noite	22 horas	• 1 fruta

Fonte: Elaborada pela autoria.

Com um recordatório simples, de fácil e rápida execução como esse, é possível ter uma noção mais consistente da ingestão alimentar do paciente e, dispondo de um programa computadorizado entre os vários existentes, avaliar a ingestão de proteínas, carboidratos, lipídeos, vitaminas e minerais do paciente.

Avaliação laboratorial

A avaliação laboratorial do estado nutrológico deve incluir: hemograma completo, eletrólitos (cálcio, fósforo e magnésio, sódio, potássio); ureia; creatinina; glicemia em jejum; lipidograma; albumina; pré-albumina; transferrina; enzimas hepáticas. A albumina, em particular, é bom marcador do estado nutricional e um indicador de desnutrição. Tanto em idosos vivendo na comunidade como em institucionalizados ou hospitalizados, a hipoalbuminemia é um sinal de prognóstico desfavorável e mortalidade. Níveis baixos de albumina estão associados à pior recuperação após patologias agudas. Em pacientes idosos, com fratura de quadril, níveis de albumina abaixo de 3,8 g/dL estão associados a um maior risco de complicações pós-cirúrgicas, especialmente infecções[9].

Na presença de achados sugestivos de deficiências nutricionais específicas, assim como a detecção de risco nutricional, deve-se também solicitar dosagens de: vitaminas lipossolúveis (A, D, E, K); ferro; zinco; cobre; selênio; tiamina; vitamina B12; e folato[8].

A avaliação de composição corporal também pode ser útil para detecção de perda de massa livre de gordura, pois a obesidade sarcopênica, que acomete preferencialmente os idosos, tem sido associada à piora da qualidade de vida e à mortalidade[10]. Os métodos disponíveis para a avaliação da composição corporal são a absorptiometria de dupla emissão (DXA), impedância bioelétrica (BIA) e a tomografia computadorizada[11]. A realização de medida de força de preensão palmar, ou dinamometria, também pode ser útil na avaliação de função muscular no paciente idoso. Uma orientação mais detalhada sobre a avaliação da massa e função muscular se encontra no Capítulo 20 – Sarcopenia e Obesidade Sarcopênica.

Ferramentas para avaliação do risco nutricional

Uma das ferramentas é o escore de risco nutricional (NRS)-2002 que foi avaliado em várias populações, incluindo pacientes geriátricos hospitalizados e pacientes com câncer de cabeça e pescoço. Essa ferramenta considera os fatores: índice de massa corporal abaixo de 20 kg/m^2; perda de peso nos 3 meses prévios; redução ingestão alimentar; e gravidade da doença. A avaliação pontua entre 0 e 3. A idade acima de 70 anos adiciona um ponto. A pontuação acima de 3 indica risco nutricional e a necessidade de se estabelecer um plano nutrológico[12]. Essa ferramenta foi desenvolvida e validada para pacientes hospitalizados que necessitam de terapia nutrológica. Outra ferramenta é a miniavaliação nutricional (MNA, do inglês *Mini-Nutritional Assessment*), útil para pacientes ambulatoriais e testada quase exclusivamente na população geriátrica, simples e de fácil aplicação[13]. Ela foi validada para doenças crônicas como Parkinson, doença pulmonar obstrutiva crônica e câncer[14-15]. Essa ferramenta avalia a mobilidade, ingestão alimentar, perda de peso e interação social (independência e nível de estresse). Existe também a versão reduzida do MNA, que avalia ingestão alimentar, perda de peso, presença de estresse psicológico/demência, depressão, mobilidade e índice de massa corporal[17].

Referências

1. UN Department of Economic and Social Affairs, Population Division. World population ageing 2013 [Internet]. 2013 [cited 2016 Jun 24]. ST/ESA/SER.A/348. Available from: http://www.un.org/esa/socdev/documents/ageing/Data/WorldPopulationAgeingReport2013.pdf
2. Hurt RT, Frazier TH, McClave SA, Kaplan LM. Obesity epidemic: overview, pathophysiology, and the intensive care unit conundrum. JPEN 2011; 35(5): 4S-13S.
3. White JV, Guenter P, Jensen G, Malone A, Schofield M. Academy of Nutrition and Dietetics Malnutrition Work Group; A.S.P.E.N. Malnutrition Task Force; A.S.P.E.N. Board of Directors. Consensus statement: Academy of Nutrition and Dietetics and American Society for Parenteral and Enteral Nutrition: characteristics recommended for the identification and documentation of adult malnutrition (undernutrition). JPEN 2012; 36(3): 275-83.
4. Jensen GL, Binkley J. Clinical manifestations of nutrient deficiency. JPEN J Parenter Enteral Nutr 2002; 26(5 Suppl): S29-33.
5. Newman AB, Yanez D, Harris T, Duxbury A, Enright PL, Fried LP. Cardiovascular Study Research Group. Weight change in old age and its association with mortality. J Am Geriatr Soc 2001; 49(10): 1309-18.
6. Hurt RT, McClave SA. Nutritional Assessment in Primary Care. Med Clin N Am 2016; 100: 1169-83.
7. Mueller KG, Hurt RT, Abu-Lebdeh HS, Mueller PS. Self-perceived vs actual and desired weight and body mass index in adult ambulatory general internal medicine patients: a cross sectional study. BMC Obes 2014; 1: 26.

8. Lipschitz DA. Screening for nutritional status in the elderly. Prim Care 1994; 21: 55-67.

9. Cabrerizo S, Cuadras D, Gomez-Busto F, Artaza-Artabe I, Marín-Ciancas F, Malafarina V. Serum albumin and health in older people: Review and meta-analysis. Maturitas 2015 May; 81(1): 17-27.

10. Thibault R, Pichard C. The evaluation of body composition: a useful tool for clinical practice. Ann Nutr Metab 2012; 60(1): 6-16, 81.

11. Leahy S, O'Neill C, Sohun R, Jakeman P. A comparison of dual energy x-ray absorptiometry and bioelectrical impedance analysis to measure total and segmental body composition in healthy young adults. Eur J Appl Physiol 2012; 112(2): 589-95.

12. Kondrup J, Rasmussen HH, Hamberg O, Stanga Z. Ad Hoc ESPEN Working Group. Nutritional Risk Screening (NRS 2002): a new method based on an analysis of controlled clinical trials. Clin Nutr 2003; 22(3): 321-36.

13. Vellas B, Guigoz Y, Garry PJ, Nourhashemi F, Bennahum D, Lauque S, Albarede JL. The mini nutritional assessment (MNA) and its use in grading the nutritional state of elderly patients. Nutrition 1999; 15(2): 116-22.

14. Gioulbasanis I, Georgoulias P, Vlachostergios PJ, Baracos V, Ghosh S, Giannousi Z, et al. Mini nutritional assessment (MNA) and biochemical markers of cachexia in metastatic lung cancer patients: interrelations and associations with prognosis. Lung Cancer 2011; 74(3): 516-20.

15. Hsu MF, Ho SC, Kuo HP, Wang JY, Tsai AC. Mini-Nutritional Assessment (MNA) is useful for assessing the nutritional status of patients with chronic obstructive pulmonary disease: a cross-sectional study. COPD 2014; 11(3): 325-32.

16. Fereshtehnejad SM, Ghazi L, Sadeghi M, Khaefpanah D, Shahidi GA, Delbari A, et al. Prevalence of malnutrition in patients with Parkinson's disease: a comparative study with healthy controls using Mini Nutritional Assessment (MNA) questionnaire. J Parkinsons Dis 2014; 4(3): 473-81.

17. Kaiser MJ, Bauer JM, Ramsch C, Uter W, Guigoz Y, Cederholm T, et al. MNA – International Group. Validation of the mini Nutritional Assessment Short-Form (MNA-SF): a practical tool for identification of nutritional status. J Nutr Health Aging 2009; 13(9): 782-8.

6 Avaliação laboratorial do idoso

Características do exame laboratorial

• Nairo Massakazu Sumita • Edgar Gil Rizzatti

O resultado de um exame laboratorial constitui-se numa informação complementar que auxilia na definição do diagnóstico. Além disso, os resultados laboratoriais podem fornecer elementos para estabelecimento de prognóstico, critérios de normalidade e delinear fatores de risco. O elevado grau de confiabilidade dos exames de laboratório pode ser creditado, em parte, ao processo de evolução dos métodos laboratoriais e também pela incorporação de novas tecnologias, como os analisadores totalmente automatizados, os quais possibilitaram a obtenção de resultados com elevado grau de exatidão, reprodutibilidade e rapidez na obtenção dos resultados.

A execução de um exame laboratorial tornou-se sobremaneira complexa, exigindo a divisão do processo em três fases distintas: pré-analítica; analítica; e pós-analítica (Figura 6.1)[9].

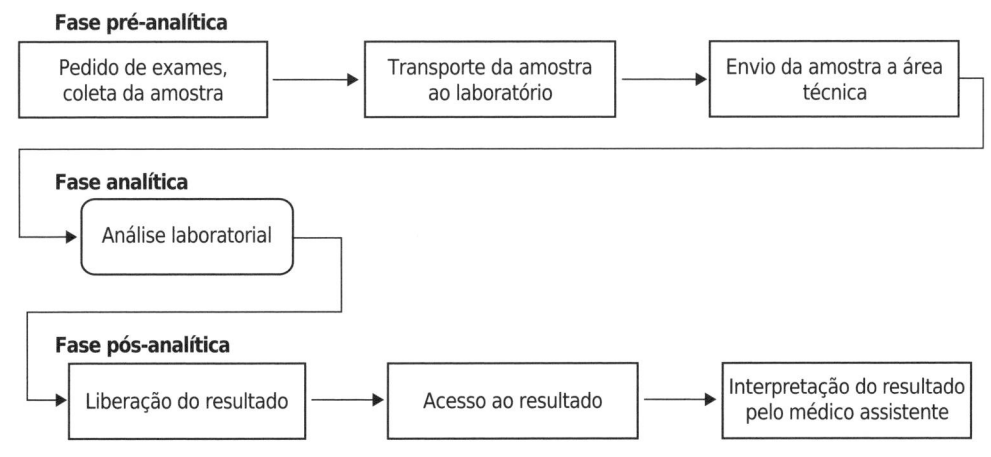

Figura 6.1 – Fases pré-analítica, analítica e pós-analítica do exame laboratorial.
Fonte: Wians Jr. FH, et al., 2002.

A fase pré-analítica inicia-se na coleta de material, seja ela feita pelo paciente, seja feita no laboratório. A fase analítica corresponde à etapa de execução do teste laboratorial. A fase pós-analítica, por sua vez, tem início no ambiente do laboratório clínico e envolve os processos de validação e liberação de laudos e se encerra após o recebimento do laudo final pelo profissional de saúde.

Características do exame laboratorial

A fase pré-analítica concentra a maior parte dos erros que podem gerar resultados laboratoriais inconsistentes com o quadro clínico do paciente. Estima-se que erros na fase pré-analítica seja responsável por mais de 60% dos erros ocorridos no laboratório. Além disso, a escolha inapropriada de testes laboratoriais ou de seus painéis também pode ser considerada um erro pré-analítico[4,5].

Funções do exame laboratorial[1]

Algumas das múltiplas funções que os exames laboratoriais podem desempenhar:

- Fornecer diagnóstico correto de um paciente sabidamente doente.
- Fornecer prognóstico de um paciente com uma doença conhecida.
- Fornecer indicação se uma doença está presente ou não em seus estágios iniciais ou subclínico em indivíduo aparentemente sadio.
- Fornecer elementos para controlar os níveis de drogas terapêuticas ou o efeito destas.
- Fornecer dados que possam indicar se poderá surgir doença, isto é, determinar o risco para o desenvolvimento de uma doença.

Para que um método laboratorial tenha utilidade clínica, ele deve preencher alguns requisitos básicos que garanta a confiabilidade dos resultados obtidos em amostras de pacientes. São estes a exatidão, a precisão, a sensibilidade e a especificidade.

A exatidão diz respeito à capacidade do método em apresentar resultados próximos do valor verdadeiro. Uma forma de avaliar o grau de exatidão, num método em uso no laboratório, pode ser feita mediante um ensaio de comparação interlaboratorial, um programa de ensaio de proficiência. Esse sistema de controle da qualidade interlaboratorial consiste na comparação de resultados observados numa mesma amostra biológica, analisada simultaneamente por diversos laboratórios. A avaliação é realizada pelo valor médio de consenso de todos os participantes que utilizam a mesma metodologia. Os laboratórios que conseguem obter um resultado igual ou muito próximo àqueles obtidos pela grande maioria dos participantes têm um sistema analítico com nível de exatidão adequado e comparável aos demais laboratórios. Atualmente, os laboratórios clínicos no Brasil participam de pelo menos um programa nacional ou internacional de ensaio proficiência, como o programa da Sociedade Brasileira de Patologia Clínica/Medicina Laboratorial (SBPC/ML) em parceria com a empresa ControlLab, da Sociedade Brasileira de Análises Clínicas (SBAC) e do College of American Pathologists (CAP), dos Estados Unidos[5].

A precisão revela a capacidade do método de, em determinações repetidas numa mesma amostra, fornecer resultados próximos entre si. O grau de reprodutibilidade de um método é avaliado pelo controle interno da qualidade. Nesse caso, o laboratório executa a análise diária de amostras-controle de valores conhecidos dosadas simultaneamente com as amostras dos pacientes. Os resultados observados não necessariamente devem ter o mesmo valor numérico no decorrer dos dias, porém devem ser muito próximos entre si, garantindo que o sistema analítico está mantendo um bom nível de reprodutibilidade dia após dia.

A sensibilidade de uma prova refere-se à probabilidade de que um resultado seja positivo na presença da doença, isto é, a porcentagem de resultados obtidos com a realização da prova em uma população constituída apenas de indivíduos afetados da doença para a qual o teste deve ser aplicado.

A especificidade de uma prova refere-se à probabilidade de que um resultado seja negativo na ausência da doença, isto é, a percentagem de resultados negativos obtidos com a realização da prova, em uma população constituída de indivíduos que não têm a doença para a qual o teste deve ser aplicado.

Os conceitos de sensibilidade e especificidade podem ser facilmente entendidos a partir de uma relação, considerando-se que o resultado de um teste somente pode ser expresso como positivo ou negativo, e o estado de saúde de um indivíduo como portador ou não portador de uma doença (Tabela 6.1).

Tabela 6.1
Resultados de um teste laboratorial e interpretação em relação à condição do paciente.

Resultado do teste	Condição do paciente	
	Doente	Não doente
Positivo	Verdadeiro Positivo (VP)	Falso Positivo (FP)
Negativo	Falso Negativo (FN)	Verdadeiro Negativo (VN)

Fonte: Elaborada pela autoria.

A sensibilidade de um teste corresponde à relação:

$$\text{Sensibilidade} = \frac{VP}{(VP + FN)}, \text{ ou percentualmente: } S\% = 100 \times \text{Sensibilidade.}$$

A especificidade de um teste corresponde à relação:

$$\text{Especificidade} = \frac{VN}{(VN + FP)}, \text{ ou percentualmente: } E\% = 100 \times \text{Especificidade.}$$

Em geral, há antagonismo entre sensibilidade e especificidade, pois o aumento de sensibilidade pode aumentar a ação de interferentes, induzindo maior frequência de resultados falso-positivos. Na prática laboratorial, caracteristicamente, busca-se um meio-termo, em que os testes laboratoriais tenham suficiente sensibilidade, sem muita perda de especificidade.

De fato, um teste ideal seria aquele 100% sensível e 100% específico. Infelizmente essa situação ideal não é possível, pois não existe até o presente momento uma reação que resulte sempre positivo nos casos de doença e sempre negativo nos indivíduos que não têm a doença.

Outro conceito importante diz respeito ao valor preditivo positivo e negativo de um teste. O valor preditivo positivo de um resultado laboratorial é definido como a probabilidade de que um resultado positivo seja verdadeiro, ou seja, represente a presença da doença. Já o valor preditivo negativo refere-se à probabilidade de que um resultado negativo seja verdadeiro.

Características do exame laboratorial

O valor preditivo de uma determinada doença é estabelecido pelo teorema de Bayes, em que para o cálculo consideram-se a sensibilidade e a especificidade dos testes com a prevalência da doença no grupo examinado.

O valor preditivo positivo (VPP) corresponde à relação:

$$VPP = \frac{P \times \text{Sensibilidade}}{(P \times \text{Sensibilidade}) + (1-P) \times (1-\text{Especificidade})}$$

O valor preditivo negativo (VPN) corresponde à relação:

$$VPN = \frac{(1-P) \times \text{Especificidade}}{(1-P) \times \text{Especificidade} + P \times (1-\text{Sensibilidade})}$$

Em ambas as relações, a letra P representa a prevalência da doença na população em que o teste é aplicado.

Programas de acreditação laboratorial[2,3]

A acreditação é um processo voluntário em que uma instituição, governamental ou não, avalia um laboratório por meio de uma auditoria e determina se ele atende a requisitos predeterminados para exercer as tarefas a que se propõe. Entre vários objetivos, esse processo pretende garantir a qualidade dos serviços prestados. Os requisitos são fundamentados em normas específicas de qualidade que contemplam as atividades laboratoriais, como exemplos: atendimento à legislação vigente; atendimento ao cliente; realização de exames; validade dos reagentes e produtos utilizados; calibração de aparelhos; rastreabilidade do processo; capacitação da equipe; e outros. Os laboratórios brasileiros vêm gradativamente aderindo à participação nos programas de acreditação, o qual ainda não tem caráter compulsório. Assim, o laboratório pode escolher o órgão acreditador nacional ou internacional, baseando-se em sua credibilidade, experiência e no conhecimento técnico de seus auditores. Estes incentivam a equipe do laboratório, a alta direção e gerência a alcançarem níveis cada vez mais elevados de qualidade e melhoria contínua.

Os programas de acreditação laboratorial mais difundidos no Brasil são:

- Programa de Acreditação de Laboratórios Clínicos (PALC) da Sociedade Brasileira de Patologia Clínica/Medicina Laboratorial (SBPC/ML) – www.sbpc.org.br.
- DICQ – Sistema Nacional de Acreditação Sociedade Brasileira de Análises Clínicas (SBAC) – www.dicq.org.br.
- Programa do College of American Pathologists (CAP), dos Estados Unidos – www.cap.org.

O valor de referência e a interpretação do exame laboratorial[7]

Os resultados de exame laboratorial podem ser interpretados ao se comparar o resultado observado na amostra do paciente com o intervalo de referência fornecido no laudo. Os termos "valor de referência" ou "intervalo de referência", também conhecido como "valor ou faixa normal", geralmente é estabelecido estudando-se um grupo-controle constituído de indivíduos clinicamente "normais". Após tratamento estatístico, os resultados centrais são aqueles que melhor preencham o critério de normalidade para determinado parâmetro laboratorial. Um exame "perfeito" seria aquele em que não houvesse a possibilidade de sobreposição entre valores obtidos em indivíduos normais com os portadores de doença. Infelizmente, a maioria dos exames não permite que se estabeleça um valor limítrofe único para definição dos estados de saúde e de doença. A impossibilidade de um diagnóstico nos pontos limítrofes do intervalo de referência se explica, em parte, pela variabilidade biológica inerente a todos os seres humanos, bem como pela limitação de qualquer método laboratorial em fornecer um resultado numérico absoluto.

Referências

1. Andriolo A. Princípios básicos de medicina laboratorial. In: Schor N, editor. Guias de medicina ambulatorial e hospitalar UNIFESP/EPM. Medicina Laboratorial. 2ª ed. São Paulo: Manole; 2008. p. 1-10.
2. Andriolo A, Ballarati CAF, Galoro CAO, Mendes ME, Melo MR, Sumita NM, orgs. Recomendações da Sociedade Brasileira de Patologia Clínica/Medicina Laboratorial (SBPC/ML): Coleta e preparo da amostra biológica. São Paulo: Manole; 2014 (acesso em: 15 jan. 2016). Disponível em: http://www.sbpc.org.br/upload/conteudo/livro_coleta_biologica2013.pdf
3. Sumita NM, Vieira LMF, Andriolo A, Ballarati CAF, Galoro CAO, Shcolnik W, et al. orgs. Diretriz para a gestão e garantia da qualidade de testes laboratoriais remotos (TLR) da Sociedade Brasileira de Patologia Clínica/Medicina Laboratorial (SBPC/ML). 2ª ed. São Paulo: Manole; 2016 (acesso em: 15 jan. 2016). Disponível em: http://www.sbpc.org.br/upload/conteudo/LivroTLR_2015.pdf
4. Bonini P, Plebani M, Ceriotti F, Rubboli F. Errors in laboratory medicine. Clin Chem 2002; 48: 691-8.
5. Vieira KF, Shitara ES, Mendes ME, Sumita NM. A utilidade dos indicadores da qualidade no gerenciamento de laboratórios clínicos. J Bras Pat Med Lab 2011; 47: 201-10.
6. Guder WG, Narayanan S, Wisser H, Zawta B. Diagnostic samples: from the patient to the laboratory. The impact of preanalytical variables on the quality of laboratory results. 4nd ed. Weinheim: Wiley-VCH Verlag GmbH & Co. KGaA; 2009.
7. Horowitz GL. Establishment and use of reference values. In: Burtis CA, Ashwood ER, Bruns DE, editors. Tietz textbook of clinical chemistry and molecular diagnostics. 5th ed. St Louis: Elsevier Saunders; 2012. p. 95-118.
8. McCall RE, Tankersley CM. Phlebotomy essentials. 3rd ed. Philadelphia: Lippincott Williams & Wilkins; 2003.
9. Wians Jr FH, Koch DD, Haara A. Quality control and quality assurance. In: Lewandrowski K, editors. Laboratory management & clinical correlations. Philadelphia: Lippincott Williams & Wilkins; 2002. p. 81-106.

Anemia no idoso

• Matheus Vescovi Gonçalves • Alex Freire Sandes
• Maria de Lourdes Chauffaille

A anemia é um achado frequente em idosos e pode ser por variadas causas. Nos Estados Unidos aproximadamente 11% dos homens e 10% das mulheres com idade superior a 65 anos são anêmicos de acordo com o *National Health and Nutrition Exa-*

mination Survey (NHANES III)[1]. A prevalência estimada é de 9 a 18% entre homens e de 8 a 13%, entre mulheres. Ela cresce com o progredir da idade, atingindo 20% em indivíduos com mais de 85 anos. Entretanto, a anemia do idoso, em geral, é leve, ou seja, apresenta níveis de hemoglobina (Hb) superiores a 10 g/dL[2,3].

Não há consenso quanto aos valores da Hb para idosos, mas tem-se preferido defini-los como anêmicos quando a Hb é < 13 g/dL para homens e < 12 g/dL para mulheres.

Na presença de anemia, o idoso apresenta maior fragilidade, morbidade e mortalidade. Há menor oxigenação de músculos e perfusão de tecidos, com consequente fadiga, limitação da mobilidade e diminuição da sensação de bem-estar. A fragilidade proporciona exaustão, fraqueza, lentidão e inatividade. Portanto, a anemia é condição que precisa ser combatida no idoso e merece atenção para a identificação da sua causa e para o tratamento adequado[4]. Deve-se evitar a percepção da anemia como normal ao longo da senilidade, é necessário buscar sempre um diagnóstico preciso.

Segundo os resultados do NHANES III (do inglês, *Third National Health and Nutrition Examination Survey*), as causas mais frequentes de anemia no idoso são: deficiência nutricional (34% para a deficiência de ferro; 20% para a de vitamina B12; e 16% para a de ácido fólico); doença crônica, inflamação ou insuficiência renal crônica (IRC, 32%); e anemia inexplicada (34%), na qual estão incluídas as síndromes mielodisplásicas[1].

Anemia por deficiência de ferro nos idosos é geralmente causada por perdas sanguíneas do trato gastrintestinal (TGI), como doença diverticular dos colos, angiodisplasia, polipose intestinal, medicação irritante da mucosa gástrica, úlcera péptica ou, o que se deve sempre afastar, neoplasias malignas, especialmente de colo. O hemograma apresenta eritrócitos diminuídos em número, microcíticos [(volume corpuscular médio (VCM) baixo)] e hipocrômicos [hemoglobina corpuscular média (HCM) baixo)], RDW (do inglês, *Red Cell Distribution Width*) aumentado e contagem de reticulócitos normal ou reduzida. O ferro sérico é menor que 50 mcg/dL, transferrina elevada, capacidade de ligação de ferro aumentada, saturação da transferrina diminuída (< 20%), ferritina baixa e receptor solúvel de transferrina elevado. Entre estes, a ferritina apresenta especificidade de 99% e é o parâmetro que melhor reflete a deficiência de ferro, mas deve ser avaliada com cautela na presença de doenças inflamatórias, nas quais pode estar falsamente elevada por ser uma proteína de fase aguda da inflamação[5].

A deficiência nutricional aparece insidiosamente e por diferentes razões, tais como eventuais problemas dentários que impedem a mastigação de carnes ou alimentos duros; a dificuldade ou o desânimo do idoso em preparar sua alimentação, substituindo refeições por chá ou sopas ralas que acabam promovendo a deficiência de nutrientes essenciais.

A deficiência de vitamina B12 é responsável pelo surgimento de anemia megaloblástica, caracterizada por anemia macrocítica (VCM = 100-150 fL), geralmente associada com elevação acentuada de DHL (> 3 vezes valor referência) e reticulocitopenia[5,6]. Leucopenia e plaquetopenia são achados frequentes. As causas dessa hipovitaminose podem incluir má-nutrição, com baixa ingestão de carnes (principal fonte de B12) e má-absorção após cirurgias do TGI, mas comumente está associada a deficiências da absorção vitamínica por atrofia da mucosa gástrica (gastrite atrófica), de origem autoimune (anticorpos anticélulas parietais e contra fator intrínseco), acarretando a síndrome conhecida como "anemia perniciosa". Além da anemia, esses pacientes estão sujeitos ao desenvolvimento de alterações neurológicas por desmielinização do corno posterior da medula e de substância branca, com sintomas variando de parestesias, alterações de marcha até demência. Curiosamente, essas alterações não têm correlação temporal ou com o grau de anemia[6].

A deficiência de folato também pode acarretar quadro anêmico semelhante à deficiência de B12, mas sem as alterações neurológicas. A incidência é menor e as causas diferem, pois o folato é abundante nos vegetais e alimentos fortificados e sua absorção mais simples que a da B12. Assim, tem-se desnutrição moderada/grave (principalmente associada a alcoolismo crônico) e má-absorção como principais causas. Idosos que fazem uso de medicações inibidoras do metabolismo do folato, como o metrotrexato, também são população de risco[5].

As dosagens séricas de vitamina B12 e ácido fólico são os exames de 1ª linha para avaliação desses nutrientes, mas resultados falso-positivos e falso-negativos ocorrem em até 50% dos casos e valores normais de B12 sérica não devem ser utilizados para excluir o diagnóstico de anemia megaloblástica em casos suspeitos. A dosagem de ácido metilmalônico e homocisteína total são muito úteis para realizar o diagnóstico de deficiência de vitamina B12 uma vez que estão notadamente elevados em mais de 98% dos casos com deficiência clínica de B12. Casos com deficiência de ácido fólico também apresentam elevação de homocisteína total, mas apresentam níveis normais de ácido metilmalônico[6].

Anemia de doença crônica pode ser causada por inflamação crônica, como insuficiência renal crônica, neoplasias sólidas, doenças autoimunes e infecções. Nessa síndrome, a causa de anemia é multifatorial, mediada pela ativação de citocinas inflamatórias e células do sistema reticuloendotelial que provocam alterações na homeostase do ferro, inibem a proliferação de células progenitoras eritroides, diminuem a produção de eritropoetina e a meia-vida das hemácias. A hepcidina é o regulador da homeostase do ferro e sua síntese está inibida pela deficiência de ferro e estimulada pela inflamação. O hemograma apresenta número de eritrócitos diminuídos, normocrômicos e normocíticos, com VCM superior a 70 fL, embora anemia microcítica possa ocorrer em até 25% dos casos. A contagem de reticulócitos está diminuída. Ferro sérico, capacidade de ligação do ferro e transferrina estão diminuídos, enquanto a saturação da transferrina está normal. A ferritina pode estar aumentada e o receptor solúvel da transferrina está normal. A eritropoetina sérica está diminuída.

Anemia inexplicada, como o próprio nome diz, se dá quando a causa de anemia é desconhecida, talvez por alterações nos níveis de testosterona ou estrógenos, comorbidades e sarcopenia, entre outras. Uso de múltiplos medicamentos pode reduzir a eritropoese, assim como o hipotireoidismo ou outras condições clínicas podem provocar anemia.

É importante ressaltar que muitos dos casos de anemia inexplicada podem ser atribuídos a síndromes mielodisplásicas (SMD), doenças clonais de células precursoras hematopoiéticas caracterizadas por hematopoiese ineficaz e citopenias em sangue periférico (anemia, plaquetopenia e/ou neutropenia), displasia em uma ou mais linhagem hematopoiética e elevado risco de evolução para leucemia mieloide aguda. O diagnóstico é baseado na presença de achados morfológicos (displasia) e citogenéticos, associados à exclusão de outras causas de citopenia/displasia, como deficiências nutricionais (ferro, vitamina B12, folato, piridoxina e cobre), infecções, neoplasias sólidas e hipotireoidismo. Dessa forma, é fundamental a dosagem de ácido fólico, vitamina B12, cobre, zinco, ferritina, ferro sérico e eritropoetina. Sorologias para hepatite B e C, HIV, proteína C-reativa (PCR) e exames gerais podem ser úteis no diagnóstico diferencial.

As SMD têm características citomorfológicas peculiares de displasias; citopenias que são irreversíveis e medula óssea hipercelular. O hemograma apresenta anemia que pode ser macrocítica, com VCM e RDW alargados; pode haver ainda leucopenia e trombocitopenia. Diante dessa suspeita, está indicada a avaliação da medula óssea para a interpretação da celularidade e da displasia; para investigação da presença de sideroblastos em anel (coloração por azul da Prússia); para a realização do cariótipo e pesquisa de alterações citogenéticas e para a avaliação da diseritropoiese pela imuno-fenotipagem por citometria de fluxo. A biópsia de medula óssea também está indicada para a avaliação do estroma e da presença de fibrose. Por fim, a pesquisa de mutações gênicas por testes moleculares também é importante.

A investigação laboratorial da anemia do idoso se dá de maneira similar à investigação nas demais faixas etárias, mas tendo em mente a prevalência das principais causas (Figura 6.2)[3,5]. A análise do VCM e do número de reticulócitos são os principais parâmetros iniciais. A presença de reticulocitose, em geral, levanta a hipótese de hemólise, devendo-se pesquisar a presença de autoanticorpos (Coombs direto). Entretanto, a maioria dos casos apresenta reticulócitos normais ou baixos, indicando que a medula óssea não consegue responder adequadamente à anemia. Nesse contexto, o VCM é o passo subsequente. Anemias microcíticas, em geral, serão ferroprivas e a pesquisa do perfil de ferro poderá facilmente elucidar o diagnóstico. Nesses casos, no entanto, a investigação deve continuar até que a causa da ferropenia seja esclarecida, que quase invariavelmente será sangramento. Outras microcitoses incluem talassemias e outras doenças genéticas, que podem ser suspeitadas por comparação com hemogramas anteriores e sua subsequente avaliação. Por fim, eventualmente, anemias de doença crônica podem mostrar microcitose. Nesse caso, a investigação mostrará ferritina normal ou elevada e PCR e velocidade de hemossedimentação (VHS) aumentadas, associada a baixos níveis de ferro sérico e saturação de transferrina, além de a história clínica demonstrar outros sintomas referentes à doença de base (Tabela 6.2). Casos de ferropenia associados a doenças crônicas são mais desafiadores. Novos parâmetros, como o receptor solúvel de transferrina (aumentado nas ferropenias e normal na anemia de doença crônica) e a dosagem sérica de hepcidina têm sido estudados, mas ainda sem ampla disponibilidade comercial. Em algumas situações, um teste terapêutico com reposição de ferro poderá ser necessário.

Anemias macrocíticas, por outro lado, incluem as deficiências de B12 e ácido fólico com diagnóstico diferencial com hipotireoidismo, alcoolismo e mielodisplasias.

Por fim, as anemias normocíticas compreendem todas as demais anemias, inclusive a fase inicial das anemias macro e microcíticas e sua investigação será dependente da avaliação clínica individualizada. A maioria dos tumores sólidos que não sangram estará nesta categoria, daí a importância de não se subvalorizar a presença de anemia no idoso, ainda mais se acompanhada de outros sintomas sistêmicos, como emagrecimento ou mudanças de comportamento.

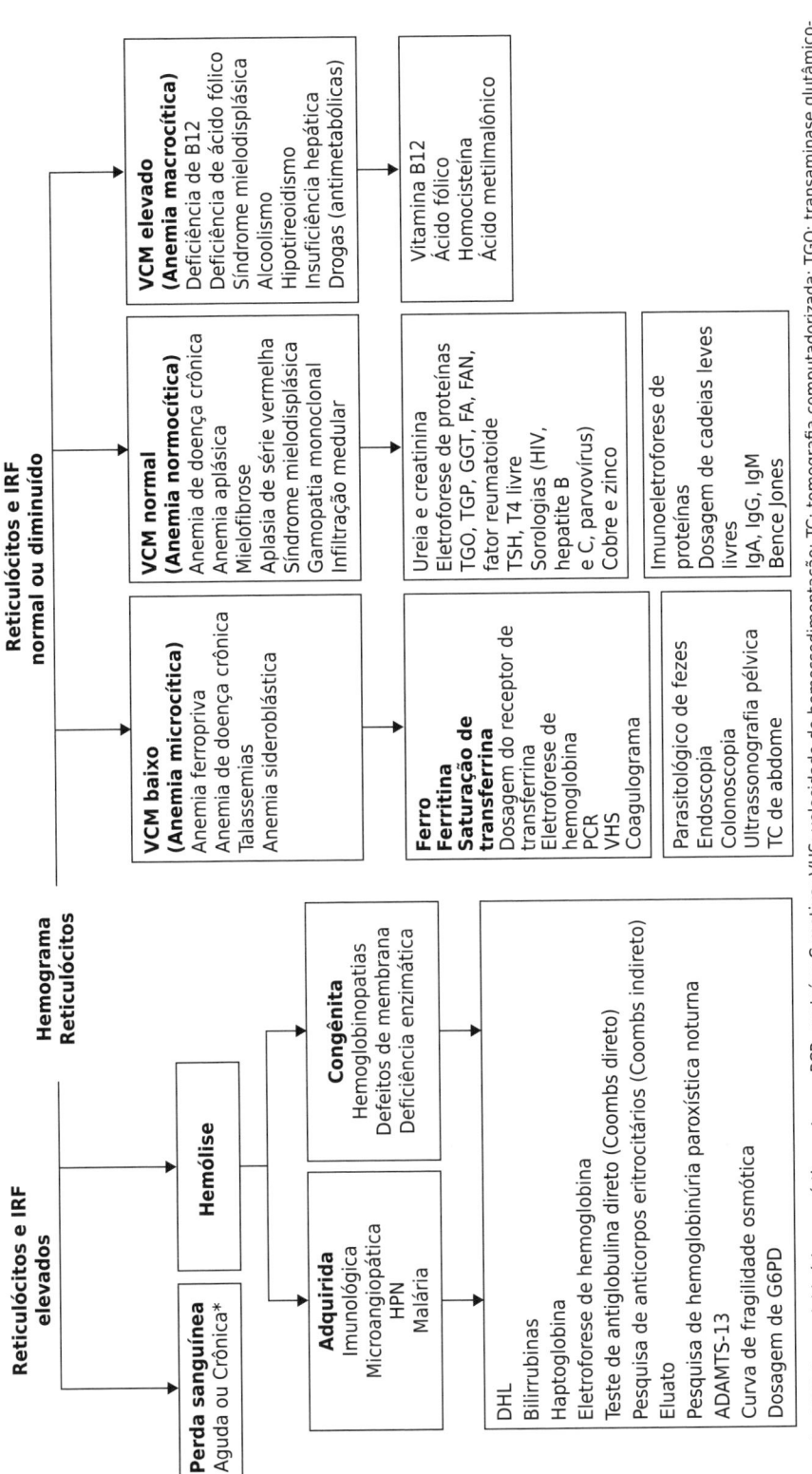

Legenda: HPN: hemoglobinúria paroxística noturna; PCR: proteína C-reativa; VHS: velocidade de hemossedimentação; TC: tomografia computadorizada; TGO: transaminase glutâmico-oxalacética; TGP: transaminase glutâmico pirúvica; FA: fosfatase alcalina; FAN: fator antinuclear; HIV: vírus da imunodeficiência humana. *Quando compensada, antes da fase de deficiência de ferro.

Figura 6.2 – Investigação laboratorial de anemia.

Fonte: Stauber R, et al., 2014; Chauffaille M, 2016.

Tabela 6.2
Diagnóstico diferencial de anemia ferropriva, anemia de doença crônica e anemia por associação de deficiência de ferro e doença crônica.

Parâmetro (ou exame)	Anemia de doença crônica	Anemia ferropriva	Anemia por associação de deficiência de ferro e doença crônica
Ferro sérico	Diminuído	Diminuído	Diminuído
Transferrina	Diminuída a normal	Aumentada	Diminuída
Saturação de transferrina	Diminuída	Diminuída	Diminuída
Ferritina	Normal a elevada	Diminuída	Diminuída a normal
Receptor solúvel de transferrina	Normal	Elevado	Normal a elevado
Relação receptor de transferrina/log ferritina	Baixa (< 1)	Alta (> 2)	Alta (> 2)
Citocinas	Elevado	Normal	Elevado

Fonte: Elaborada pela autoria.

Referências

1. The Third National Health and Nutrition Examination Survey (NHANES III) [Internet] [cited 2016 Dec 15]. Available from: https://www.cdc.gov/nchs/nhanes/index.htm.
2. Tettamanti M, Lucca U, Gandini, et al. Prevalence, incidence and types of mild anemia in the elderly: the "Health and Anemia" population-based study. Haematologica 2010; 95(11): 1849-56.
3. Stauber R, Thein SL. Anemia in the Elderly: Clinical Implications and New Therapeutic Concepts. Haematologica 2014; 99: 1127-30.
4. Riva E, Tettamanti M, Mosconi P, et al. Association of mild anemia with hospitalization and mortality in the elderly: the Health and Anemia population-based study. Haematologica 2009; 94(1): 22-8.
5. Chauffaille ML. Diagnósticos em hematologia. Barueri (SP): Manole; 2016.
6. Stabler SP. Vitamin B12 deficiency. N Engl J Med 2013; 368(21): 2041-2.

Perfil de doenças reumáticas inflamatórias em geriatria

• Alexandre Wagner Silva de Souza • Luis Eduardo Coelho Andrade

Introdução

As manifestações de diversas doenças reumáticas têm início após os 65 anos de idade, em parte em virtude de alterações relacionadas à imunossenescência. As principais doenças reumáticas inflamatórias que se enquadram nessa categoria são a polimialgia reumática (PMR), a arterite de células gigantes (ACG), a síndrome RS3PE (*remitting seronegative symmetrical synovitis with pitting edema*), a doença do anticorpo antimembrana basal glomerular (síndrome de Goodpasture), miosite por corpúsculos de inclusão, a osteoartrite e artropatias microcristalinas. Entre essas, a doença por deposição de cristais de pirofosfato de cálcio é a mais prevalente em idosos[1]. Algumas doenças reumáticas que tradicionalmente são diagnosticadas em adultos jovens ou em idade mediana, como o lúpus eritematoso sistêmico (LES) e a artrite reumatoide (AR), podem ter características diferentes e mais brandas quando suas manifestações iniciam em idosos[1,2]. Outra particularidade é que quadros inflamatórios de início em faixas etárias mais avançadas podem representar manifestações paraneoplásicas, portanto é importante uma avaliação de possível quadro neoplásico subjacente. Isso é especialmente verdadeiro em quadros de dermatomiosite e polimiosite iniciados após os 40 anos.

Exames laboratoriais

Provas inflamatórias

Marcadores de processos inflamatórios agudos e crônicos. Podem estar alteradas em doenças inflamatórias sistêmicas, infecções, trauma, doenças isquêmicas e neoplasias. Apesar da baixa especificidade, esses exames auxiliam o diagnóstico de pacientes com ACG e PMR, em contexto clínico apropriado[3]. Em outras doenças reumáticas, as provas inflamatórias ajudam na avaliação de atividade de doença, juntamente com manifestações clínicas específicas[4,5].

Velocidade de hemossedimentação (VHS)

Reflete de forma indireta a magnitude do processo inflamatório em função de alteração na constante dielétrica do plasma em virtude de maior produção pelo fígado de proteínas de fase aguda, especialmente o fibrinogênio. Essa alteração nas propriedades dielétricas do plasma reduz a natural repulsão entre os eritrócitos, favorecendo a sua agregação que, por sua vez, propicia sedimentação das hemácias. Este é um exame simples, no qual se mede a altura (em mm) da coluna de hemácias sedimentadas no período de 1 hora. O método de Westergreen é o mais utilizado para verificar a VHS. Várias outras causas podem induzir elevação da VHS, incluindo aumento da idade, sexo feminino, estado gestacional, disfunção tireoidiana, anemia, insuficiência renal, gamopatia monoclonal e crioglobulinemia[4].

Proteína C-reativa (PCR)

Proteína produzida pelo fígado durante processos inflamatórios e infecciosos, tendo papel importante em diferentes etapas da resposta inflamatória. Níveis séricos de PCR são usualmente determinados pelas técnicas de aglutinação, enzimaimunoensaio (Elisa), turbidimetria ou nefelometria, com resultados expressos em mg/dL ou mg/L. Além disso, a utilização de ensaios ultrassensíveis permite aferir níveis discretamente elevados, sendo úteis para inferência de baixos graus de inflamação, potencialmente associados à aterosclerose subclínica. Apesar de os níveis séricos de PCR serem marcadores de processos inflamatórios sistêmicos nas doenças reumáticas, outras causas podem cursar com elevação da PCR, principalmente as infecções bacterianas, que geralmente cursam com grandes elevações séricas da PCR. Assim, a PCR tem elevação de menor magnitude (< 10 mg/dL) no lúpus eritematoso sistêmico e enfermidades correlatas do que em processos infecciosos disseminados[5].

Outras provas inflamatórias

Podem ser utilizadas para avaliar a magnitude do processo inflamatório, mas são menos disponíveis na prática diária e não apresentam vantagens sobre a PCR e a VHS. Incluem: substância sérica amiloide A; α1 glicoproteína ácida, haptoglobina, hepcidina e fibrinogênio[5].

Autoanticorpos

Anticorpos anticélulas, ou fator antinuclear (FAN)

A pesquisa de anticorpos anticélulas (FAN) por imunofluorescência indireta em células HEp-2 é o método recomendado para rastreamento inicial de autoanticorpos em doenças reumáticas inflamatórias. As células HEp-2 formam uma monocamada propícia para análise ao microscópio, exibindo de forma notável todas as estruturas citológicas de relevância. A distribuição topográfica dos antígenos reconhecidos pelos autoanticorpos em uma determinada amostra determina o padrão morfológico da imunofluorescência observada. O conhecimento detalhado desses padrões é extremamente útil na interpretação do exame. De fato, os diversos padrões de FAN refletem os prováveis autoanticorpos envolvidos, direcionando os próximos exames a serem realizados. Uma classificação sistemática dos padrões de FAN mais relevantes está disponível no site ANApatterns.org, no qual há também imagens característica de cada padrão, bem como os possíveis autoanticorpos associados e as possíveis associações clínicas[6].

É importante reconhecer que um resultado positivo no teste de FAN não é específico de uma determinada enfermidade ou de um grupo de enfermidades. Pacientes com doenças infecciosas crônicas e enfermos com neoplasias podem também apresentar o teste de FAN positivo. Até mesmo uma parcela da população geral tem o teste positivo. Curiosamente, a frequência de FAN positivo em indivíduos da população geral aumenta com a idade, especialmente em mulheres. Em um recente estudo de uma coorte de 4.756 indivíduos representativos da população dos Estados Unidos (NHANES Cohort), observou-se um pico de frequência de resultados positivos de FAN na faixa dos 50 aos 70 anos, em que as mulheres chegaram a 22% de testes positivos[7]. Em geral, cerca de 13% da população tem teste de FAN positivo e este, em indivíduos sadios, tem títulos baixos (< 1/320), porém não se trata de um parâmetro absoluto. Outra característica útil é que o FAN em indivíduos sadios frequentemente apresenta padrão nuclear pontilhado fino simples (em geral, em títulos baixos) ou nuclear pontilhado fino denso (em qualquer título).

Tendo em vista essas considerações, é essencial, por um lado, que o teste de FAN seja solicitado somente quando há uma suspeita bem fundamentada de doença autoimune sistêmica, ou seja, em condição de alta probabilidade pré-teste. Por outro lado, a solicitação indiscriminada do teste acarretará um grande número de testes de FAN positivo sem contrapartida clínica compatível, o que pode gerar angústia, onerar a investigação diagnóstica e até mesmo ensejar conduta médica inapropriada.

Fator reumatoide (FR)

FR são anticorpos contra a fração Fc da IgG, geralmente da classe IgM, mas, em alguns estudos, foram avaliados FR das classes IgA e IgG. Diversos métodos podem ser utilizados para detectar FR, entre eles a turbidimetria, nefelometria e a aglutinação de partículas de látex são os mais utilizados na prática. FR é biomarcador para o diagnóstico de AR e tem sensibilidade de aproximadamente 70%. Pacientes com AR que apresentam FR geralmente apresentam doença mais grave com erosões periarticulares e deformidades articulares. Níveis de FR acima de 80 UI/mL são considerados significativos. Porém, FR também é encontrado em pacientes com crioglobulinemia, síndrome de Sjögren, LES, em doenças infecciosas e, inclusive, em indivíduos saudáveis[8], o que restringe a especificidade do teste. Na AR do idoso, há menor frequência de FR positivo em comparação a indivíduos com início das manifestações em idade adulta. Na PMR e na síndrome RS3PE, a pesquisa de FR é tipicamente negativa[2].

Anticorpos antiproteínas citrulinadas (ACPA)

Família de anticorpos contra proteínas citrulinadas que inclui antifilagrina, antiprofilagrina, antipeptídeo citrulinado cíclico (anti-CCP) e antivimentina citrulinada. A pesquisa de anticorpos anti-CCP é geralmente realizada pela técnica de enzimaimunoensaio ou de quimioiluminescência. Esses anticorpos têm sensibilidade semelhante à do FR, mas sua especificidade é superior, chegando a 96%. Semelhante ao FR, pacientes com AR que apresentam ACPA têm maior gravidade de doença, desenvolvendo mais erosões periarticulares. Na AR do idoso, a frequência de ACPA também é inferior em comparação a indivíduos com início das manifestações em idade adulta[9].

Anticorpos anticitoplasma de neutrófilos (ANCA)

As vasculites associadas ao ANCA têm esses autoanticorpos como biomarcadores em comum e podem ter o início de suas manifestações em indivíduos acima dos 65 anos de idade. Elas são compostas pela granulomatose com poliangeíte (GPA ou Doença de Wegener), poliangeíte microscópica (PAM) e a granulomatose eosinofílica com poliangeíte (GEPA ou doença de Churg-Strauss). ANCA é detectado por imunofluorescência indireta (IFI) em neutrófilos fixados no etanol. A determinação do alvo molecular específico do ANCA pode ser feita pelas técnicas de enzimaimunoensaio ou quimioluminescência (CMIA). Os padrões do ANCA observados à IFI incluem citoplasmático (C-ANCA), perinuclear (P-ANCA) e os padrões atípicos de P e C-ANCA. Anticorpos antiproteinase 3 (anti-PR3) tradicionalmente associam-se ao padrão C-ANCA e são mais comuns na GPA, enquanto anticorpos antimieloperoxidase (anti-MPO) tradicionalmente se associam ao padrão P-ANCA e são mais frequentes na PAM e GEPA. Os padrões atípicos de ANCA são observados em outras doenças como a hepatite autoimune, a doença inflamatória intestinal e a colangite esclerosante primária[10].

Anticorpos antimembrana basal glomerular (anti-GBM)

A doença do anticorpo anti-GBM (síndrome de Goodpasture) se caracteriza por glomerulonefrite crescêntica, podendo se associar à hemorragia alveolar. Essa doença tem um pico de incidência entre 20 e 30 anos e outro entre 60 e 70 anos de idade. Os autoanticorpos reconhecem especificamente a fração globular não colagenosa do colágeno tipo IV, e podem ser detectados no soro por imunoensaios em fase sólida (Elisa ou CMIA). A demonstração dos anticorpos antimembrana basal pode obviar a necessidade de biópsia renal ou pulmonar. A presença desses anticorpos tem sensibilidade de 94,7 a 100,0% e especificidade de 90,9 a 100,0%)[11]. Caracteristicamente, seus níveis caem de modo acentuado e desaparecem com o tratamento bem-sucedido.

Anticorpos anti-5'-nucleotidase 1A citoplasmática (anti-cN1A)

Marcadores da miosite por corpúsculos de inclusão que podem ser detectados por enzimaimunoensaio. Eles ajudam no diagnóstico diferencial com outras miopatias inflamatórias idiopáticas e têm sensibilidade de 76% e especificidade de 91%[12]. Este é um marcador descrito recentemente, não estando ainda disponível em laboratórios comerciais. Estudos adicionais são necessários para confirmar sua utilidade clínica.

Referências

1. Amador-Patarroyo MJ, Rodriguez-Rodriguez A, Montoya-Ortiz G. How does age at onset influence the outcome of autoimmune diseases? Autoimmune Dis 2012; 2012: 251730. doi:10.1155/2012/251730.
2. Horiuchi AC, Pereira LH, Kahlow BS, Silva MB, Skare TL. [Rheumatoid arthritis in elderly and young patients]. Rev Bras Reumatol 2015 Sep 14: pii: S0482-5004(15)00125-4. doi:10.1016/j.rbr.2015.06.005. [Epub ahead of print].
3. Salvarani C, Pipitone N, Versari A, Hunder GG. Clinical features of polymyalgia rheumatica and giant cell arteritis. Nat Rev Rheumatol 2012; 8: 509-21. doi:10.1038/nrrheum.2012.97.
4. Fincher RM, Page MI. Clinical significance of extreme elevation of the erythrocyte sedimentation rate. Arch Intern Med 1986; 146: 1581-3.
5. Woloshin S, Schwartz LM. Distribution of C-reactive protein values in the United States. N Engl J Med 2005; 352: 1611-3.
6. Chan EK, Damoiseaux J, Carballo OG, Conrad K, de Melo Cruvinel W, Francescantonio PL, et al. Report of the First International Consensus on Standardized Nomenclature of Antinuclear Antibody HEp-2 Cell Patterns 2014-2015. Front Immunol 2015; 6: 412. doi:10.3389/fimmu.2015.00412.
7. Satoh M, Chan EK, Ho LA, Rose KM, Parks CG, Cohn RD, et al. Prevalence and sociodemographic correlates of antinuclear antibodies in the United States. Arthritis Rheum 2012; 64: 2319-27. doi:10.1002/art.34380.
8. Alarcon RT, Andrade LEC. Anticorpos antiproteínas citrulinadas e a artrite reumatoide. Rev Bras Reumatol 2007; 47: 180-7.
9. van Venrooij WJ, van Beers JJ, Pruijn GJ. Anti-CCP antibodies: the past, the present and the future. Nat Rev Rheumatol 2011; 7: 391-8. doi:10.1038/nrrheum.2011.76.
10. Csernok E, Moosig F. Current and emerging techniques for ANCA detection in vasculitis. Nat Rev Rheumatol 2014; 10: 494-501. doi:10.1038/nrrheum.2014.78.
11. Greco A, Rizzo MI, De Virgilio A, Gallo A, Fusconi M, Pagliuca G, et al. Goodpasture's syndrome: a clinical update. Autoimmun Rev 2015; 14: 246-53. doi:10.1016/j.autrev.2014.11.006.
12. Larman HB, Salajegheh M, Nazareno R, Lam T, Sauld J, Steen H, Kong SW, et al. Cytosolic 5'-nucleotidase 1A autoimmunity in sporadic inclusion body myositis. Ann Neurol 2013; 73: 408-18. doi:10.1002/ana.23840.

Exames sorológicos em geriatria

• Celso Francisco Hernandes Granato • Carolina dos Santos Lazari

Em geral, embora o diagnóstico laboratorial das doenças infecciosas utilize cada vez mais as técnicas moleculares, a sorologia ainda representa um recurso importantíssimo no esclarecimento desse tipo de afecção, considerando-se que fornece respostas rápidas, está acessível na maior parte dos serviços e tem custo relativamente baixo. Claro está que a interpretação dos resultados ainda requer conhecimento dos processos patológicos em si e a análise de várias informações de forma integrada para gerar condutas objetivas e resolutivas.

Nesse contexto, selecionamos algumas situações em doenças infecciosas cuja frequência tem aumentado, inclusive na população geriátrica, e cujo diagnóstico sorológico pode ser um desafio. É comum haver dificuldade de interpretação dos testes pelos médicos solicitantes, seja pela modernidade de algumas técnicas, seja pelas diversas possibilidades de resultados decorrentes da dinâmica dos processos fisiopatológicos envolvidos.

Infecções sexualmente transmissíveis (IST)

O geriatra precisa ter em mente que, nas últimas décadas, as IST deixaram de ser eventos quase exclusivos das faixas etárias mais jovens, e têm se apresentado com incidência crescente nas pessoas com mais de 65 anos. As mudanças culturais vividas na nossa sociedade e os avanços médicos transformaram profundamente a atividade sexual das pessoas com idades mais avançada que, consequentemente, podem se envolver com mais frequência em situações de exposição a agentes de transmissão por meio do sexo. Se por um lado as possibilidades terapêuticas para a disfunção erétil (a exemplo das drogas inibidoras seletivas da fosfodiesterase: sildenafila; tadalafila; vardenafila; entre outras) e para os sintomas da menopausa (como ressecamento vaginal, dispaurenia, diminuição da libido) são maiores e mais eficientes nos últimos anos, por outro, o prolongamento da vida sexual ativa obtido na faixa etária geriátrica não foi acompanhado com a intensidade necessária de conscientização e conhecimento sobre as práticas de sexo seguro, o que propicia a disseminação de agentes causadores de IST.

Sífilis

Em geral, embora tenha havido importantes melhorias nos métodos sorológicos para diagnóstico laboratorial da sífilis, a divisão clássica entre testes treponêmicos e não treponêmicos ainda persiste e permanece como a base para a interpretação desse recurso diagnóstico.

Os testes treponêmicos identificam a presença de anticorpos específicos contra o gênero *Treponema* e indicam, portanto, exposição ao *T. pallidum*. Não indicam obrigatoriamente infecção ativa, podendo ser utilizados como técnica confirmatória de um teste não treponêmico previamente realizado (fluxograma direto) ou na etapa de triagem (fluxograma reverso)[1]. A despeito dos índices numéricos que são disponibilizados nos laudos, a experiência de décadas mostrou que a quantificação desses anticorpos não tem nenhum valor clínico, isto é, não deve ser considerada para avaliar a atividade da doença. Esse é um papel cumprido pelos títulos expressos nos resultados das técnicas não treponêmicas.

Os testes não treponêmicos pesquisam anticorpos contra antígenos cardiolipídicos não pertencentes ao *T. pallidum*, que estão presentes somente nas fases ativas da sífilis. Dessa forma, embora seja necessária a realização conjunta de um teste treponêmico para confirmação, as técnicas não treponêmicas são úteis para discernir entre infecção pregressa e atual ativa. Nesse caso, a determinação dos títulos de anticorpos é fundamental para avaliar a atividade da doença.

Atualmente, as técnicas treponêmicas mais difundidas são a CMIA e o enzimaimunoensaio (EIE ou Elisa). Ainda são usadas, porém com frequência cada dia menor, a imunofluorescência (FTA-Abs) e a hemaglutinação (HA). Embora as duas primeiras técnicas sejam consideradas mais sensíveis do que as demais, sua interpretação é rigorosamente a mesma: a reatividade indica exposição prévia ao *T. pallidum*, podendo ou não significar infecção ativa no momento da avaliação.

Na rotina diagnóstica, considera-se que títulos até 1/8, inclusive, podem ser inespecíficos ou, ainda, residuais, isto é, decorrentes de infecções adquiridas no passado e que foram tratadas. Acima desse título, pode haver atividade da doença, considerando conjuntamente o histórico e os sinais clínicos do(a) paciente para a indicação terapêutica. Quanto maior os títulos, maior a probabilidade de doença ativa. Conforme a suspeita, eventualmente, pode ser necessária repetir a sorologia em 2 semanas para observar qual o comportamento desses títulos. Vale ressaltar que variações de uma diluição não têm valor clínico, pois correspondem à variação natural da técnica. Importante lembrar ainda que pacientes soropositivos para HIV costumam apresentar um comportamento sorológico bastante complexo para a sorologia da sífilis e a interpretação requer bastante cuidado.

Hepatite B e C

A hepatite causada pelo vírus B é uma doença cuja incidência está diminuindo ao longo do tempo, à medida que se passou a vacinar as populações desde o nascimento. Entretanto, nas populações acima de 40 a 50 anos, é maior a proporção de não imunizados. A incidência do estado de portador crônico do vírus no Brasil varia de 1,5 a 7%, sendo mais baixa no Sul e mais elevada no Norte/Nordeste.

Para o diagnóstico sorológico da doença em sua forma crônica, é essencial identificar a presença do antígeno de superfície viral (AgHBs). Há casos descritos na literatura de infecção crônica sem a presença desse antígeno, mas isso representa grande exceção e quase exclusivamente em grupos específicos da população. Outro marcador que acompanha a presença do AgHBs na doença crônica é o anticorpo dirigido contra o core viral (anti-HBc), nesse caso da classe IgG. Para a completa avaliação, pode ser importante a pesquisa do antígeno HBe (AgHBe) que costuma estar associado, na

---

[1] No Grupo Fleury, a etapa de triagem é feita com teste treponêmico automatizado, seguido, nas amostras positivas, por teste de floculação não treponêmico para determinação da atividade da infecção.

maior parte dos casos, a uma replicação viral mais vigorosa e alterações bioquímicas e histopatológicas mais importantes.

A presença isolada do anti-HBs, sem o antígeno, traduz resposta vacinal; ou cura da doença, quando associada ao anti-HBc.

No caso da hepatite C, o marcador sorológico mais relevante é o anticorpo anti-vírus C. O teste não discrimina entre IgM e IgG, uma vez que, nesse caso, essa diferenciação é irrelevante. Havendo positividade na sorologia, o passo seguinte é fazer a pesquisa do RNA viral por técnica molecular (PCR) quantitativa para que não apenas se confirme a infecção crônica, como também para programar e ter controle sobre o tratamento antiviral.

Doenças transmitidas pela picada de mosquitos (arboviroses)

Nesse grupo, vamos nos referir especificamente às arboviroses mais incidentes no país recentemente: dengue; chikungunya; e zika.

Para o diagnóstico laboratorial da dengue, o ideal é se fazer a pesquisa do antígeno NS1 nos primeiros 4 a 5 dias da doença. Caso isso não seja possível, pode-se fazer a sorologia tradicional, sendo a IgM pesquisada após o 5º ou 6º dia da doença e a IgG 3, dias após. Nos casos em que o paciente já teve a doença anteriormente, a IgM tem baixa sensibilidade, mas o diagnóstico pode ser feito pela pesquisa de IgG logo nos primeiros 3 a 4 dias da doença. Se a IgG já estiver positiva, frente a um quadro clínico sugestivo, isso pode indicar uma forma secundária de dengue.

Com relação à febre chikungunya, o diagnóstico laboratorial pode ser feito também na primeira semana pela técnica molecular (PCR), no sangue periférico; e, a partir daí, pela pesquisa de IgM e IgG. Os casos de febre chikungunya mais protraídos podem evoluir por meses, simulando a artrite reumatoide e, nesses casos, durante os períodos de agudização, o diagnóstico será feito pela técnica de PCR no sangue.

Com relação à febre zika, da mesma forma que a anterior, pode se pesquisar o RNA viral na primeira semana de doença, no sangue ou na urina. Essa virúria pode se prolongar por até 2 semanas, permitindo o diagnóstico mais tardio. A sorologia (IgM e IgG) pode ser solicitada a partir do sétimo dia de doença.

Referências

1. Brasil. Ministério da Saúde. Secretaria de Vigilância em Saúde. Departamento de DST, Aids e Hepatites Virais. Manual técnico para o diagnóstico da infecção pelo HIV. Brasilia (DF): Ministério da Saúde; 2014. 73 p.
2. Brasil. Ministério da Saúde. Secretaria de Vigilância em Saúde. Departamento de DST, Aids e Hepatites Virais. Manual técnico para o diagnóstico da sífilis. Brasilia (DF): Ministério da Saúde; 2015. 36 p.
3. Estados Unidos da América. Centers for Disease Control and Prevention. Division of Vector-borne Diseases. Diagnostic testing for Zika, Chikungunya and Dengue viruses in US Public Health Laboratories. Atlanta: CDC; 2016 (acessado em: 23 jan. 2017): 6. Disponível em: https://www.cdc.gov/zika/pdfs/denvchikvzikv-testing-algorithm.pdf
4. Rabe IB, Staples JE, Villanueva J, et al. Interim Guidance for Interpretation of Zika Virus Antibody Test Results. MMWR Morb Mortal Wkly Rep 2016 (acessado em: 23 jan. 2017); 65. Disponível em: https://www.cdc.gov/zika/hc-providers/testresults.html

Avaliação hormonal da mulher pré-menopausa

• Gustavo Arantes Rosa Maciel • Ismael Dale Cotrim Guerreiro da Silva

A menopausa é definida como a última menstruação espontânea da vida da mulher e ocorre por declínio progressivo da produção de hormônios sexuais pelos folículos ovarianos[1]. No entanto, por hábito, o termo menopausa é comumente usado para caracterizar o período da pós-menopausa. A menopausa ocorre, habitualmente, por volta dos 50 anos na maioria das populações ocidentais e pode ser classificada como natural (espontânea), artificial (devido a cirurgias, quimioterapia, radioterapia etc.), precoce (antes dos 40 anos) ou tardia (após 55 anos)[2]. Classifica-se como pré-menopausa ou menacme, a fase reprodutiva da vida da mulher. Ela tem início na puberdade e se encerra na menopausa (Figura 6.3).

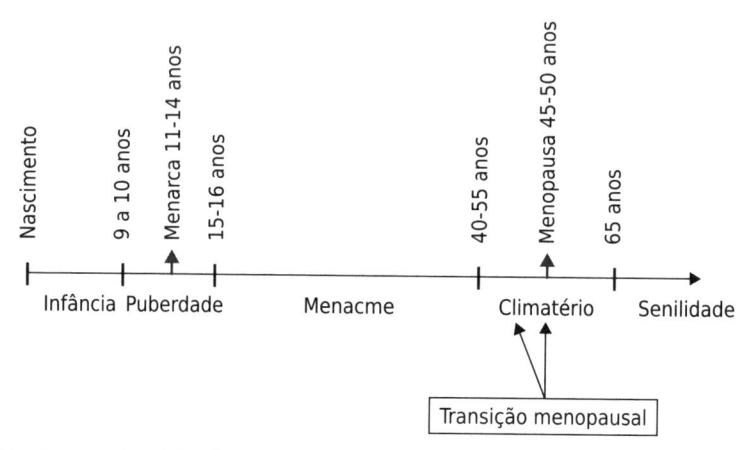

Figura 6.3 – Fases da vida da mulher.

Fonte: Wender COM, et al., 2015.

Climatério se refere ao período em que a mulher passa do estado reprodutivo para o não reprodutivo. Nesse período, são comuns modificações hormonais, metabólicas, laboratoriais e queixas clínicas e psíquicas importantes que podem comprometer a qualidade de vida da mulher. A perimenopausa ou transição menopausal é caracterizada por um período de mudanças fisiológicas relacionadas ao declínio hormonal. Tem início quando do aparecimento desses primeiros sinais e termina com a menopausa[2].

O quadro clínico inclui irregularidades menstruais (oligomenorreia ou amenorreia), sintomas vasomotores como fogachos (ondas de calor), sudorese, palpitações, sensação de tristeza, depressão, irritabilidade, cefaleia, labilidade emocional, alterações da pele, entre outros. O diagnóstico definitivo é, em geral, retrospectivo, uma vez que variações nas dosagens hormonais no período de transição são bastante comuns. A prevalência dos sintomas climatéricos pode variar de 20 a 75% das mulheres[3-6]. Embora, muitas vezes, o diagnóstico seja baseado na clínica e na idade da mulher, os exames laboratoriais podem contribuir de maneira importante para o diagnóstico e a condução dos casos de menopausa (Figura 6.4).

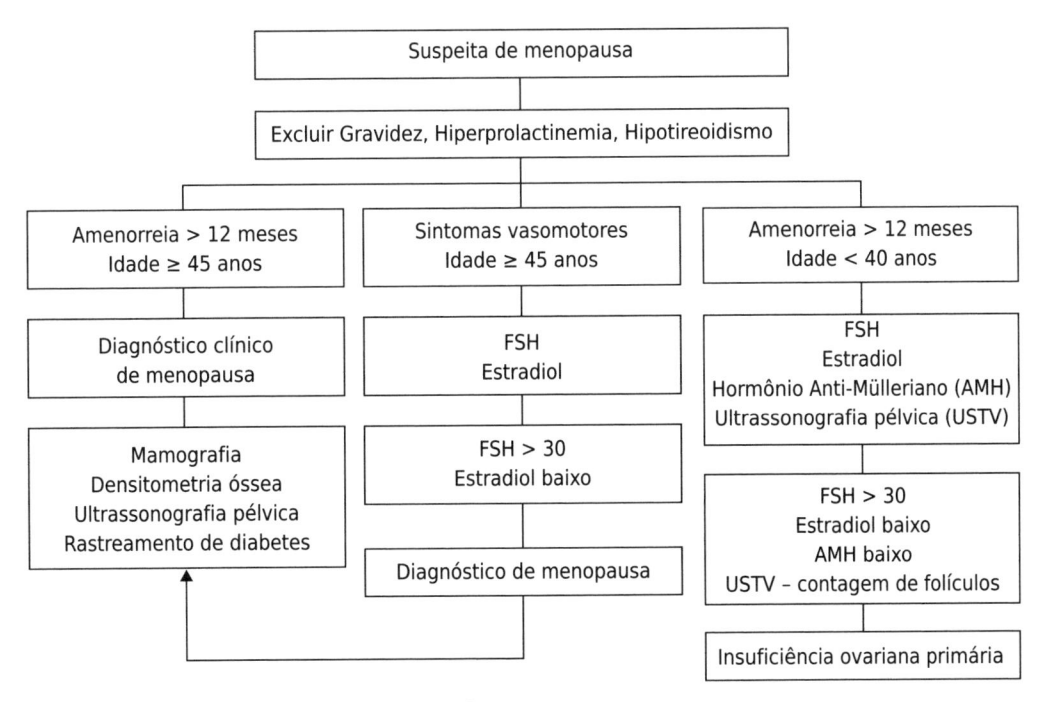

Figura 6.4 – Diagrama para o diagnóstico da menopausa.

Fonte: Maciel GAR, 2015.

Deve-se lembrar que o evento da transição menopausal, ou mesmo da menopausa, constitui um excelente momento para se investigar uma série de outras condições de saúde da mulher. Assim, recomenda-se que de rotina, nessa fase, sejam realizados:

- Rastreamento de câncer de colo de útero.
- Rastreamento de câncer de mama.
- Densitometria óssea.
- Rastreamento de diabetes tipo 2 e dislipidemias.
- Avaliação tireoidiana.
- Ultrassonografia pélvica e transvaginal.

Quanto aos testes hormonais, as avaliações mais úteis são as das gonadotrofinas e dos esteroides[2].

FSH (hormônio foliculoestimulante)

Essa gonadotrofina é produzida na hipófise anterior sob o comando dos pulsos do hormônio liberador de gonadotrofinas (GnRH) e estimula os folículos ovarianos a produzirem os estrogênios. Na menopausa, há tendência de o FSH elevar-se maneira consistente. No entanto, no período de transição menopausal – assim como no ciclo menstrual normal –, podem ocorrer grandes variações em intervalos curtos. Desse

---

[2] Em mulheres com ciclos ainda regulares, deve-se colher os exames entre o 1º e o 3º dia do ciclo menstrual.

modo, o uso da dosagem de FSH sem especificação da fase do ciclo pode ser de valor bastante limitado. A exceção se faz naquelas pacientes submetidas à retirada do útero em que se perde o principal parâmetro clínico de avaliação, que é a menstruação. Nesses casos, o FSH elevado pode fechar o diagnóstico de menopausa[3-6].

Hormônio luteinizante (LH)

O LH apresenta perfil de elevação semelhante ao FSH e não tem nenhuma particularidade que o faça importante no diagnóstico da menopausa no dia a dia. Muitas vezes, são solicitados em conjunto e podem identificar formas raras de amenorreia secundária. Durante a pré-menopausa, pode elevar de modo significativo na fase periovulatória (pico ovulatório)[3-6].

Estradiol (E2)

Principal estrogênio da mulher no período da menacme (período reprodutivo) e apresenta um declínio permanente na transição menopausal e pós-menopausa. Sabe-se que os níveis de estradiol encontram-se baixos após a menopausa. A falta desse estrogênio é a principal causa dos sintomas climatéricos e a terapêutica de reposição hormonal é baseado no uso de substâncias com ação estrogênica. Eventualmente, em alguns casos de terapia hormonal, pode-se pedir dosagem de estradiol (E2) para se avaliar o tratamento. O ideal é que os níveis estejam acima de 40 pg/mL para evitar perda de massa óssea. Outros órgãos e sistemas podem ser apresentar efeitos benéficos mesmo com doses menores. Deve-se ter em conta que os ensaios laboratoriais para detecção do estradiol (E2) não reconhecem o estrogênio mais comumente utilizado em pílulas contraceptivas, que é o etinilestradiol. Além disso, em alguns casos, pode haver interferência do tipo de terapia hormonal utilizada e também de substâncias como a biotina. Assim, para uma correta interpretação dos resultados, é extremamente importante que o médico tenha ciência das medicações em uso pela paciente[3-6].

Progesterona

Hormônio produzido pelo corpo lúteo nos ovários com a função de dar sustentação e estrutura ao endométrio no caso de uma gestação. Nessa fase da vida mulher, em virtude da anovulação crônica, a produção de progesterona é muito pequena. Assim, não há benefício clínico a solicitação de progesterona de rotina para investigação da menopausa. Ela virá, em geral, baixa. Na pré-menopausa, a avaliação da progesterona na segunda fase do ciclo pode ser útil para se diagnosticar ovulação[5]. A progesterona também pode ser útil na monitorização de gestações iniciais resultantes de tratamentos para infertilidade.

Hormônio antimulleriano (AMH)

Marcador de função gonadal, tem tido um papel crescente na investigação da fertilidade feminina e da função ovariana. É um peptídeo que tem sido utilizado na avaliação da reserva ovariana e na investigação da transição menopausal, assim como na predição da hiper-resposta do ovário em ciclos induzidos. É produzido pelas células da granulosa de folículos pré-antrais e não apresenta variações consideráveis durante o ciclo menstrual. Também se relaciona com a contagem de folículos antrais à ultrassonografia e com os níveis basais de FSH no início do ciclo. Por fim, apresenta-se mais elevado nas pacientes com síndrome dos ovários policísticos. Considera-se que uma mulher tenha reserva ovariana adequada com níveis de AMH acima ou igual a 1 ng/mL[7]. Nos casos de insuficiência ovariana prematura (menopausa precoce), o AMH pode ter um papel importante na investigação de amenorreia, juntamente com o FSH.

Estrona/estriol

Estrogênios mais fracos produzidos pelo estroma ovariano durante a menopausa. A estrona passa a ser – em contraposição ao estradiol – o principal esteroide feminino produzido pelo ovário. A dosagem de estrona e estriol são utilizadas em situações especiais e seu uso na propedêutica de rotina apresenta limitações importantes[5].

Vitamina D

A dosagem de 25-hidroxi-vitamina D (25OH-vitamina D) tem grande importância na avaliação laboratorial da mulher no período perimenopausal. Sabe-se que a deficiência de vitamina D é causa importante de perda de massa óssea, fator agravado pelo hipoestrogenismo típico dessa fase da vida da mulher. Assim, recomenda-se a monitorização dos níveis de vitamina D de mulheres nessa faixa etária e a avaliação dos marcadores de saúde óssea. A solicitação dos níveis séricos de cálcio total e iônico, fósforo e paratormônio (PTH) pode ser útil na avaliação laboratorial da pré e pós-menopausa. Os níveis de vitamina D não devem estar abaixo de 20 a 30 ng/mL[7].

Referências

1. Collaborative Group for Research of the Climacteric in Latin America (REDLINC). A large multinational study of vasomotor symptom prevalence, duration, and impact on quality of life in middle-aged women. Menopause 2011 Jul; 18(7): 778-85.
2. Wender COM, Oderich CL. Fisiologia, fisiopatologia e abordagem diagnóstica do climatério e perimenopausa. In: Fernandes CE, Pompei LM, orgs. Endocrinologia feminine. São Paulo: Manole; 2015.
3. Speroff LFM. Clinical Gynecologic Endocrinology and Infertility. 7th ed. Philadelphia, PA: Lippincott Williams & Wilkins; 2005.
4. Gass M, Rebar R. Glob Libr Women's Med 2008. DOI:10.3843/GLOWM.10079.
5. Maciel GAR, Vieira JGH. Climatério. In: Maciel GAR, Silva IDCG, orgs. Manual diagnóstico em saúde da mulher. São Paulo: Manole; 2015.
6. Maia H Jr, Albernaz MA, Baracat EC, Barbosa IC, Bossemeyer R, Bueno AH, et al. Latin American Expert Panel. Latin American position on the current status of hormone therapy during the menopausal transition and thereafter. Maturitas 2006 Aug 20; 55(1): 5-13.
7. North American Menopause Society. The 2012 hormone therapy position statement of The North American Menopause Society. Menopause 2012 Mar; 19(3): 257-71.

Elementos-traço

• Álvaro Pulchinelli Júnior

Por definição, elementos-traço são aqueles que se apresentam na ordem de grandeza de μg/dL ou mg/kg de tecido. Vários elementos circulantes no organismo podem se encaixar nesse critério, porém daremos ênfase aos metais, pela escassez de informações sobre estes presentes na prática médica.

As dosagens de metais estão presentes no cotidiano da prática clínica de várias especialidades médicas. De início restrito aos médicos do Trabalho em suas avaliações a exposições ocupacionais (toxicologia ocupacional), atualmente vemos aumento da necessidade destes exames por outras especialidades como ortopedia e principalmente nutrologia.

A lista de metais que podem ser dosados é batente extensa e os mais solicitados são: cromo; cobalto; zinco; cobre; selênio, manganês etc.

Assim, alguns pontos devem ser observados para que se produzam resultados adequados e que tenham valor e significância clínica.

Neste capítulo, abordaremos tanto aspectos clínicos como alguns cuidados técnicos que podem impactar os resultados e os quais devem ser lembrados pelo profissional solicitante na hora de avaliar os resultados dos pacientes.

Aspectos pré-analíticos

O primeiro ponto se refere à coleta e talvez seja um dos mais críticos, pois a chance de contaminação ambiental da amostra nesta fase é muito grande. A técnica de coleta deve ser rigorosa, devendo a amostra para dosagem de metais ser sempre a primeira a ser coletada. Para a coleta de sangue, deve ser usado sistema fechado a vácuo. Os tubos para coleta de sangue e os frascos de coleta de urina devem ser obrigatoriamente livres de metal. Os tubos de sangue desta característica têm a tampa na cor azul escuro. Outros tipos de tubos de laboratório, mesmo esterilizados, não são apropriados para este fim, pois têm metais contaminantes em suas paredes.

Os materiais biológicos comumente utilizados são o sangue e a urina. Amostras de cabelo ainda não são realizadas de rotina, de tal forma que não se recomenda o uso do cabelo para análise e acompanhamento clínico de metais.

Não é permitida a manipulação da amostra (abertura do tubo, fracionamento, ou troca de tubo), sob risco de a contaminar.

Técnicas de análise

Há dois grandes grupos de técnicas de análise: métodos colorimétricos (ou seja, em que ocorrem reações químicas com o desenvolvimento de uma cor na solução de reação); e métodos espectrofotométricos, em que a análise dos elementos se dá pela excitação com luz de determinados comprimentos de ondas.

Os métodos colorimétricos devem ser sistematicamente abandonados pela sua baixa sensibilidade, reprodutibilidade e precisão. Apenas elementos traço mais abundantes como o ferro e o cobre podem ter resultados aproveitáveis do ponto de vista clínico pelo método colorimétrico. Com os demais, resultados confiáveis não são obteníveis.

A técnica de dosagem de escolha deve ser do tipo espectrofotometria atômica. Esse método trabalha com a absorção ou emissão de radiação luminosa pelos átomos, que é lida por sensores do equipamento. É uma metodologia extremamente sensível e específica, pouco sujeita a interferentes como acontece com outros métodos (colorimétricos).

Por fim, é fundamental que o laboratório em que serão feitas as análises tenha um programa de controle de qualidade como garantia de liberação de resultados adequados.

Elementos

Cromo

O cromo é um elemento essencial que compõe vários sistemas enzimáticos, sendo necessário para o metabolismo normal da glicose. A redução do aporte de cromo pode agravar a intolerância à glicose. A toxicidade por cromo é vista em exposição profissional.

A dosagem de cromo na urina é útil na avaliação de toxicidade decorrente de exposição, geralmente ocupacional, mas podemos também dosar esse elemento no sangue. O excesso de cromo pode causar dermatite e sua ingestão acidental é capaz de acarretar náuseas, vômitos, convulsões e coma. Quando o cromo está na forma de bicromato de potássio, é um potente tóxico para células tubulares renais. A ingestão de compostos hexavalentes de cromo ou a exposição acidental de 10% da superfície corporal ao ácido crômico produzem insuficiência renal aguda. Como o cromo é dialisável, uma das formas de tratamento recomendadas é a diálise. Agentes quelantes não têm demonstrado eficiência nos quadros de excesso de cromo.

Cobre

O cobre sérico pode estar elevado em diversas condições, tais como doenças autoimunes, neoplasias, anemias, infecções como febre tifoide e tuberculose, hemocromatose, cirrose biliar, talassemia e infarto do miocárdio.

Por outro lado, os níveis séricos de cobre estão muito diminuídos na síndrome de Menkes ou ainda normais ou diminuídos na doença de Wilson. Ambas as condições são decorrentes de defeitos genéticos que envolvem a incorporação celular de cobre e a sua excreção hepática.

A doença de Wilson se manifesta por enfermidade hepática já na primeira década de vida e por manifestações neurológicas do tipo extrapiramidal a partir da segunda década.

A doença de Menkes, por sua vez, é uma doença de herança recessiva, ligada ao cromossomo X que se caracteriza por involução neuromotora, convulsões, grave comprometimento do sistema nervoso central (SNC) associado a cabelos quebradiços e descoloridos. Nessas duas doenças, observam-se também, em geral, níveis baixos da principal proteína transportadora sérica de cobre, a ceruloplasmina.

Em condições habituais, menos de 3% do total da excreção do cobre se dá pela via urinária já que esse metal é eliminado do organismo predominantemente pelo sistema biliar. No entanto, quando existe obstrução das vias biliares, tal como ocorre na cirrose biliar e na colangite esclerosante primária, a eliminação do elemento pela urina aumenta. Do mesmo modo, na doença de Wilson, condição geneticamente determinada em que há um defeito na proteína responsável pelo transporte do cobre para o canalículo biliar, observa-se elevação na excreção urinária desse metal. O uso do quelante de cobre D-penicilamina provoca significativo aumento de sua excreção e contribui para avaliar, em portadores dessa doença genética, a resposta ao tratamento.

Em caso de avaliação ocupacional, a interpretação dos resultados fica a critério médico, já que não está determinado o índice biológico máximo permitido (IBPM), o qual depende principalmente do histórico dos resultados.

Como complementação, lembramos que a ceruloplasmina é uma proteína de fase aguda, podendo apresentar níveis elevados em tumores, inflamações agudas e crônicas (artrite reumatoide, LES, necrose tubular e infarto do miocárdio, p. ex.), cirurgias, hepatites e doença de Hodgkin. Por outro lado, cerca de 95% do cobre plasmático está ligado à ceruloplasmina, que é a principal proteína carregadora desse metal. Essa dosagem contribui para o diagnóstico da doença de Wilson. Do ponto de vista bioquímico, a doença caracteriza-se por acúmulo de cobre no fígado, nível plasmático de cobre baixo, inferior a 70 μg/dL, e níveis plasmáticos de ceruloplasmina também diminuídos, menores que 20 mg/dL. Convém ressaltar que essa proteína é normal em 5% dos portadores da doença de Wilson.

Manganês

O exame é útil para o diagnóstico de deficiência de manganês ou de intoxicação por esse micronutriente, que regula a função de diversas proteínas envolvidas com a maturação de colágeno e o metabolismo de lipídeos e hidratos de carbono.

O manganês está presente em diversos alimentos, razão pela qual sua deficiência em pessoas com dieta livre nunca foi documentada. Contudo, a restrição do aporte do metal em dietas parenterais pode ocasionar redução da síntese de colesterol, alterações ósseas e, em crianças, retardo de crescimento. Nessas situações, portanto, a dosagem ajuda o clínico no controle dos níveis séricos de manganês.

Por sua vez, a intoxicação por manganês decorre de exposição ocupacional em mineração ou metalurgia, usualmente por inalação, e de condições que comprometam a excreção biliar, como se observa na hepatopatia colestática, além de estar associada à hemodiálise.

Qualquer que seja sua origem, o excesso desse metal no organismo cursa com anorexia, fraqueza, insônia, dificuldade de memorização, dores musculares, rigidez, distonia e quadro neurológico semelhante ao da doença de Parkinson, com tremores e alteração da marcha. Pode ainda haver alterações comportamentais, tais como episódios de mania, alucinação, apatia, depressão e confusão.

O diagnóstico de intoxicação por manganês é sugerido pela clínica e pela ressonância magnética de crânio, que mostra alteração do sinal do globo pálido nas sequências T1, e confirmado por meio da dosagem do metal no soro ou no plasma. A toxicidade por manganês decorre de sua inalação e produz manifestações semelhantes às da doença de Wilson.

Selênio

Oligoelemento encontrado em castanhas e vegetais tem ingestão variável, dependo da disponibilidade de selênio (Se) no solo. A carência pode causar câncer, doenças degenerativas, imunodeficiência, artrite e cardiopatias. É agente protetor da pele contra os raios UV. Absorvido no intestino, transportado no plasma por selenoproteínas e excretado pelos rins. A intoxicação provoca gosto metálico, unhas e cabelos frágeis, irritação das vias respiratórias e aumento de AST/ALT. Agudamente pode causar convulsões. Em crianças o excesso de selênio pode atrasar o crescimento. Há ocorrência de intoxicações crônicas em populações indígenas, de regiões cujo solo é rico em Se, e exposições ocupacionais (indústria de semicondutores e de cosméticos). Nesses casos, a absorção é respiratória ou cutânea. A determinação de selênio no soro é útil nos casos de intoxicação ou deficiência

Zinco

O zinco é um elemento-traço essencial para o organismo humano. Está presente, como metaloenzima, em virtualmente todos os pontos do metabolismo, destacando-se na síntese de proteínas e na expressão gênica em geral. Atua como cofator na atividade funcional de 300 enzimas diferentes, até mesmo em algumas envolvidas na síntese de RNA e DNA.

A deficiência de zinco condiciona o indivíduo a apresentar retardo do crescimento corporal e da maturação esquelética, atrofia testicular e hepatoesplenomegalia. Por sua vez, a deficiência moderada de zinco é caracterizada por atraso do crescimento em crianças e adolescentes, por hipogonadismo em homens e por redução das respostas imunológicas, entre outras manifestações. As hemácias contêm oito vezes mais zinco que o plasma e, portanto, amostras hemolisadas não podem ser utilizadas para essa análise. Pode ser também determinado na urina.

Valores de referência

Tem sido grande a discussão dos valores de referência por dois motivos; o crescente conhecimento sobre a fisiologia e o papel desses elementos no organismo, bem como com a evolução dos métodos analíticos.

Os valores de referência têm sido, portanto, constantemente revisados, mas ainda dependemos de uma maior experiência clínica para termos valores com correlação clinicolaboratorial adequada.

A Figura 6.5 ilustra bem essa questão, em que os valores de referência ainda não apresentam a precisão clínica desejada, em virtude da relativa carência de conhecimento dos valores exatos envolvidos nos processos biológicos.

Elementos-traço

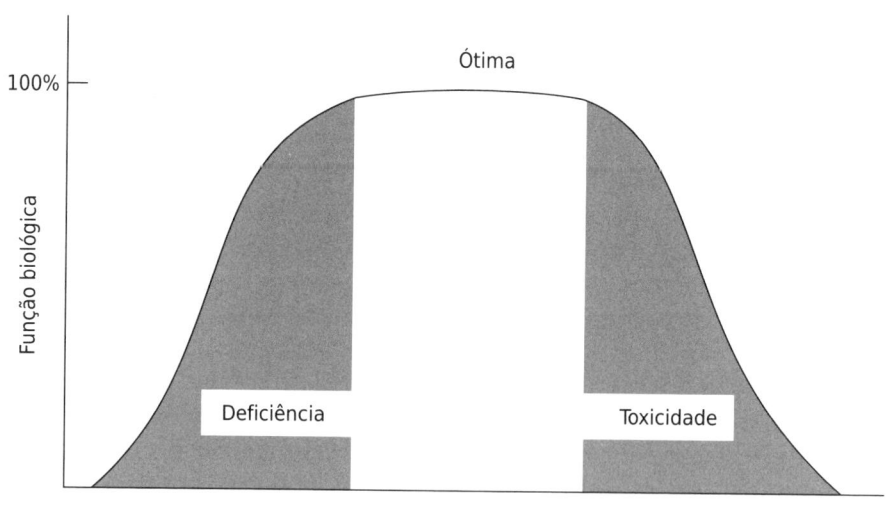

Figura 6.5 – Valores de referência e função biológica.

Fonte: Andriolo A, et al., 2008.

A Tabela 6.3 descreve os valores de referência atuais de alguns elementos.

Tabela 6.3 Valores de referência de elementos-traço no sangue e na urina.		
Elemento	Valor de referência no sangue	Valor de referência na urina
Alumínio	Até 10 µg/L	0 a 20 µg/24 horas
Cobalto	Inferior a 1,9 ng/mL	
Cromo	0,7 a 2,2 µg/dL	Até 5 µg/g de creatinina
Estanho	Inferior a 5 ng/mL	
Manganês	Até 1,6 µg/L	Até 8 µg/L
Mercúrio	Inferior a 10 µg/L	Até 5 µg/g de creatinina
Níquel	Inferior a 4 µg/L	Até 8 µg/L
Selênio	46 a 143 µg/L	
Vanádio	Inferior a 1 ng/mL	Inferior a 1 µg/L
Zinco	0,50 a 1,10 µg/mL	150 a 700 µg/L

Fonte: Burtis CA, et al., 2012.

Referências

1. Andriolo A, Bismarck ZF. Rins e vias urinárias. In: Andriolo A. Guias de medicina ambu-
    latorial e hospitalar – UNIFESP/Escola Paulista de Medicina – Medicina Laboratorial. 2 ed.
    São Paulo: Manole; 2008. p. 243-66.
2. Burtis CA, Ashwood ER, Bruns DE. Tietz Textbook of Clinical Chemistry and Molecular
    Diagnostics. 5 ed. St. Louis: Elsevier; 2012. 2238 p.

Avaliação da função renal

• Gustavo Loureiro • Nairo Massakazu Sumita

Ureia

Produzida sobretudo no fígado, é um produto final do metabolismo de proteínas e aminoácidos. É livremente filtrada pelos glomérulos e 40 a 70% é, depois, reabsorvida nos túbulos renais, retornando para a corrente circulatória[1]. O nível plasmático da ureia varia conforme a dieta e a função hepática.

Uremia refere-se a uma condição clínica decorrente da elevação dos níveis de ureia no sangue. A uremia pode ser classificada como de causa pré-renal, renal ou pós--renal. Algumas situações clínicas que podem cursar com quadro de uremia são:

- *Uremia pré-renal:* desidratação; insuficiência cardíaca congestiva; hemorragia gastrintestinal; choque.
- *Uremia renal:* glomerulonefrite; pielonefrite; necrose tubular aguda.
- *Uremia pós-renal:* calculose urinária; tumor; trombose de veia renal.

Habitualmente, a unidade de concentração da ureia é expressa na forma de mg/dL, sendo o valor de referência entre 10 e 45 mg/dL.

Na literatura internacional, não raramente, observarmos resultados de ureia sob a forma de nitrogênio ureico, ou BUN na língua inglesa (*blood urea nitrogen*), também expresso na unidade mg/dL. Para a conversão dos valores, utilizam-se as seguintes fórmulas[2]:

$$\text{Ureia (mg/dL)} \times 0{,}467 = \text{BUN (mg/dL)}$$

$$\text{BUN (mg/dL)} \times 2{,}146 = \text{Ureia (mg/dL)}$$

Creatinina

A creatinina origina-se do metabolismo da creatina e da fosfocreatina no tecido muscular. A sua concentração no sangue tem estreita correlação com a massa muscular do indivíduo. A dieta pouco interfere nos níveis plasmáticos. A doença renal é a causa mais comum de elevação dos níveis de creatinina.

A creatinina é livremente filtrada pelos glomérulos. Em situação normal, uma ínfima quantidade de creatinina é secretada e praticamente não é reabsorvida. Embora a concentração plasmática de creatinina seja, com frequência, relacionada com a taxa de filtração glomerular, a relação entre elas não é linear.

Valores de referência

- Até 6 anos: 0,3 a 0,7 mg/dL.
- De 7 a 12 anos: 0,4 a 0,8 mg/dL.
- Acima de 12 anos (sexo masculino): 0,8 a 1,2 mg/dL.
- Acima de 12 anos (sexo feminino): 0,6 a 1,0 mg/dL.

Depuração ou *clearance* da creatinina

A depuração da creatinina é calculada pela seguinte fórmula:

$$\text{Depuração da creatinina (mL/min)} = \frac{\text{Ucr} \times \text{Vmin}}{\text{Pcr}}, \text{onde}$$

Ucr   = Concentração urinária de creatinina*

Vmin = Fluxo urinário por minuto (mL/minuto)**

Pcr   = Concentração plasmática de creatinina*

*Utilizar a mesma unidade de concentração para Ucr e Pcr; **O paciente deve ser orientado para que não haja perda de volume urinário durante o período da coleta.

O resultado obtido pela fórmula é normalizado para que possa ser comparado a um valor de referência. O parâmetro utilizado para isso é a superfície corpórea de 1,73 m². A maioria dos laudos laboratoriais fornece dois resultados: um direto; e outro após correção para a superfície corpórea de 1,73 m².

A depuração da creatinina expressa adequadamente a função de filtração glomerular em indivíduos sem doença renal. Quando se instala a insuficiência renal, a secreção tubular de creatinina torna-se mais significativa, podendo superestimar a filtração glomerular em 50 a 200%, quando comparada aos métodos caracterizados como mais exatos[1]. Esses métodos utilizam substâncias exógenas, as quais são livremente filtradas pelos glomérulos, porém é necessário as infundir por via venosa para garantir concentração plasmática constante. Essas substâncias podem ser radioativas, como o ácido etilenodiamino tetra-acético (EDTA) marcado com cromo 51 ou iotalamato de sódio marcado com iodo 125, ou não radioativas como a inulina e o iotalamato. A dificuldade na obtenção dessas substâncias, aliada às técnicas de dosagem relativamente complexas, limita a utilização desses métodos na prática médica e laboratorial de rotina[1,2].

Habitualmente, considera-se de 70 a 120 mL/minuto/1,73 m² o intervalo de referência.

Fórmulas para estimativa da depuração da creatinina

A depuração da creatinina apresenta uma série de dificuldades e limitações, particularmente por erros de coleta da urina e pelas variações diárias na excreção da creatinina[1]. O uso de equações dispensa a necessidade da coleta de urina e permitem uma boa estimativa da filtração glomerular, levando em conta o gênero, a idade e o peso corporal do indivíduo[2].

Uma equação comumente utilizada na população adulta é a de Cockroft-Gault:

$$\text{Filtração glomerular (mL/min)} = (140 - \text{idade}) \times \text{peso} \times \text{K}/72 \times \text{creatinina sérica}$$

A idade deve ser expressa em anos; o peso, em quilogramas; e a creatinina sérica, em mg/dL. O valor de K para homens é 1 e 0,85, para mulheres. Essa fórmula não realiza o ajuste para área de superfície corporal.

A fórmula desenvolvida a partir do estudo MDRD (*Modification of Diet in Renal Disease Study Group*) é recomendada pelo Disease Outcomes Quality Initiative (DOQI) da National Kidney Foundation, podendo ser aplicada para indivíduos com mais de 15 anos de idade[1]. A fórmula permite o ajuste de acordo com a área de superfície corporal, e a versão simplificada necessita dos seguintes dados: idade; sexo; raça; e creatinina sérica.

$$\text{Filtração glomerular (mL/min/1,73 m}^2\text{)} = 186 \times (\text{creatinina sérica})^{-1154}$$
$$\times \text{ idade}^{-0,203} \times (0,742 \text{ se mulher}) \times (1,1210 \text{ se negro})$$

Proteinúria e microlbuminúria

A avaliação da proteinúria e microalbuminúria é importante no diagnóstico e acompanhamento da doença renal. A coleta de urina de 24 horas é considerada a melhor amostra para avaliação da proteinúria. Já na avaliação da microalbuminúria, a coleta por um período de 12 horas noturnas é preferível, embora amostras de 24 horas também sejam adequadas. O uso da relação proteinúria/creatininúria e microalbuminúria/creatininúria em amostra isolada é considerado um método de mensuração menos sujeito aos erros de coleta, apresentando, inclusive, boa correlação com a medida em 24 horas.

Tanto a presença de proteinúria como a de microalbuminúria indica perda proteica urinária e pode estar associada com a perda de função renal. A pesquisa de microalbuminúria, realizada por um método laboratorial diferente da proteinúria convencional, é mais sensível para detecção de lesões glomerulares precoces como as que ocorrem na fase inicial da nefropatia por diabetes *mellitus*.

Valores de referência

- *Proteinúria:* em adultos, são considerados normais valores menores que 150 mg/dia, embora, dependendo da metodologia utilizada, valores abaixo de 300 mg/dia também possam ser considerados normais. Em amostras isoladas, são considerados normais os valores abaixo de 200 mg de proteína por grama de creatinina.
- *Microalbuminúria:* em adultos, são considerados normais valores abaixo de 30 mg/dia. Uma excreção urinária entre 30 e 300 mg/dia é caracterizada como microalbuminúria. Já para amostras isoladas, valores abaixo de 30 mg de albumina por grama de creatinina são considerados normais e valores entre 30 e 300 mg por grama de creatinina definem microalbuminúria.

Referências

1. Andriolo A; Bismarck ZF. Rins e vias urinárias. In: Andriolo, A. Guias de medicina ambulatorial e hospitalar – UNIFESP/Escola Paulista de Medicina – Medicina Laboratorial. 2. ed. São Paulo. Manole; 2008. p.243-266.
2. Burtis CA, Ashwood ER, Bruns DE. Tietz Textbook of Clinical Chemistry and Molecular Diagnostics. 5. ed. St. Louis: Elsevier; 2012. 2238 p.

Diagnóstico laboratorial do diabetes

• Nairo Massakazu Sumita

Classificação do diabetes

- *Diabetes* mellitus *tipo 1:* este tipo de diabetes, em que os pacientes apresentam deficiência absoluta da insulina e necessitam de reposição, decorre da destruição mediada por anticorpos das células beta do pâncreas, responsáveis pela produção, armazenamento e liberação de insulina. Ocorre em cerca de 10% dos diabéticos.

- *Diabetes* mellitus *tipo 2:* tipo mais comum de diabetes, atingindo cerca de 90% dos pacientes, os quais apresentam concentração de insulina plasmática normal ou mesmo elevada, mas insuficiente para a manutenção de níveis adequados de glicemia. Há uma deficiência relativa na atividade da insulina, estando associados defeito na secreção de insulina e o desenvolvimento de resistência à sua atuação nos tecidos periféricos. Frequentemente, a obesidade está associada a esse tipo de diabetes.

- *Diabetes gestacional:* corresponde a qualquer grau de intolerância à glicose com início ou primeiro reconhecimento durante a gravidez.

- *Outros tipos de diabetes:* tipos específicos de diabetes de outras causas. Exemplos: diabetes monogênicas tais como o diabetes neonatal e o diabetes do adulto de início no jovem ou MODY (do inglês, *maturity onset diabetes of the young*), doenças do pâncreas exócrino como na fibrose cística e diabetes induzidos quimicamente ou por drogas como no tratamento do HIV ou após transplante de órgãos.

Diagnóstico laboratorial do diabetes *mellitus* no adulto não gestante

A glicemia de jejum é o exame recomendado e o valor de referência é de 70 a 99 mg/dL.

Os critérios para o diagnóstico do diabetes *mellitus* são[1]:

- Resultado de hemoglobina glicada maior ou igual a 6,5% dosado por método certificado pelo National Glycohemoglobin Standardization Program (NGSP).

- Glicemia de jejum maior ou igual a 126 mg/dL em mais de uma ocasião confirma o diagnóstico de diabetes *mellitus*. O estado de jejum corresponde à abstenção de ingestão calórica por, pelo menos, 8 horas.

- No adulto não gestante, glicemia igual ou superior a 200 mg/dL aos 120 minutos após uma sobrecarga oral com 75 gramas de glicose oral firma o diagnóstico de diabetes *mellitus*. Crianças devem receber 1,75 g/kg de peso corpóreo até a dose máxima de 75 gramas.

- Paciente com os sintomas clássicos de hiperglicemia ou crise hiperglicêmica, com uma glicemia colhida ao acaso maior ou igual a 200 mg/dL.

Na ausência de uma hiperglicemia inequívoca, os critérios de 1 a 3 devem ser confirmados com um segundo teste.

Para a realização do teste de sobrecarga oral de glicose, o paciente deve tomar os seguintes cuidados: ingerir pelo menos 150 gramas de carboidratos por dia, durante os 3 dias que antecedem a prova; exercer suas atividades físicas habituais e manter regime alimentar usual; não fazer uso de medicação que, sabidamente, interfira no metabolismo de carboidratos e manter-se em repouso e sem fumar durante o teste. A prova deve ser realizada pela manhã, com jejum de 8 a 10 horas.

O termo "pré-diabetes" é utilizado em três situações:

- Glicose de jejum entre 100 e 125 mg/dL.

- Glicemia aos 120 minutos após sobrecarga oral entre 140 e 199 mg/dL.

- Hemoglobina glicada entre 5,7 e 6,4%.

No pré-diabetes, os pacientes apresentam maior risco de desenvolvimento de diabetes e necessitam de acompanhamento mais rigoroso.

A importância da hemoglobina glicada no controle do diabetes *mellitus* e na avaliação de risco das complicações crônicas

Introdução

O termo "hemoglobina glicada" define um grupo de substâncias formadas a partir da reação entre a hemoglobina A (HbA) e um açúcar. O componente mais importante desse conjunto é a fração A1C, na qual há um resíduo de glicose ligado ao grupo amino terminal (resíduo de valina) de uma ou de ambas as cadeias beta da HbA. A ligação entre a HbA e a glicose é o produto de uma reação não enzimática definida como glicação. Por essa razão, obedecendo à nomenclatura química, o termo correto é hemoglobina glicada, também denominado HbA1c ou simplesmente A1C.

A importância da A1C no controle do diabetes *mellitus*

No diabetes *mellitus*, a hiperglicemia persistentemente prolongada é extremamente nociva ao organismo. Existe estreita relação entre níveis elevados de glicose no sangue e o surgimento das complicações do diabetes. O descontrole permanente acarreta, no decorrer dos anos, uma série de complicações orgânicas resultando em danos teciduais, perda de função e falência de vários órgãos.

A dosagem da hemoglobina glicada tem grande importância na avaliação do nível de controle do diabetes *mellitus*, sendo indicada para todos os pacientes portadores de diabetes.

A dosagem da hemoglobina glicada passou a ser considerada parâmetro essencial na avaliação do controle do diabetes *mellitus* após a publicação dos resultados de dois grandes estudos clínicos: *Diabetes Control and Complications Trial* (DCCT), em 1993, e *United Kingdom Prospective Diabetes Study* (UKPDS) em 1998, relativos ao diabetes *mellitus* tipo 1 e tipo 2, respectivamente. Estes estudos demonstraram, com clareza, que manter o nível de hemoglobina glicada abaixo de 7%, no paciente portador de diabetes, reduz, significativamente, o risco do desenvolvimento das complicações microvasculares e macrovasculares do diabetes em relação ao paciente cronicamente descontrolado[4].

Diagnóstico laboratorial do diabetes

Como a quantidade de glicose ligada à hemoglobina é diretamente proporcional à concentração média de glicose no sangue e como os eritrócitos têm meia-vida de aproximadamente 120 dias, a medida da quantidade de glicose ligada à hemoglobina pode fornecer uma avaliação do controle glicêmico médio no período de 60 a 90 dias que antecedem a coleta de sangue para o exame[4].

Hemoglobina glicada no diagnóstico do diabetes *mellitus*

Em 2010, a American Diabetes Association (ADA), estabeleceu níveis de hemoglobina glicada para o diagnóstico do diabetes *mellitus*, criando, assim, mais um critério para o diagnóstico desta doença.

As possíveis interpretações clínicas de acordo com os valores de hemoglobina glicada são[1]:

- < 5,7% (normal): valor esperado para não diabéticos.
- 5,7 a 6,4% (pré-diabetes): risco aumentado para o desenvolvimento de diabetes.
- 6,5% (diagnóstico de diabetes): necessidade de confirmação numa segunda dosagem.
- < 6,5 ou < 7% (controle do diabetes): meta a ser atingida pelos diabéticos.

Assim, os critérios diagnósticos para o diagnóstico do diabetes *mellitus* são:

1. Resultado de hemoglobina glicada $\geq$ a 6,5% (método certificado pelo National Glycohemoglobin Standardization Program (NGSP), www.ngsp.org).
2. Glicemia de jejum $\geq$ 126 mg/dL, após jejum de 8 horas.
3. Glicemia $\geq$ 200 mg/dL, 2 horas após sobrecarga com 75 gramas de glicose oral.
4. Paciente com os sintomas clássicos de hiperglicemia ou crise hiperglicêmica, com uma glicemia colhida ao acaso $\geq$ 200 mg/dL.

Na ausência de uma hiperglicemia inequívoca, critérios de 1 a 3 devem ser confirmados com um segundo teste.

As vantagens da utilização da A1C no diagnóstico do diabetes *mellitus* são[1,5,6]:

- Melhor índice de exposição glicêmica.
- Permite a predição de complicações crônicas (retinopatia).
- Maior estabilidade da amostra na fase pré-analítica do exame laboratorial.
- Menor variabilidade biológica do resultado, diferentemente da glicose que sofre grandes variações no decorrer do dia.
- Ausência de necessidade de jejum.
- Mínima interferência de fatores que agudamente costumam alterar a glicemia.
- O exame de A1C pode ser utilizada para o seguimento do diabetes.

Hemoglobina glicada e glicose média estimada[3]

A interpretação do resultado de A1C é muito simples e direto. O percentual de hemoglobina glicada reflete o valor integrado da glicose plasmática de 60 a 90 dias anteriores à dosagem.

No entanto, ainda existe certa resistência por parte dos pacientes e dos médicos em considerar que pequenas elevações próximas de 1% no nível de hemoglobina glicada já representam um aumento considerável no risco de desenvolvimento das complicações crônicas do diabetes como foi bem demonstrado nos estudos do DCCT. Assim, foi incorporado o conceito de glicose média estimada. Trata-se de uma equação matemática que transforma o valor de A1C em concentração de glicose. A fórmula é:

$$\text{Glicose média estimada (mg/dL)} = 28,7 \times \text{A1C} - 46,7[3]$$

A Tabela 6.4 descreve alguns valores de glicose média estimada com os respectivos valores da hemoglobina glicada.

Tabela 6.4
Valores de glicose média estimada calculado a partir dos níveis de hemoglobina glicada.

A1C (%)	Glicose média (mg/dL)
6	126
7	154
8	183
9	212
10	240
11	269
12	298

Fonte: Nathan DM, et al., 2008.

O valor de glicose obtido por essa fórmula permite ao médico e ao paciente melhor entendimento do grau de controle dos níveis glicêmicos nos últimos 60 a 90 dias previamente à dosagem da A1C.

Padronização dos métodos para dosagem da A1C

Existem numerosas metodologias para dosagem da A1C, resultando em ampla variabilidade nos valores referenciais. No entanto, o valor de 7% como nível adequado para controle do diabetes foi validado pelos estudos do DCCT com base em um método conhecido como "cromatografia líquida de alto desempenho" (CLAD, ou HPLC, do inglês *high performance liquid chromatography*).

Com a finalidade de minimizar os problemas de interpretação dos resultados da A1C pelas diferentes metodologias, foi criada nos Estados Unidos a entidade National Glycohemoglobin Standardization Program (NGSP) (http://www.ngsp.org), cujo trabalho se iniciou em 1996. Esse programa avalia e certifica os métodos disponíveis no mercado mundial, com o intuito de harmonizar as metodologias para que estas forneçam resultados compatíveis com a metodologia utilizada pelo DCCT. Caso essa equivalência não seja observada, avalia-se a possibilidade de se estabelecer uma equação para correção do resultado, tornando o método rastreável em relação àquele utilizado no DCCT. Além de certificar metodologias para dosagem da A1C o NGSP, apresenta também um programa de certificação de laboratórios clínicos que realizam a dosagem da A1C[2].

Metas a serem alcançadas nos níveis de A1C e frequência para realização do exame

É necessário realizar os testes de A1C, pelo menos, duas vezes ao ano em todos os pacientes portadores de diabetes. Quando estes não conseguem atingir um controle adequado, a recomendação é realizar a dosagem da A1C a cada 3 meses ou quatro vezes ao ano. A dosagem de A1C está indicada tanto para os portadores de diabetes tipo 1 como para os do tipo 2. As metas a serem alcançadas pelos diabéticos em relação ao nível de A1C devem ser individualizadas para cada paciente. No entanto, a ADA[1] sugere os seguintes valores:

- < 7%: recomendação para a maioria dos diabéticos adultos.

- < 6,5%: pacientes com diagnóstico recente, expectativa longa de sobrevida e ausência de doença cardiovascular significativa.

- < 8%: pacientes com histórico de hipoglicemia, com expectativa limitada de sobrevida, presença de complicações micro e macrovasculares ou outras comorbidades associadas.

- < 7,5%: recomendação para faixa pediátrica (crianças e adolescentes).

Na gravidez, a dosagem de A1C não está indicada para monitorização. Nesta situação, é muito mais eficiente um controle rigoroso dos níveis das glicemias de jejum e de 2 horas após as refeições. O acompanhamento pré-natal da paciente portadora de diabetes *mellitus* é fundamental para minimizar os riscos de complicações, principalmente o aborto espontâneo.

Os níveis de A1C não retornam ao normal imediatamente após a normalização da glicose no sangue. O intervalo para que a A1C atinja os níveis estáveis após um episódio de descontrole é de, aproximadamente, 10 semanas. Assim sendo, a repetição do exame de A1C para avaliar a eficácia de um tratamento deve ser realizado somente 2 a 3 meses após o início ou após a modificação do esquema terapêutico. Antes desse tempo, os níveis de A1C praticamente não sofrerão grandes mudanças. A avaliação dos níveis médios de glicemia em períodos mais curtos pode ser obtida pela dosagem de frutosamina ou albumina glicada, a qual é capaz de informar acerca do controle glicêmico das últimas 4 a 6 semanas, sendo útil na avaliação da eficácia de uma mudança terapêutica.

Aspectos laboratoriais

Hemoglobina glicada

Com relação aos aspectos analíticos, algumas situações clínicas podem gerar interferências na análise da hemoglobina glicada. A idade, o gênero, a origem étnica ou a falta de jejum não afetam significativamente os resultados da A1C.

A presença de variantes genéticas da hemoglobina, por exemplo, as hemoglobinas S C, D e E, bem como níveis elevados de hemoglobina fetal (HbF) podem produzir interferências na medida da hemoglobina glicada, resultando valores falsamente elevados ou diminuídos, de acordo com o tipo de método de ensaio utilizado. Nessas situações, a dosagem de frutosamina pode ser uma alternativa útil[2].

Outras variantes genéticas de hemoglobina também podem interferir na dosagem de hemoglobina glicada, principalmente nas metodologias que não estão aptas a identificá-las adequadamente. São conhecidos mais de 700 tipos de variantes de hemoglobina. As doenças que alteram o tempo de sobrevida das hemácias, como anemia hemolítica, hemorragia, os quais reduzem a sobrevida das hemácias, podem resultar em valores falsamente baixos[2,5,6].

A presença de grandes quantidades de vitaminas C e E é descrita como um dos fatores que podem induzir a resultados falsamente diminuídos por inibirem a glicação da hemoglobina[2,5,6].

Nos estados de anemia por carência de ferro, de vitamina B12 ou de folato, em que ocorre aumento da sobrevida das hemácias, pode ser observada falsa elevação dos valores de A1C. A presença de hemoglobinas quimicamente modificadas, como a hemoglobina carbamilada associada à uremia e a hemoglobina acetilada, formada após a ingestão de elevadas doses de salicilatos, pode elevar falsamente os resultados. Outras condições clínicas que podem elevar o resultado da A1C são: hipertrigliceridemia; hiperbilirrubinemia; alcoolismo crônico; e uso crônico de opiáceos[2,5,6].

Dependendo da metodologia utilizada, a pré-A1C ou a base de Schiff, que é a fração lábil da hemoglobina glicada, pode ser um importante interferente na dosagem, ainda que as metodologias mais modernas permitam a remoção desse interferente[2,5,6].

Frutosamina

Resulta do processo da glicação das proteínas plasmáticas, em quantidades anormais, em decorrência da manutenção de níveis glicêmicos elevados. A albumina, por representar a proteína de maior concentração sérica, corresponde ao componente de maior prevalência na composição da frutosamina. A dosagem da frutosamina permite avaliar os níveis glicêmicos médios de 2 a 3 semanas prévias à dosagem, considerando a meia-vida das proteínas ao redor de 28 dias. Situações em que a concentração plasmática de albumina está significativamente alterada podem estar associadas a resultados falsamente baixo, como na síndrome nefrótica, na enteropatia com perda proteica e nas doenças hepáticas que comprometem a síntese de proteínas. O exame pode ser uma alternativa quando a dosagem de hemoglobina glicada encontra-se prejudicada pela presença de interferentes.

Anidroglucitol (1,5-AG)[7]

O 1,5-AG também conhecido como 1-deoxiglicose é um monossacarídeo não metabolizável, análogo à glicose presente no sangue proveniente da dieta. A maior fonte dietética é a soja, seguida de arroz e massas em geral. 1,5-AG pode ser achado em quantidades pequenas em carnes, peixes, frutas, legumes, queijo e leite. O 1,5-AG ingerido sofre excreção urinária e virtualmente 100% dele é reabsorvido pelos rins. O interesse na dosagem de 1,5-AG baseou-se no seguinte princípio: quando os valores de glicemia ultrapassam o limiar renal para glicosúria (geralmente por volta de 180 mg/dL), ocorre aumento da excreção renal de 1,5-AG, provocando a rápida diminuição de seus níveis séricos. Portanto, controle glicêmico ruim está associado a níveis diminuídos de 1,5-AG. Mesmo sabendo que há variações no limiar de excreção renal de glicose, medidas de 1,5-AG não foram afetadas por esse fato, quando feitas de forma seriada, ao longo do tempo. Apesar de a dieta ser a maior fonte de 1,5-AG, refeições e atividade física não afetam significativamente seus valores séricos. De forma semelhante, quando os níveis da glicose de sangue retornam ao normal, a reabsorção de 1,5-AG é restaurada, e os níveis de sangue de 1,5-AG retornam aos valores basais.

Alguns estudos verificaram que os valores 1,5-AG são sensíveis às mudanças na glicose de sangue e podem refletir elevações transitórias da glicemia de poucos dias sendo, portanto, um marcador precoce de hiperglicemia. Alguns estudos sugerem ainda que o 1,5-AG é um marcador de variabilidade glicêmica e hiperglicemia pós-prandial[8].

Referências

1. American Diabetes Association. Standards of Medical Care in Diabetes – 2017. Diabetes Care 2017 (acesso em: 15 jan. 2017); 38(Suppl 1): S1-S135. Disponível em: http://professional.diabetes.org/sites/professional.diabetes.org/files/media/dc_40_s1_final.pdf
2. Pimazoni Netto A, Andriolo A, Fraige Filho F, Tambascia M, Gomes MB, Melo M, et al. Hemoglobina glicada. Posicionamento Oficial (Versão 2004). A importância da hemoglobina glicada (A1C) para a avaliação do controle glicêmico em pacientes com diabetes mellitus: aspectos clínicos e laboratoriais. J Bras Patol Med Lab 2009 (acesso em: 15 jan. 2017); 45: 31-48. Disponível em: http://www.scielo.br/pdf/jbpml/v45n1/07.pdf
3. Nathan DM, Kuenen J, Borg R, Zheng H, Schoenfeld D, Heine RJ. Translating the A1C assay into estimated average glucose values. Diabetes Care 2008; 31: 1473-8.
4. Sacks DB. Carbohydrates. In: Burtis CA, Ashwood ER, Bruns DE. Tietz textbook of clinical chemistry and molecular diagnostics. 5th ed. St. Louis, Elsevier Saunders; 2012. p. 709-30.
5. Sumita NM, Andriolo A. Importância da hemoglobina glicada no controle do diabetes mellitus e na avaliação de risco das complicações crônicas. J Bras Patol Med Lab 2008; 44: 169-74.
6. Sumita NM, Andriolo A. Importância da determinação da hemoglobina glicada no monitoramento do paciente portador de diabetes mellitus. J Bras Patol Med Lab 2006; 42: editorial.
7. Yamanouchi T, Akanuma H, Asano T, Konishi C, Akaoka I, Akanuma Y. Reduction and recovery of plasma 1,5-anhydro-D-glucitol level in diabetes mellitus. Diabetes 1987; 36: 709-15.
8. Yamanouchi T, Moromizato H, Shinohara T, Minoda S, Miyashita H, Akaoka I. Estimation of plasma glucose fluctuation with a combination test of hemoglobin A1c and 1,5-anhydroglucitol. Metabolism 1992; 41: 862-7.

Perfil lipídico

• Nairo Massakazu Sumita

Introdução

Os estudos que avaliaram o impacto do tratamento sobre o risco cardiovascular se basearam na análise do perfil lipídico, o qual, do ponto de vista bioquímico, é definido pelas determinações do colesterol total, colesterol HDL, colesterol LDL (LDL-C), colesterol não HDL, colesterol VLDL e triglicerídeos. Inúmeros outros parâmetros complementares para avaliação do risco cardiovascular são descritos na literatura. Neste capítulo, citaremos a utilidade das determinações das apolipoporteínas, lipoproteína (a) ou Lp(a) e da proteína-C reativa ultrassensível.

Parâmetros bioquímicos para avaliação do risco cardiovascular

Colesterol total

O colesterol tem importante função fisiológica no organismo como precursor dos hormônios esteroidais, dos ácidos biliares e da vitamina D. Além disso é importante constituinte das membranas celulares. Do ponto de vista clínico, a avaliação do colesterol total tem por finalidade mensurar o risco cardiovascular sendo recomendada pelos programas de rastreamento populacional.

Colesterol HDL

É sintetizado no fígado e o intestino e tem por função transportar o colesterol residual da periferia para o fígado. Os estudos demonstram uma correlação inversa entre os níveis séricos de colesterol HDL e a doença cardiovascular.

Colesterol LDL

Deriva do colesterol VLDL que é sintetizado no fígado. Esta lipoproteína é responsável pelo transporte do colesterol a partir do fígado para a periferia do organismo, onde será internalizado e utilizado pelas células como fonte de energia ou para incorporação à estrutura celular. A relação entre os níveis elevados do colesterol LDL e aumento do risco cardiovascular está muito bem definido. O valor do colesterol LDL pode ser obtido pela fórmula de Friedewald, onde:

Colesterol LDL = colesterol total – (colesterol HDL + triglicerídeos/5)

A divisão do valor de triglicerídeos por 5, estima o nível do colesterol VLDL. Essa fórmula é aplicável somente quando o nível de triglicerídeos está abaixo de 400 mg/dL[7].

Recentemente, foi introduzido um novo cálculo do colesterol VLDL proposto por Martin e colaboradores[4], em que o fator que divide o valor do triglicerídeos é variável conforme estabelecido em uma tabela que correlaciona os níveis de triglicerídeos e colesterol não HDL colesterol.

Essa nova sistemática permite o cálculo do colesterol LDL mesmo para os valores de triglicerídeos acima de 400 mg/dL.

Colesterol não HDL

Útil para avaliação do número total de partículas aterogênicas no plasma (VLDL + IDL + LDL) e se correlaciona com os níveis de apolipoproteína B. O colesterol não HDL é calculado pela seguinte equação:

Colesterol não HDL = Colesterol total – colesterol HDL.

O cálculo do colesterol não HDL fornece melhor estimativa do risco cardiovascular em principalmente pacientes com hipertrigliceridemia.

Colesterol VLDL

É sintetizado pelo fígado e transporta principalmente os triglicerídeos do fígado para as células periféricas. Na circulação, sofre a ação da lipase lipoproteica que promove a hidrólise parcial do seu conteúdo de triglicerídeos, originando o colesterol IDL (lipoproteína de densidade intermediária) que é rapidamente transformado em colesterol LDL.

Triglicerídeos

Os triglicerídeos oriundos da dieta são de absorção intestinal e incorporados aos quilomícrons. Esta lipoproteína inicialmente circula pela via linfática e alcança a circulação sistêmica pelo duto torácico na altura da veia cava superior e é direcionada para o fígado onde é internalizada. Níveis elevados de triglicerídeos estão frequentemente associados a baixos níveis de colesterol HDL e altos níveis de partículas de colesterol LDL pequenas e densas, as quais são potencialmente aterogênicas.

Apolipoproteínas

A apolipoproteína B (Apo B) é a principal proteína presente nas lipoproteínas colesterol VLDL, colesterol IDL e colesterol LDL. A concentração da apo B é uma boa estimativa do número dessas partículas no sangue, particularmente na sua capacidade de avaliar a presença das partículas de colesterol LDL pequenas e densas.

A apolipoproteína A-1 (Apo A-1) é a principal proteína no colesterol HDL e fornece uma boa estimativa da concentração de colesterol HDL. A relação entre as apos B e A-1 é útil como indicador para avaliação do risco cardiovascular.

Valores de referência

Apolipoproteína A-1:

- Sexo masculino: 90 a 170 mg/dL.
- Sexo feminino: 107 a 214 mg/dL.

Apolipoproteína B:

- Sexo masculino: 56 a 162 mg/dL.
- Sexo feminino: 51 a 171 mg/dL.

Relação ApoB/Apo A-1:

- Sexo masculino: até 0,9.
- Sexo feminino: até 0,8.

Lipoproteína(a) ou Lp(a)

Marcador complementar para a avaliação do risco cardiovascular cujo nível plasmático é, em grande parte, determinado geneticamente. A dosagem do Lp(a) deve ser considerada em pessoas com alto risco para doença cardiovascular ou com história familiar de doença aterotrombótica ou na hipercolesterolemia familiar.

Proteína-C reativa ultrassensível

Proteína de fase aguda produzida no fígado em resposta à produção de citocinas e aos fatores de crescimento durante lesão tecidual, inflamação ou infecção. A elevação da concentração de proteína-C reativa, mesmo dentro do intervalo referencial, está associada ao aumento de risco para futuros eventos de doença coronariana em homens e mulheres[1]. Para que a proteína-C reativa possa ser utilizada como marcador de risco cardiovascular, a dosagem deve ser realizada utilizando-se métodos ultrassensíveis, como a nefelometria e turbidimetria.

Valores de referência

Estratificação de risco para doença cardiovascular através da proteína-C reativa ultrassensível[6]:

- Menor que 1 mg/L (0,1 mg/dL): *risco baixo.*
- De 1 a 3 mg/L (0,1 a 0,3 mg/dL): *risco médio.*
- Maior que 3 mg/L (0,3 mg/dL): *risco alto.*

A flexibilização do jejum para a coleta do perfil lipídico

Em 2016, as Sociedade Brasileira de Cardiologia (SBC) – Departamento de Aterosclerose, Sociedade Brasileira de Patologia Clínica/Medicina Laboratorial (SBPC/ML), Sociedade Brasileira de Análises Clínicas (SBAC), Sociedade Brasileira de Diabetes (SBD) e a Sociedade Brasileira de Endocrinologia e Metabologia (SBEM) lançaram um documento denominado "Consenso Brasileiro para a Normatização da Determinação Laboratorial do Perfil Lipídico", com a finalidade de estabelecer os critérios para a flexibilização do jejum para a avaliação do perfil lipídico[2].

Segundo esse documento, a revisão acerca da necessidade ou não do jejum para determinação do perfil lipídico, composto pelos exames de colesterol total, colesterol LDL, colesterol HDL, colesterol não HDL e triglicerídeos, baseou-se nas seguintes motivações:

- *Primeiro:* o estado alimentado predomina durante a maior parte do dia, estando o paciente mais exposto aos níveis de lipídeos nestas condições em comparação com o estado de jejum, representando mais eficazmente seu potencial impacto no risco cardiovascular.
- *Segundo:* as dosagens no estado pós-prandial são mais práticas, viabilizando maior acesso do paciente ao laboratório, com menor perda de dias de trabalho, abandono de consultas médicas por falta de exames e maior acesso à avaliação do risco cardiovascular.
- *Terceiro:* a coleta no estado pós-prandial é mais segura em diversas situações, seja no paciente com diabetes *mellitus* usando insulina, cujo risco de hipoglicemia pelo jejum prolongado pode causar acidentes de trânsito, nas gestantes, nas crianças e nos idosos, minimizando intercorrências e aumentando a adesão para realizar exames e o comparecimento às consultas médicas.
- *Quarto:* as determinações de colesterol total, colesterol HDL, colesterol não HDL e colesterol LDL não diferem significativamente se realizadas no estado

pós-prandial ou no estado de jejum. Há aumento nos níveis de triglicerídeos no estado alimentado, porém este aumento é pouco relevante desde que se considere uma refeição usual não sobrecarregada em gordura, havendo a possibilidade de se ajustar os valores de referência.

- *Quinto:* com o jejum flexível para o perfil lipídico, há maior amplitude de horários, reduzindo, assim, o congestionamento nos laboratórios, especialmente no início da manhã, com mais conforto para o paciente.

- *Sexto:* com os avanços tecnológicos nas metodologias diagnósticas, os principais ensaios disponíveis mitigaram as interferências causadas pela maior turbidez nas amostras, decorrentes de elevadas concentrações de triglicerídeos.

A interpretação do resultado do perfil lipídico coletado com ou sem jejum de 12 horas para adultos maiores que 20 anos estão descritos na Tabela 6.5.

Tabela 6.5
Valores referenciais do perfil lipídico (com e sem jejum de 12 horas) para adultos com idade maior que 20 anos, conforme Consenso Brasileiro para a Normatização da Determinação Laboratorial do Perfil Lipídico.

Lipídeos	Com jejum (mg/dL)	Sem jejum (mg/dL)	Categoria referencial
Colesterol total*	< 190	< 190	Desejável
Colesterol HDL	> 40	> 40	Desejável
Triglicerídeos**	< 150	< 175	Desejável

Legenda: *Colesterol total maior que 310 mg/dL pode ser indicativo de hipercolesterolemia familiar, se excluídas as dislipidemias secundárias"; **Quando os níveis de triglicerídeos estiverem acima de 440 mg/dL (sem jejum), o médico solicitante fará outra prescrição para a avaliação de triglicerídeos com jejum de 12 horas. Este será considerado um novo exame de triglicerídeos pelo laboratório clínico[5].

Fonte: Disponível em: <http://www.sbpc.org.br/?C=2869>[2].

Com relação aos colesterol LDL e colesterol não HDL, estabeleceram-se valores de alvo terapêutico conforme a categoria de risco para a doença cardiovascular segundo descrito na Tabela 6.6.

Tabela 6.6
Valores de alvo terapêutico para colesterol LDL e colesterol não HDL conforme avaliação de risco cardiovascular estimado pelo médico solicitante do perfil lipídico para adultos com idade maior que 20 anos.

Lipídeos	Com jejum (mg/dL)	Sem jejum (mg/dL)	Categoria de risco
Colesterol LDL	< 130	< 130	Baixo
	< 100	< 100	Intermediário
	< 70	< 70	Alto
	< 50	< 50	Muito alto
Colesterol não HDL	< 160	< 160	Baixo
	< 130	< 130	Intermediário
	< 100	< 100	Alto
	< 80	< 80	Muito alto

Fonte: Disponível em: <http://www.sbpc.org.br/?C=2869>[2].

É sempre importante ressaltar que a definição acerca da coleta do perfil lipídico com ou sem jejum de 12 horas é estabelecida pelo médico; as Sociedades Científicas sugerem que o paciente seja orientado e que a instrução conste no pedido médico.

Referências

1. Aguiar FJB, Ferreira-Jr M, Sales MM, Cruz-Neto LM, Fonseca LAM, Sumita NM, et al. C-reactive protein: clinical applications and proposals for a rational use. Rev Assoc Med Bras 2013; 59(1): 85-92.
2. Associação Brasileira de Medicina Diagnóstica, Sociedade Brasileira de Análises Clínicas, Sociedade Brasileira de Cardiologia – Departamento de Aterosclerose, Sociedade Brasileira de Diabetes, Sociedade Brasileira de Endocrinologia e Metabologia, Sociedade Brasileira de Patologia Clínica/Medicina Laboratorial. Consenso Brasileiro para a Normatização da Determinação Laboratorial do Perfil Lipídico, 2016 (acesso em: 15 jan. 2017). Disponível em: http://www.sbpc.org.br/?C=2869
3. Expert Panel on Integrated Guidelines for Cardiovascular H, Risk Reduction in C, Adolescents, National Heart L, Blood I. Expert panel on integrated guidelines for cardiovascular health and risk reduction in children and adolescents: summary report. Pediatrics 2011; 128 Suppl 5: S213-56.
4. Martin SS, Blaha MJ, Elshazly MB, Toth PP, Kwiterovich PO, Blumenthal RS, et al. Comparison of a novel method vs the Friedewald equation for estimating low-density lipoprotein cholesterol levels from the standard lipid profile. JAMA 2013; 310(19): 2061-81.
5. Nordestgaard BG, Langsted A, Mora S, Kolovou G, Baum H, Bruckert R, et al. Fasting is not routinely required for determination of a lipid profile: clinical and laboratory implications including flagging at desirable concentration cut-points – a joint consensus statement from the European Atherosclerosis Society and European Federation of Clinical Chemistry and Laboratory Medicine. Eur Heart J 2016; 37(25): 1944-58.
6. Pearson TA, Mensah GA, Alexander RW, Anderson JL, Cannon RO, Criqui M, et al. Markers of inflammation and cardiovascular disease. Application to clinical and public health practice: A statement for healthcare professionals from the centers for disease control and prevention and the American Heart Association. Circulation 2003; 107: 499-511.
7. Xavier HT, Izar MC, Faria Neto JR, Assad MH, Rocha VZ, Sposito AC, et al. V Diretriz Brasileira de Dislipidemias e Prevenção da Aterosclerose. Arq Bras Cardiol 2013; 101(4Supl.1): 1-22.

Avaliação da função tireoidiana

• Nairo Massakazu Sumita

Hormônio tireoestimulante (TSH)[1,2,3]

O TSH é secretado pela hipófise e estimula a tireoide a liberar os hormônios T3 e T4. O TSH é controlado pelo TRH liberado pelo hipotálamo e também pelos níveis séricos de T3 e T4. O TSH é o principal exame para o diagnóstico e acompanhamento de pacientes com disfunções tireoidianas.

- Valor de referência para adultos: 0,45 a 4,5 mUI/L.

Tri-iodotireonina total (T3 total e livre)[1-3]

A grande parte do T3 total circulante, cerca de dois terços, é gerada a partir do T4, e um terço é sintetizado originalmente como T3 pela tireoide. Esse hormônio circula ligado à albumina, à pré-albumina e a uma globulina transportadora, denominada "TBG". As condições clínicas que alteram os níveis das proteínas transportadoras, particularmente o TBG, como gravidez ou uso de anticoncepcionais orais, podem alterar os níveis de T3 total. Assim, a dosagem T3 livre é superior, do ponto de vista diagnóstico, do que o T3 total.

Valores de referência

- T3 total.
- De 20 a 50 anos: 70 a 200 ng/dL.
- Acima de 50 anos: 40 a 180 ng/dL.
- T3 livre: 0,24 a 0,37 ng/dL.

Tiroxina (T4 total e livre)[1-3]

O T4 é produzido pela tireoide e circula ligado às proteínas albumina, pré-albumina e o TBG. Uma pequena fração se apresenta na forma livre na circulação. A dosagem de T4 é o exame mais utilizado para o diagnóstico das patologias da tireoide. À semelhança do T3, os níveis de T4 total podem se alterar de acordo com as concentrações plasmáticas do TBG, como gravidez ou uso de anticoncepcionais orais. Assim, a melhor opção seria a dosagem da fração livre do T4.

Valores de referência

- T4 total (adultos): 4,5 a 12,0 μg/dL.
- T4 livre: 0,6 a 1,3 ng/dL.

Globulina ligadora da tiroxina (TBG)[1-3]

Proteína transportadora do T3 e T4. O aumento do TBG pode ser observado na gravidez e secundário ao uso de estrógenos. A diminuição pode ocorrer na síndrome nefrótica, no uso de andrógenos e corticosteroides.

- Valor de referência: 14 a 31 mg/L.

Tiroglobulina[1-3]

A principal utilidade da tiroglobulina é no acompanhamento de pacientes com carcinoma de tireoide, especialmente dos tipos papilífero, folicular e misto.

- Valor de referência: 1,1 a 130 ng/mL.

Anticorpos antitiroperoxidase[1-3]

Os anticorpos antitiroperoxidase podem ser detectados nos pacientes com tireoidite autoimune, especialmente na doença de Hashimoto.

- Valor de referência: inferior a 9 UI/mL.

Anticorpos antirreceptor de TSH (TRAB)[1-3]

Presentes nas doenças autoimunes que acometem a tireoide, como a doença de Basedow-Graves e a tireoidite de Hashimoto. Na doença de Graves, esses anticorpos atuam como agonistas do TSH podendo induzir quadro de hipertireoidismo. No entanto, eles podem também inibir a função tireoidiana funcionando como anticorpos bloqueadores.

Valores de referência

Expressos em termos de inibição da ligação do TSH.

- Positivo: a partir de 1,5 U/L.
- Normal: inferior à 1 U/L.
- Indeterminado: entre 1 e 1,5 U/L.

Referências

1. Fleury Medicina e Saúde. Manual de exames. 2016 (acesso em: 15 jan. 2017). Disponível em: http://fleury.com.br
2. Rodrigues EBN, Vieira JGH, Maciel RMB. Dosagens hormonais. In: Andriolo A. Guias de medicina ambulatorial e hospitalar – UNIFESP/Escola Paulista de Medicina – Medicina Laboratorial. 2ª ed. São Paulo: Manole; 2008. p. 215-24.
3. Winter WE, Schatz D, Bertholf RL. The thyroid: Pathophysiology and thyroid function testing. In: Burtis CA, Ashwood ER, Bruns DE. Tietz textbook of clinical chemistry and molecular diagnostics. 5th ed. St. Louis: Elsevier Saunders; 2012. p. 1905-44.

Marcadores tumorais bioquímicos

• Nairo Massakazu Sumita

Introdução

Define-se marcador tumoral bioquímico como qualquer substância presente no tecido, no sangue ou em outros fluidos biológicos, produzida pelo tumor ou pelo tecido normal, em resposta à presença do tumor[1,2,4,5].

Idealmente, o marcador tumoral deveria ser específico para um determinado tipo de neoplasia e suficientemente sensível para detectar a presença de poucas células neoplásicas, permitindo o diagnóstico precoce. Esse marcador deveria ser produzido apenas pelas células neoplásicas e ser facilmente detectado no sangue ou outros fluidos biológicos. No entanto, a quase totalidade dos marcadores tumorais disponíveis não preenchem essas características, o que impede seu uso para o diagnóstico primário do processo neoplásico.

As principais utilidades dos marcadores tumorais são[1]:

- Detecção precoce de recidivas e metástases.
- Avaliação da resposta terapêutica.
- Avaliação do sucesso do tratamento.
- Estadiamento.
- Prognóstico.
- Estimativa do volume do tumor.

Alguns marcadores são substâncias normalmente presentes em tecidos embrionários e quase ausentes no indivíduo adulto. São denominados "antígenos oncofetais". Em pacientes com alguns tipos de câncer, essas proteínas passam a ser novamente sintetizadas, evidenciando a ativação de alguns genes. Os marcadores oncofetais mais utilizados são o antígeno carcinoembriônico e a alfafetoproteína. Já os antígenos que se encontram em grande quantidade na superfície da célula neoplásica apresentam, em geral, maiores sensibilidade e especificidade do que os marcadores oncofetais, dados sua elevada quantidade de carboidratos e alto peso molecular[1].

Antígeno carcinoembriônico (CEA)

Presente em células normais da mucosa, é uma glicoproteína oncofetal que tem expressão aumentada em adenocarcinomas, especialmente no câncer colorretal, apesar de se elevar também em neoplasias de pâncreas, de estômago, de mama, ovário, útero e de pulmão, assim como em condições benignas. Tanto é assim, que menos de 25% dos indivíduos com doença restrita ao colo apresentam níveis altos do marcador. Sua sensibilidade cresce conforme o tamanho do tumor, já que o CEA se mostra aumentado em 50% dos pacientes com comprometimento de linfonodos e em 75% dos que apresentam metástases à distância. A quantificação desse antígeno, no entanto, não deve ser utilizada na triagem do câncer colorretal, e sim apenas depois da realização do diagnóstico da neoplasia, especificamente na pesquisa de recidiva da doença. Nesse sentido, a Associação Americana de Oncologia Clínica preconiza a dosagem do marcador a cada 3 meses até o 3º ano depois da ressecção do tumor, embora essa conduta deva ser individualizada, pois, em alguns casos, pode haver necessidade de conhecer seus valores em intervalos menores e por um período mais prolongado. Vale ressaltar que os níveis de CEA voltam ao normal entre 4 e 6 semanas após a remoção cirúrgica da lesão.

Doenças e condições não neoplásicas com potencial elevação do CEA:

- Enfisema pulmonar.

- Úlcera péptica.
- Doença inflamatória intestinal.
- Pancreatites.
- Hipotireoidismo.
- Obstrução biliar.
- Cirrose hepática.
- Lesões benignas da mama.
- Elevada em fumantes e em 3% da população geral, porém sem causa conhecida.

Valores de referência

- *Não fumantes:* até 3,0 microgramas/L
- *Fumantes:* até 5,0 microgramas/L

CA-19-9

Marcador específico de câncer de pâncreas e de tumores das vias biliares, com sensibilidade e especificidade de 80 a 90%, no primeiro caso, e de 60 a 70%, no segundo. Essa proteína também se eleva em neoplasias colorretais e estomacais, assim como em alterações benignas, a exemplo de cirrose hepática, colestases, colecistite, colangites e pancreatites, muito embora, em tais situações, o resultado geralmente não ultrapasse as 1.000 UI/mL. Importante ressaltar que, sendo uma substância de eliminação quase exclusivamente pela bile, qualquer processo obstrutivo desta via pode causar elevação dos níveis séricos. O uso do CA-19-9 na triagem dos tumores não tem validade, em vista de seu baixo valor preditivo positivo, inferior a 1%. Entretanto, o valor preditivo positivo de níveis maiores que 1.000 UI/mL chega a 97%, quando o teste se aplica a situações consistentes que podem cursar com neoplasias, por exemplo, icterícia associada a uma massa pancreática.

- Valor de referência: até 37 UI/mL.

Alfafetoproteína (AFP)

Produzida em grandes quantidades durante a vida fetal, a AFP torna-se indetectável logo após o nascimento. Durante o período gestacional, porém, pode subir diante de defeitos na corda espinhal ou outras anormalidades no feto. Fora desses casos, quando os níveis do marcador se encontram aumentados na circulação, usualmente estão associados a neoplasias primárias do fígado e tumores de células não germinativas (ovários e testículos). Outras doenças neoplásicas do trato gastrintestinal causam elevação da AFP de forma ocasional, mas raramente acima de 1.000 ng/mL. Além disso, níveis aumentados da proteína podem ser detectados nas hepatites virais e na cirrose hepática. Uma das principais utilidades da AFP é a monitoração do tratamento do carcinoma de testículo, uma vez que sua detecção sugere a persistência da doença e sua concentração sérica propicia uma estimativa do tempo de crescimento do tumor.

A utilização do marcador no diagnóstico de carcinoma hepatocelular tem sido feita em combinação com a ultrassonografia de abdome, sobretudo no rastreamento semestral de pacientes com cirrose hepática secundária à infecção crônica pelos vírus da hepatite B ou C, que apresentam risco aumentado de desenvolver esse câncer.

- Valor de referência: até 7 microgramas/L.

CA-125

Produzido por tecidos derivados do epitélio celômico, está associado às neoplasias epiteliais, sobretudo o câncer do ovário. A maior utilização do antígeno ocorre na avaliação da resposta ao tratamento desse tumor. Contudo, sua determinação pré-operatória pode ser útil para predizer a natureza das massas pélvicas. Ressalve-se que o marcador não deve ser utilizado como triagem para a detecção da neoplasia de ovário uma vez que seus níveis se elevam em apenas 50% das portadoras da doença. Nas pacientes já tratadas, um dado importante é que o aumento nos níveis de CA-125 pode ser detectado de 2 a 12 meses antes de qualquer evidência clínica de recorrência. Vale ponderar que níveis elevados do marcador também são observados em casos de endometriose, razão pela qual o exame serve como auxiliar no diagnóstico e no seguimento da condição. Elevações inespecíficas podem estar relacionadas a outras doenças, benignas ou não, com envolvimento de serosas, como outros tumores da cavidade abdominal, doenças inflamatórias ou infecciosas envolvendo pleura ou peritônio, cirrose, cistos de ovário, endometriose, hepatite e pancreatite.

- Valor de referência: até 35 U/mL.

Human epididymis protein (HE4)

Glicoproteína expressa em tumores ovarianos de linhagem epitelial (exceto mucinoso), não sendo produzida pelo epitélio ovariano normal. O marcador está presente em até 100% dos adenocarcinomas endometrioides, em 93% dos adenocarcinomas serosos e em 50% dos carcinomas de células claras, embora não seja encontrado em casos de tumores mucinosos. De modo semelhante ao que ocorre com o CA-125, o HE4 aparece aumentado em mais de 80% das pacientes com câncer de ovário[3].

A dosagem do HE4 pode também ser utilizada na avaliação do risco para tumores ovarianos em mulheres portadoras de massa anexial previamente à intervenção cirúrgica. Nessa condição, a análise conjunta com a dosagem do CA-125 é recomendada. O índice ROMA ou *risk for ovarian malignancy algorithm* é uma ferramenta que auxilia na estratificação de risco de câncer de ovário em grupos de baixo e alto risco para câncer de ovário[3].

Índice ROMA na pré-menopausa:

- Maior que 7,4%: alto risco de câncer epitelial de ovário.
- Menor que 7,4%: baixo risco de câncer epitelial de ovário.

Índice ROMA na pós-menopausa:

- Maior que 25,3%: alto risco de câncer epitelial de ovário.
- Menor que 25,3%: baixo risco de câncer epitelial de ovário.

As dosagens de HE4 e CA125 são também úteis no acompanhamento de pacientes com diagnóstico prévio de tumor epitelial do ovário e pode ser utilizado como um indicador de recidiva. Valores elevados de HE4 também podem ocorrer em neoplasias não ovarianas, como nos tumores de pulmão, pâncreas, mama e também em doenças benignas, como na endometriose. Um valor de HE4 dentro do intervalo de referência não afasta a possibilidade de câncer, assim como resultados elevados não devem ser interpretados como presença de neoplasia maligna.

- Valor de referência: até 150 pmol/L.

Antígeno prostático específico (PSA)

O PSA foi descrito em 1971, tendo sido inicialmente caracterizado como uma proteína específica da próstata, com ação enzimática de proteases. O marcador, porém, tem aplicação exclusiva na população masculina para o rastreamento de câncer de próstata, desde que em conjunto com o exame anual de toque retal. Cerca de 80% dos portadores desse tumor apresentam PSA total superior a 4 ηg/mL ao diagnóstico, embora os resultados também ultrapassem tal limite na maioria dos indivíduos com hiperplasia benigna da glândula. Com isso, o PSA total não se mostra suficientemente acurado para utilização isolada na triagem, devendo ser combinado ainda à medida do PSA livre e ao cálculo de sua relação com o PSA total. Essa relação, frequentemente mais baixa em pacientes com adenocarcinoma prostático do que em portadores de prostatite ou hiperplasia benigna, oferece maior acurácia diagnóstica quando o PSA total se encontra entre 4 e 10 ηg/mL. Não há um valor de referência para o PSA total aplicável a todos os indivíduos. O resultado deve ser interpretado levando-se em conta alguns fatores, como idade, história clínica, volume prostático e uso de medicação. Como regra geral, considera-se adequado um valor abaixo de 2,5 ηg/mL para pacientes não submetidos a procedimentos cirúrgicos ou em tratamento específico. Valores elevados podem ser observados em outras situações além do câncer da próstata, principalmente nas infecções prostáticas. Em pacientes portadores de hipertrofia benigna, a prática de hipismo, ciclismo e o uso de bicicleta ergométrica, têm sido responsabilizados por elevações significativas, devendo ser respeitado um intervalo de, pelo menos, 2 semanas entre essas atividades e a coleta de sangue para o exame. Outra causa importante de elevação do PSA total é infecção urinária, estando indicada a realização de exame de urina de rotina concomitantemente à dosagem de PSA.

Relação PSA livre/PSA total: a relação entre PSA livre e total confere maior acurácia diagnóstica quando o PSA total estiver entre 4 e 10 ηg/mL. Em geral, é utilizado o limite de 15% como corte, mas esse nível é controverso, dadas as implicações sobre a sensibilidade e especificidade.

- Valor de referência: Não há um valor de referência aplicável a todos os indivíduos. O resultado deve ser interpretado considerando-se a idade, história clínica, volume prostático e uso de medicação. De modo geral, valores abaixo de 2,5 ηg/mL são considerados adequados para pacientes não submetidos a procedimentos cirúrgicos da próstata ou tratamento específico[1].

CA-15-3

Expresso por células do carcinoma da mama, o CA-15-3 é uma proteína de alto peso molecular, usada para o acompanhamento das pacientes em tratamento e para a detecção precoce de recorrência da doença, especialmente em casos de suspeita de metástases regionais ou distantes. O antígeno, no entanto, pode subir em afecções hepáticas e em tumores de outros órgãos, como de ovário, pulmões e pâncreas.

- Valor de referência: até 28 U/mL.

CA-27.29

À semelhança do CA-15-3, a dosagem de CA-27.29 também não tem sensibilidade e especificidade suficientes para diagnosticar o câncer de mama, limitando-se ao seguimento de pacientes já diagnosticados. Sua maior vantagem é possibilitar, até com maior efetividade que o CA-15-3 na detecção precoce de recorrências.

- Valor de referência: até 38 U/mL.

CA 72-4

Este marcador tumoral é utilizado no controle de remissão e recidiva de carcinomas de trato gastrintestinal (gástrico, colo, pâncreas e trato biliar). Pode estar elevado nas seguintes situações: 40% dos pacientes com câncer gastrintestinal, 36% das neoplasias pulmonares, 24% das pacientes com câncer de ovário, 6,7% das doenças gastrintestinais benignas e 3,5% das pessoas normais.

- Valor de referência: até 6 UI/mL.

NMP 22 (proteína da matriz nuclear)

Trata-se de um marcador para câncer de bexiga. A NMP 22 é uma proteína envolvida no mecanismo de regulação do ciclo celular, sendo que o teste visa detectar proteínas do aparelho mitótico nuclear, na urina.

- Valor de referência: ausente.

Cyfra 21.1

Esse marcador tem alta sensibilidade para carcinoma de células escamosas, sendo um fator de prognóstico reservado no carcinoma de células escamosas do pulmão. Encontra-se elevado também no carcinoma pulmonar de pequenas células, câncer de bexiga, de cérvice e de cabeça e pescoço. Podem ser observadas elevações em patologias não neoplásicas de pulmão, do trato gastrintestinal, ginecológicas, urológicas e de mama.

- Valor de referência: até 3,3 nanogramas/mL.

Enolase neurônio-específica (NSE)

Encontra-se elevada nos tumores de origem neuroendócrinos, incluindo carcinoma pulmonar de pequenas células, neuroblastoma, feocromocitoma, carcinoide, carcinoma medular da tireoide, melanoma e tumores endócrinos pancreáticos. Apresenta boa correlação com o estágio da doença e permite estabelecer um prognóstico para a progressão da doença.

- Valor de referência: até 10,8 nanogramas/mL.

Referências

1. Andriolo A. Guias de medicina ambulatorial e hospitalar – UNIFESP/Escola Paulista de Medicina – Medicina Laboratorial. 2ª ed. São Paulo: Manole; 2008.
2. Diamantis EP, Fritsche HA, Lilja H, Chan DH, Schartz MK, editors. Tumor Markers. Physiology, pathobiology, technology, and clinical applications. Washington: AACC Press; 2002.
3. Maciel GAR. Dosagem de HE4 abre novas perspectivas no diagnóstico do câncer de ovário. Fleury Med Saúde jun.-jul. 2013 (acesso em: 15 jan. 2017); 1: 12. Disponível em: http://www.fleury.com.br/noticias/Documents/revista-medica-fleury.pdf
4. Sokoll LJ, Rai AJ, Chan DW. Tumor markers. In: Burtis CA, Ashwood ER, Bruns DE. Tietz textbook of clinical chemistry and molecular diagnostics. 5th ed. St. Louis: Elsevier Saunders; 2012. p. 617-67.
5. Sturgeron C. Practice guidelines for tumor marker use in the clinic. Clin Chem 2002; 48(8): 1151-9.

Investigação laboratorial da diarreia crônica em idosos

- Marcia Wehba Esteves Cavichio

Apesar de a incidência de diarreia crônica não ser maior na população idosa, o quadro diarreico pode ter consequências mais graves nesses pacientes porque essa população apresenta o sistema imunológico comprometido pela idade, complicações de comorbidades de longa data como neuropatia diabética, comprometimento da função renal e do estado nutricional. Por tais motivos, esses pacientes têm mais dificuldade em manter o equilíbrio hidreletrolítico e o estado nutricional, evoluindo mais frequentemente com complicações do quadro diarreico como incontinência fecal, hospitalização prolongada e morte pela diarreia[1].

A seguir, são listadas as causas mais frequentes de diarreia crônica em idosos[2,3]

1. *Medicações:* inibidores da secreção ácida gástrica (inibidor H_2, inibidor da bomba de prótons); antibióticos, antiarrítmicos.

2. *Doenças sistêmicas:* diabetes (neuropatia autonômica), hipertireoidismos.

3. *Tratamentos ou cirurgias prévias:* gastrectomia, ensejando proliferação bacteriana do delgado ou enterite pós-radioterapia.

4. Alimentação enteral.

5. *Parasitose:* giardíase; estrongiloidíase.

6. Infecção por *Clostridium difficile.*

7. *Doença inflamatória intestinal:* doença de Crohn e retocolite ulcerativa.

8. *Lesão de mucosa:* doença celíaca.

9. Síndrome do intestino curto.

10. Sobrecrescimento bacteriano do intestino delgado.

11. Insuficiência pancreática.

12. Má-absorção de lactose.

Assim, é importante avaliarmos com cuidado as medicações que o paciente está recebendo, os tratamentos a que foi submetido mesmo que anos antes do início da diarreia, e observar os sinais de alerta para causas orgânicas da diarreia como presença de sangue nas fezes, perda de peso, alteração do nível de consciência. A seguir, é apresentada a proposta de exames laboratoriais para triagem, no quadro de diarreia crônica em idosos (Figura 6.6).

Fezes

- *Dosagem de gordura nas fezes:* usada para a triagem de má-absorção, eleva-se tanto na má-absorção de origem duodenal (doença celíaca, intestino curto) como na de origem pancreática (pancreatite crônica).

- *Pesquisa de sangue oculto:* está positivo nos quadros de inflamação da mucosa colônica (doença de Crohn, retocolite ulcerativa, colite microscópica).

- *Pesquisa de giárdia e estrongiloides:* a pesquisa do antígeno da giárdia nas fezes é mais sensível que a pesquisa do protozoário no exame parasitológico simples. Para pesquisa de estrongiloides, deve ser solicitado método de Baermann.

- *Pesquisa de* Clostridium difficile: pode ser feita pela pesquisa da toxina, pesquisa por PCR ou cultura, sendo este último o método mais sensível.

- *Elastase:* um resultado baixo sugere insuficiência pancreática exócrina (pancreatite crônica).

- *Alfa-1-antitripsina:* traduz perda proteica intestinal e está elevada em processos inflamatórios da mucosa.

- *Calprotectina:* presente nos neutrófilos, encontra-se elevada em processos inflamatórios da mucosa.

Sangue

1. Hemograma: avalia a presença de anemia.

2. VHS e PCR: elevam-se nos processos inflamatórios da mucosa, porém são inespecíficos.

3. Eletroforese de proteínas (EFP): nas doenças inflamatórias intestinais, pode haver queda da albumina e elevação da fração gama.

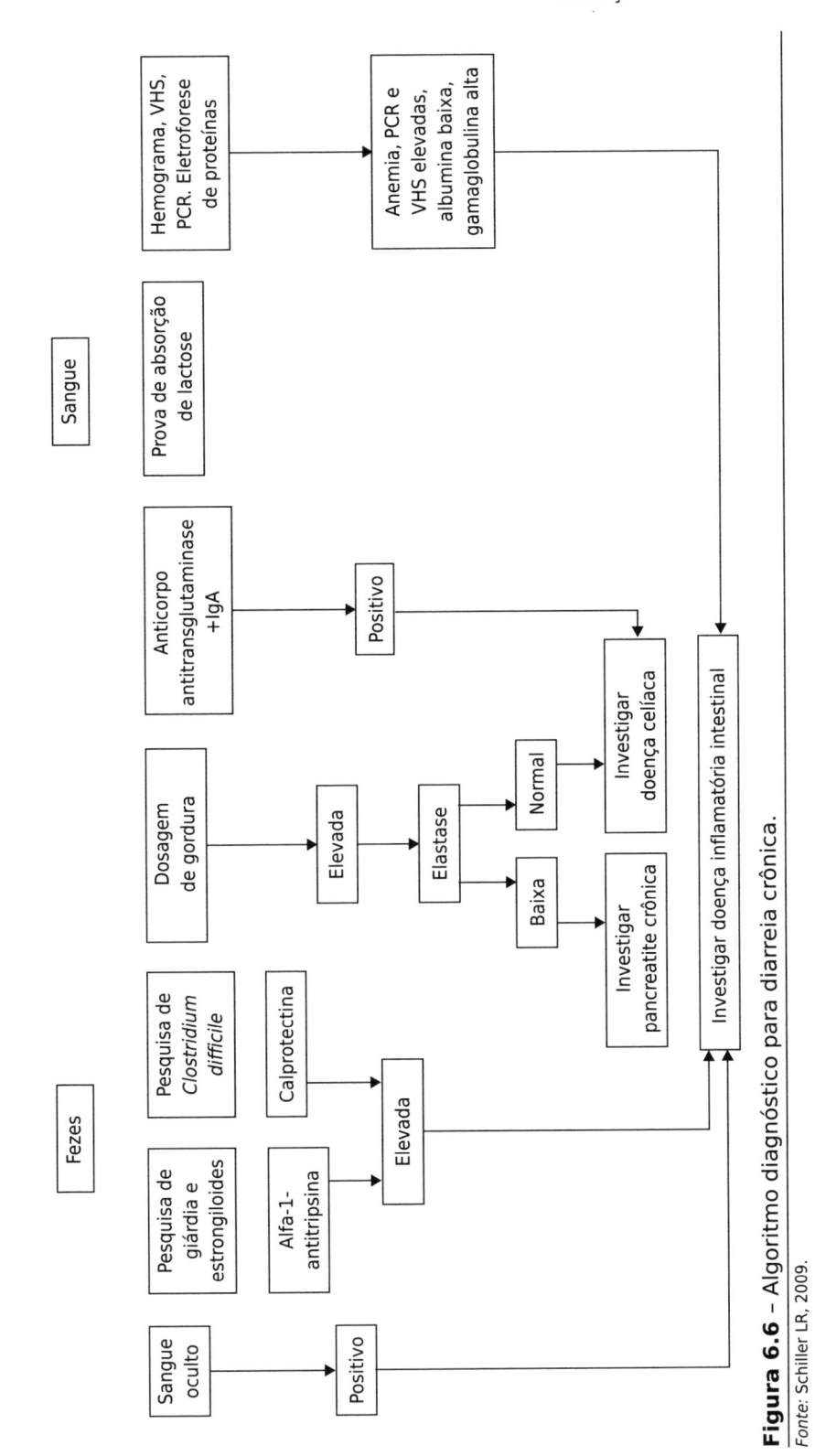

Figura 6.6 – Algoritmo diagnóstico para diarreia crônica.

Fonte: Schiller LR, 2009.

4. Prova de absorção de lactose.

5. Anticorpo antitransglutaminase: para a triagem de doença celíaca, sempre deve ser solicitado com a dosagem de IgA sérica, pois os pacientes com deficiência dessa imunoglobulina podem ter o resultado falsamente negativo.

Referências

1. Slotwiner-Nie PK, Brandt LJ. Infectious diarrhea in the elderly. Gastroenterol Clin North Am 2001; 30: 625-35.
2. Schiller LR. Diarrhea and malabsorption in the elderly. Gastroenterol Clin North Am 2009 Sep; 38(3): 481-502.
3. Arevalo-Manso JJ, Martinez-Sanchez P, Juarez-Martin B, Fuentes B, Ruiz-Ares G, Sanz-Cuesta BE, et al. Enteral tube feeding of patients with acute stroke: when does the risk of diarrhea increase? Intern Med J 2014 Dec; 44(12a): 1199-204.

7 Prevenção em idosos

• Jullyana Chrystina Ferreira Toledo • Carlos André Freitas dos Santos

Introdução

O trabalho de prevenção de doenças e a manutenção de um estilo de vida saudável fazem parte da consulta de qualquer profissional da saúde. Existem múltiplas oportunidades de realizar essas ações, seja ao aferir a pressão do indivíduo, seja explicando como a mudança de um hábito, como cessar o tabagismo, pode ter um impacto enorme tanto no bem-estar como no adoecimento cardiovascular ou no aparecimento de diversas neoplasias.

Falar em prevenção em medicina geralmente cria a expectativa da realização de testes e exames que resultarão no estabelecimento do risco daquele indivíduo desenvolver alguma enfermidade clinicamente evidente e na subsequente orientação para adequação de comportamentos, instituição de vacinas ou introdução de medicamentos que evitem ou adiem o aparecimento das doenças ou incapacidades. Essas medidas podem ser classificadas de duas maneiras distintas. Na primeira, elas são divididas em relação à sua natureza, sendo classificadas como medidas de imunização, rastreio, mudança de estilo de vida ou quimioprevenção (uso de medicamentos). Outra forma de classificar é segundo o aparecimento de manifestações clinicamente evidentes, mais conhecida como níveis de prevenção: primário, secundário e terciário.

Antes de se iniciar o rastreamento, é importante saber a probabilidade daquele indivíduo ter a condição procurada e a incidência do agravo, uma vez que essas duas variáveis influenciarão diretamente no resultado e na interpretação dos testes e de exames. Além disso, é fundamental saber se o paciente deseja fazer a prevenção indicada e se concorda com a realização dos procedimentos[1]. Com relação à população idosa, as decisões devem se basear também na expectativa de vida e *status* funcional uma vez que o objetivo pode ser a manutenção da qualidade de vida.

A idade como fator isolado não deve ser a única variável analisada para indicação dos exames de rastreio, uma vez que esta se mostra falha. A presença de síndromes geriátricas está associada a um aumento do grau de dependência, o que torna as medidas de prevenção tão fundamentais[2]. Há que se considerar os riscos benefícios de cada uma das intervenções propostas com base na expectativa de vida do indivíduo e o tempo que leva para que os frutos de determinada prevenção sejam colhidos[3]. Em alguns casos, é possível que o tempo para se obter o benefício da intervenção advinda dos exames preventivos supere a expectativa de vida do indivíduo. É o caso, por exemplo, do controle estrito do diabetes em pacientes com síndrome do imobilismo. Por outro lado, é recomendável o uso de estatina em idosos longevos com dislipidemia e *status* funcional bom.

Prevenção primária

A prevenção primária é o conjunto de medidas tomadas para evitar o aparecimento de doenças, incapacidade e dependência. Nesse nível de prevenção, os determinantes de saúde exercem um papel importante sobre o processo de envelhecimento ativo. Esses são fatores relacionados com as circunstâncias e com o meio em que o indivíduo vive e que influenciam o processo saúde-doença[4].

São exemplos de prevenção primária a modificação do estilo de vida com a prática de atividade física e as imunizações.

Todos os idosos devem ser estimulados a adotar um estilo de vida saudável, uma vez que há correlação entre maus hábitos e risco de desenvolvimento de dependência funcional[5].

Tabagismo

Assim como para indivíduos mais jovens, os idosos devem ser aconselhados a parar de fumar a cada consulta. Os malefícios do cigarro são amplamente difundidos como a sua associação com diversas neoplasias entre elas o câncer de pulmão, doenças cardiovasculares e doença pulmonar obstrutiva crônica. Além de resultar em morte prematura, inclusive nos mais idosos.

Mesmo em indivíduos longevos existe o benefício da cessação do tabagismo, e ele aumenta conforme o tempo de abstenção de fumo[6].

Não existem trabalhos direcionados ao tratamento do tabagismo em idosos, mas as mesmas recomendações podem ser extrapoladas dos indivíduos mais jovens como as mudanças comportamentais e, em casos selecionados, terapia de reposição de nicotina associado ao tratamento medicamentoso[4].

A US Preventive Services Task force (USPSTF), na sua revisão de 2016, recomenda o rastreio de neoplasia de pulmão para os indivíduos entre 55 e 77 anos de idade que têm história de 30 anos-maço de carga tabágica. Além disso, faz a recomendação de que a não intenção de cessar o tabagismo não é fator excludente da prescrição de tratamento medicamentoso que facilite o processo[7].

Álcool

O profissional de saúde deve questionar o uso pelo menos uma vez por ano. O uso frequente ou abusivo de álcool tem um impacto negativo para a saúde do indivíduo, ensejando a deterioração da saúde global, trazendo danos à cognição e, em última análise, culminado na perda funcional. O luto, transtornos de humor, dor crônica, incapacidade e história de alcoolismo são alguns dos fatores de risco para uso abusivo que podem ser citados[4].

Há controvérsias a respeito da quantidade de álcool ingerida para homens e mulheres que pode ser considerado segura. Segundo a Organização Mundial de Saúde (OMS), mulheres podem ingerir uma dose e homens podem ingerir duas doses de bebidas alcoólicas por dia para apresentar proteção contra as doenças cardiovasculares.

A Sociedade Americana de Geriatria recomenda que o sujeito seja questionado a respeito da quantidade e frequência de ingestão e que, em caso de suspeita de excesso, seja aplicado o questionário CAGE[8], que consiste nas quatro perguntas, listadas a seguir, para determinar o grau de adição do paciente.

1. Já tentou reduzir a ingestão de bebidas alcoólicas?
2. O consumo o incomoda?
3. Sente-se culpado por ter consumido bebida alcoólica?
4. Usa a bebida para iniciar o dia?

Alimentação saudável

A melhor recomendação dietética para indivíduos idosos leva em conta as seguintes variáveis: comorbidades; funcionalidade; nível de atividade; preferências alimentares. Nas últimas décadas, tem-se dado ênfase a orientações básicas para garantir a ingestão de macro e micronutrientes, em quantidade adequada. Para isso, criaram-se instrumentos, como a pirâmide alimentar, que facilitam a visualização e o aprendizado da população. Difundida dede o início deste século, a Miniavaliação Nutricional (MAN), é um instrumento muito útil na percepção qualitativa e quantitativa do idoso em relação à sua alimentação, facilitando a identificação de idosos de risco nutricional, a partir de perguntas relacionadas à auto percepção da saúde, às medidas antropométricas (circunferência braquial, pernas e IMC) e ao consumo de vegetais, verduras, frutas, ovo, carne e água. Destaca-se a necessidade da ênfase do consumo de proteínas de alto valor nutricional (de origem animal de 1 a 1,2 g/kg de peso/dia), do cálcio (1,2 g/dia) e exposição ao sol (30 minutos/dia), com o intuito de prevenção da osteoporose e da sarcopenia no idoso[9,10].

Atividade física

A prática de atividade física deve ser recomendada em qualquer faixa etária. É sabido que se exercitar diminui a mortalidade e aumenta a expectativa de vida. Outro dado importante é que qualquer tipo e intensidade de atividade é capaz de trazer benefícios para o indivíduo. Existe benefício a partir do início da prática de atividade física, independentemente da idade ou da funcionalidade. Entretanto, há diversas recomendações a respeito da quantidade e da variedade de atividades que devem ser praticadas.

A prescrição do exercício físico deve levar em consideração as preferências individuais, aptidão física do sujeito e comorbidades[4].

O Colégio Americano de Medicina do Esporte publicou diretrizes a respeito das recomendações de prática de atividade física para idosos[11,12]. Destaca-se o fato de que a avaliação pré-participativa, em idosos assintomáticos deva ser feita para a prática de exercícios de intensidade moderada, nos indivíduos que apresentam um fator de risco para doenças cardiocirculatórias outro que não a idade. Com relação a desfechos clínicos negativos, quando o exercício é adequadamente orientado ou supervisionado, sua prevalência é pequena, e acidentes, lesões musculares e articulares são mais comuns que eventos cardiocirculatórios. São elas:

- *Atividade aeróbica:* 30 minutos (no mínimo) de atividade em intensidade moderada cinco vezes por semana ou intensidade vigorosa três vezes por semana ou uma combinação delas. Intensidade moderada podendo ser medida pela frequência cardíaca (50 a 70% da frequência máxima predita pela idade), ou numa escala subjetiva de esforço de 0 a 10, os níveis 5 e 6 são considerados de intensidade moderada.

- *Exercício resistido:* recomenda-se que seja feito de duas a quatro vezes por semana em dias alternados. Cada sessão deve durar de 30 a 60 minutos (quanto mais avançado o treino, mais tempo deve durar a sessão), e os grandes grupos musculares devem, necessariamente, estar envolvidos. Os exercícios que trabalham mais de uma articulação devem ser estimulados por apresentarem maiores benefícios funcionais[13]. A intensidade deve ser moderada, levando-se em consideração ou o teste de força máxima (50 a 60% da carga), ou pela autopercepção de força máxima (numa escala de 1 até 10, a intensidade moderada é 5 ou 6), com repetições variando de 10 a 15 vezes, em duas ou três séries. Esse tipo de exercício, para o melhor aproveitamento, deve ser feito sob supervisão de um profissional da área específica, devendo-se sempre considerar que, nos idosos que estão sedentários ou nunca fizeram exercício resistido, as primeiras 4 semanas são importantes para adaptação e recrutamento de fibras musculares. Essa modalidade de exercício deve ser feita sob supervisão, para evitar lesão muscular e mesmo a manobra de Valsalva, durante a respiração.
- *Atividades que melhorem a flexibilidade:* 10 minutos por treino, nos dias de treino aeróbico ou resistido.
- *Treino de equilíbrio estático e dinâmico.*

Essas recomendações diferem das recomendações para adultos mais jovens em alguns poucos itens. A recomendação de atividade aeróbica leva em consideração a capacidade aeróbica prévia dos idosos. Há a recomendação de prática de atividades que aumentem ou mantenham a flexibilidade, além dos exercícios de equilíbrio especialmente naqueles idosos com risco de queda. A prescrição de exercício físico para os idosos deve contemplar medidas que visem à prevenção de lesões e de incapacidade, mas também de auxiliar no tratamento de comorbidades.

Imunização

Segundo o calendário vacinal do Ministério da Saúde, as vacinas previstas para o cidadão acima de 60 anos são a dupla adulto, hepatite B e febre amarela[14].

A vacina dupla adulto imuniza contra o tétano e a difteria, são administradas três doses na primeira imunização, e um reforço deve ser aplicado a cada 10 anos.

Imunização para hepatite B é feita em três doses. É recomendado saber o perfil do indivíduo previamente à vacinação, uma vez que a prevalência de hepatite B é alta no Brasil.

A vacina contra febre amarela deve ser tomada por todos os indivíduos que estão em áreas de risco ou que passarão por elas. Há necessidade de um reforço após 10 anos. Indivíduos idosos devem ser vacinados com cautela, já que essa vacina é de vírus vivo atenuado. Está contraindicada para todos aqueles com diminuição da imunidade.

Essa vacina deve ser administrada anualmente. Ela é feita com vírus inativado e consiste das três cepas mais prevalentes no último ano. É importante por evitar as complicações da gripe como a pneumonia. É sabido que essa imunização reduz hospitalização e mortes relacionadas, especialmente nos indivíduos acima de 65 anos[15].

A doença pneumocócica invasiva é responsável por grande morbimortalidade especialmente em indivíduos acima de 65 anos. A vacina 23-valente deve ser recomendada para todos os indivíduos com 65 anos ou mais e seguida de um reforço após 5 anos, que deve ser administrado especialmente em imunocomprometidos, indivíduos com asplenia e aqueles vacinados antes dos 65 anos[16].

Por fim, a vacina para o herpes-zoster, que deve ser indicada para todos os indivíduos imunocompetentes acima de 60 anos de idade para a prevenção do herpes zoster e neuralgia pós-herpética. Essa vacina requer cuidados de indicação por ser composta por vírus vivo atenuado.

Ácido acetilsalicílico

Embora ainda haja muitas incertezas a respeito deste assunto, o uso do ácido acetilsalicílico no contexto de prevenção primária deve ser reservado aos indivíduos mais jovens, com risco cardiovascular alto (maior do que 10%) e com pelo menos 10 anos de expectativa de vida. Deve-se sempre levar em consideração o risco de sangramento e utilizar inibidor de bomba de prótons em indivíduos com mais de 60 anos.

Não existe evidência de benefício do uso desta quimioprofilaxia em indivíduos acima de 70 anos[8].

Prevenção secundária

Prevenção secundária significa identificar e tratar doenças precocemente, quando a maioria delas é subclínica ou oligossintomática.

Câncer e prevenção secundária

A prevalência e incidência deste grupo de doença são elevadas entre os idosos, porém ainda existe muita controvérsia na prevenção secundária, nas complicações e riscos de procedimentos invasivos, nos falso-positivos, no impacto sobre a qualidade de vida e sobrevida em indivíduos tratados, e nos posicionamentos diferentes entre as especialidades médicas.

A relação de macro e micronutrientes e câncer é estudada há décadas, com fortes indícios de que alterações da replicação e da reparação do DNA, em indivíduos com deficiência nutricional, sejam fator de risco para surgimento de células neoplásicas[17,18]. Assim como a exposição a poluentes, cigarro e pesticidas relaciona-se à maior prevalência de neoplasias malignas[19].

Ensaios clínicos envolvendo tratamento de neoplasias raramente se aplicam a idosos acima de 75 anos de idade. Há instrumentos disponíveis, para ajudar na tomada de decisão, no diagnóstico e no tratamento, sempre se considerando a capacidade funcional e a autonomia, física e cognitiva e a expectativa de vida (www.eprognosis.org). De forma geral, a American Geriatrics Society (AGS) desaconselha A prevenção secundária em idosos com expectativa de vida inferior a 10 anos. A seguir, apresentaremos algumas situações relacionadas às AGS e ao United States Preventive Services Task Force (USPSTF)[20].

Prevenção em idosos

Câncer de mama

É controverso o uso da mamografia em idosos com expectativa de vida inferior a 10 anos. Não há evidência de que o autoexame da mama reduza morbidade e mortalidade entre as idosas. Não há ensaios clínicos que avaliem o exame da mama periodicamente, realizado por um profissional experiente, isoladamente, sem a realização do exame de imagem; e não há evidências científicas de que a realização de mamografia após 75 anos resulta em maior sobrevida entre as idosas.

Câncer colorretal

Recomendam-se testes de rastreio em indivíduos entre 50 e 75 anos:

1. Pesquisa de sangue oculto nas fezes anualmente (metodologia direta ou imunoquímico) ou a cada 3 anos (metodologia FIT-DNA).
2. Visualização direta:

- colonoscopia – a cada 10 anos, ou
- colonotomografia e retossigmoidoscopia – a cada 5 anos.
- retossigmoidoscopia a cada 5 anos, mais pesquisa de sangue oculto anualmente.

Nos idosos entre 76 e 85 anos, independentemente de já terem feito exames preventivos, recomenda-se tomadas de decisão individualizadas, levando-se em consideração os fatores já descritos de capacidade funcional, expectativa de vida e história pessoal e familiar de adenomas.

Câncer de colo de útero

As recomendações baseiam-se no fato de que a incidência de lesões de colo uterino de grau elevado diminui e de que a incidência de falso-positivo aumenta a partir dos 60 anos. Sendo assim, recomenda-se que o exame de Papanicolau de colo uterino seja feito a cada 3 anos na mulher adulta, ou a cada 5 anos, associado ao teste para identificação do HPV. Nas mulheres sem histórico de problema no colo de útero, em que não há vida sexual ativa, e não existe outro fator de risco, pode-se parar de realizar testes preventivos a partir dos 65 anos, desde que haja três resultados citológicos consecutivos negativos (Papanicolau) ou duas pesquisas negativas de HPV, nos últimos 10 anos, com algum teste recente (pelo menos 5 anos). Mulheres que foram submetidas à histerectomia total, com remoção do colo, sem história de neoplasia intraepitelial, não necessitam de rastreio (nível de evidência A).

Câncer de próstata

É o rastreio de maior discussão: a USPSTF não recomenta o uso do PSA, independentemente da idade do homem. A ACS e a American Urological Association (AUA) recomendam a realização do *screening* a partir dos 50 anos, nos indivíduos com expectativa de idade maior que 10 anos, com PSA e toque retal.

O estudo clínico *The European Randomized Study of Screening for Prostate Cancer* (ERSCP) acompanhou homens de 50 a 74 anos de idade, randomizados com rastreio de PSA a cada 2 a 4 anos. O grupo-controle não fez rastreio de PSA. No grupo que sofreu a intervenção, houve uma redução de 20% na taxa de mortalidade, para os homens com menos de 70 anos.

Câncer de pulmão

A American Cancer Society e a USPSTF recomendam rastreio anual, com tomografia computadorizada em adultos de 55 a 80 anos, com história de tabagismo (30 anos/maço), ou ex-tabagistas (com a mesma carga tabágica), com menos de 15 anos de abstinência. Estudos americanos (*The National Lung Screening Trial*) revelam 20% de redução de mortalidade por causa direta do câncer e 7% por outras causas, após 7 anos de seguimento. Não são desprezíveis os falso-positivos, especialmente nos idosos maiores de 70 anos. Após 15 anos de abstinência, deve-se suspender o rasteio (nível de evidência A).

Prevenção terciária

Em face da doença estabelecida, evitar que ela progrida ou que traga mais incapacidade[21].

Referências

1. Harris R, Sawaya GF, Moyer VA, Calonge N. Reconsidering the criteria for evaluating proposed screening programs: reflections from 4 current and former members of the U.S. Preventive services task force. Epidemiol Rev 2011 Jul; 33(1): 20-35. Epub 2011 Jun 10.
2. Cigolle CT, Langa KM, Kabeto MUT, et al. Geriatric conditions and disability: the Health and Retirement Study. Ann Intern Med 2007 Aug 7; 147(3): 156-64.
3. Lee SJ, Leipzig RM, Walter LC. Incorporating lag time to benefit into prevention decisions for older adults. JAMA 2013 Dec 25; 310(24): 2609-10.
4. Toledo JCF, Santos CAF. Prevenção e rastreamento de doenças. In: Di Tommaso ABG, Moraes NS, Cruz EC, Kairalla MC, Cendoroglo MS. Geriatria guia prático. São Paulo: Guanabara Koogan; 2016. cap. 2.
5. Artaud FL, Dugravot A, Sabia S, et al. Unhealthy behaviors and disability in older adults: three-City Dijon cohort study. BMJ 2013 Jul 23; 347: f4240.
6. Gellert C, Schöttker B, Brenner H. Smoking and all-cause mortality in older people: systematic review and meta-analysis. Arch Intern Med 2012 Jun 11; 172(11): 837-44.
7. Fucito LM, Czabafy S, Hendricks PS, et al. Pairing smoking-cessation services with lung cancer screening: A clinical guideline from the Association for the Treatment of Tobacco Use and Dependence and the Society for Research on Nicotine and Tobacco. Cancer 2016 Apr 15; 122(8): 1150-9.
8. Heflin MT. Geriatric health maintenance. Uptodate 2017 (acesso em: 29 jun. 2017). Disponível em: <www.uptodate.com>
9. Morley MB, John E. Nutrition and Aging Well. JAMDA 2017; 18: 91-94.
10. Machado RSP, et al. Validity of the portuguese version of the mini nutritional assessment in brazilian elderly. BMC Geriatrics 2015; 15: 132.
11. Nelson ME, Rejeski WJ, Blair SN, et al. Physical activity and public health in older adults: recommendation from the American College of Sports Medicine and the American Heart Association. Circulation 2007 Aug 28; 116(9): 1094-105.
12. Nobrega ACL, Freitas EV, Oliveira MAB, et al. Posicionamento Oficial da Sociedade Brasileira de Medicina do Esporte e da Sociedade Brasileira de Geriatria e Gerontologia: Atividade Física no Idoso. Rev Bras Med Esporte 1999; 5(6): 207-11.
13. Law TD, Clark LA, Clark BC. Resistance Exercise to Prevent and Manage Sarcopenia and Dynapenia. Annu Rev Gerontol Geriatr 2016; 36(1): 205-28.

14. Ministério da Saúde. Portal da Saúde. Calendário Vacinal [acesso em: 29 jun. 2017]. Disponível em: http://portalsaude.saude.gov.br/index.php/o-ministerio/principal/leia-mais-o-ministerio/197-secretaria-svs/13600-calendario-nacional-de-vacinacao

15. Nichol KL, Margolis KL, Wuorenma J, et al. The efficacy and cost effectiveness of vaccination against influenza among elderly persons living in the community. N Engl J Med 1994 Sep 22; 331(12): 778-84.

16. Toniolo Neto J, Flora R, Kairalla MC. Vacinas. In: Freitas EV, Py L, editores. Tratado de Geriatria e Gerontologia. 3 ed. Rio de Janeiro: Guanabara Koogan; 2011. p. 904-17.

17. Ames BN. DNA damage from micronutrient deficiencies is likely to be a major cause of cancer. Mutation Research 2001; 475: 7-20.

18. Knasmüller S, Verhagen H. Micronutrients and genomic stability: a new paradigm for recommended dietary allowances (RDAs). Food and Chemical Toxicology 2002; 40(8): 1047-228.

19. Ames BN, Gold LS. Environmental Pollution, Pesticides, and the Prevention of Cancer: Misconceptions. The FASEB J 1997; 11(13): 1041-52.

20. Schgal M, Schonberg MA, Resnick B, et al. GRS Teaching Slides 2017 (acesso em: 29 jun. 2017). Disponível em: <www.GeriatricsCareOnline.org>

21. Gnanadesigan N, Fung CH. Quality indicators for screening and prevention in vulnerable elders. J Am Geriatr Soc 2007 Oct; 55 Suppl 2: S417-23.

Parte III
Condições Crônicas Associadas ao Processo de Envelhecimento: Abordagem Clínica e Terapêutica

8 Obesidade no idoso

• Fábio Moura • João Eduardo Nunes Salles • Myrian Spinola Najas

Epidemiologia e relevância do tema

A obesidade é uma pandemia. Em um estudo publicado no Lancet, Ezatti e colaboradores demonstraram que aproximadamente 641 milhões adultos – 13% da população mundial – estavam obesos[1]. Mais que isso, demonstraram que entre 1975 e 2014 a prevalência de obesidade aumentou de 3,2 para 10,8% entre os homens e de 6,4 para 14,9% em mulheres. As projeções para 2025 são ainda mais tenebrosas: 18% em homens e 21% nas mulheres. Em um outro grande estudo publicado no *New England Journal of Medicine*, além da confirmação do aumento da prevalência de obesidade na população mundial, foi evidenciado que ao menos 4 milhões de óbitos e 120 milhões de doenças crônicas foram decorrentes da obesidade em 2015, principalmente doenças cardiovasculares e câncer[2]. Entre os homens, o pico na prevalência ocorreu entre os 50 e os 54 anos, enquanto entre as mulheres, entre os 60 e os 64 anos. O aumento na expectativa de vida também é uma realidade mundial, com parcelas cada vez maiores da população tornando-se idosa, e, embora nesse grupo tenha sido observada uma tendência à diminuição do peso corporal em relação ao grupo mais jovem, o aumento da prevalência de obesidade também foi claro nessa população[3]. Por exemplo, nos Estados Unidos, a prevalência de obesidade entre idosos foi de 21,4%, em 1988, para 30,8% em 2000, enquanto na França aumentou de 17 para 21%. O gênero, a etnia e, sobretudo, o nível de escolaridade foram os principais fatores associados com o aumento no risco de obesidade em idosos. No Brasil, os números são alarmantes, com os dados do VIGITEL demonstrando que aproximadamente 52,1% da população brasileira está acima do peso[4]. A prevalência de adultos obesos [(índice de massa corporal (IMC) maior ou igual 30 kg/m^2)] aumentou 60% entre 2006 e 2016, atingindo 18,9% da população e sendo ligeiramente maior entre as mulheres (19,6%) do que entre os homens (18,1%). Ao se estratificar a prevalência de obesidade pela faixa etária, foi demonstrado aumento progressivo, partindo de 8,5% na população entre 18 e 24 anos e atingindo 22,5% da população entre 35 e 44 anos, faixa etária a partir da qual se observa um platô na prevalência da obesidade. Assim como em outras partes do mundo, o nível de escolaridade foi o principal fator associado com o risco de obesidade. Analisando-se especificamente a população com 65 anos ou mais, o percentual de pacientes obesos foi de aproximadamente 20,3%. Em resumo, a população brasileira está se tornando obesa rapidamente e em uma idade mais precoce do que o resto do mundo, o que resulta no fato de 1 em cada 5 idosos brasileiros ser obeso e estar exposto a obesidade e suas complicações por vários anos. Como a obesidade está associada à maior prevalência de doenças cardiovasculares, metabólicas, vários tipos de câncer, limitações funcionais, incapacidade, menor qualidade de vida e aumento na mortalidade geral, mesmo em pacientes com mais de 65 anos, estamos diante de uma situação muito grave.

Fisiopatologia da obesidade no idoso

O envelhecimento está associado a mudanças importantes na composição corporal e no metabolismo[3,5,6]. Há diminuição progressiva da massa livre de gordura, principalmente dos músculos, maior na massa periférica (apendicular) do que na central[5]. Quando a diminuição de massa muscular é acompanhada de diminuição da força muscular e/ou do desempenho físico, teremos o diagnóstico de sarcopenia, discutida em outro capítulo deste livro. Em virtude da perda de músculo esquelético, a taxa metabólica basal diminui em 2 a 3% por década após a idade de 20 anos e em 4% por década após a idade de 50 anos[5,6]. Isso, juntamente com a diminuição da intensidade e duração da atividade física, bem como a diminuição do gasto de energia pós-prandial pela diminuição da oxidação da gordura, explica a diminuição do gasto de energia observada com o envelhecimento. Por outro lado, há também aumento progressivo da massa de gordura até aproximadamente os 70 anos, idade a partir da qual a massa livre de gordura e a massa gorda diminuem paralelamente. Além desse aumento no percentual de gordura corporal, também se observa alteração na distribuição de gordura, com aumento da gordura visceral, mais marcado em mulheres do que em homens[7]. Todas essas alterações ensejam um estado inflamatório de baixo grau, com incremento da produção de citocinas inflamatórias e da liberação de ácidos graxos livres na circulação. As citocinas, por vários mecanismos, principalmente por interferência direta sobre o receptor da insulina, impedem a ação insulínica, enquanto os ácidos graxos livres circulantes tendem a se acumular em outros tecidos – depósitos ectópicos de gordura – tais como o músculo esquelético, o fígado e o pâncreas, gerando um aumento na resistência à insulina (RI) e menor capacidade de secreção pelas células beta-pancreáticas, o que implica aumento do risco de diabetes *mellitus* do tipo 2[7,8], doença cuja prevalência também tem aumentado de maneira exponencial no Brasil. A "qualidade" do componente adiposo periférico também influencia na gênese da resistência à insulina, pois o grau de resistência à insulina é inversamente proporcional ao tamanho das células adiposas, ou seja, células pequenas, com menor capacidade de acúmulo de gordura, estão diretamente associadas com um aumento na RI, enquanto células maiores, com maior capacidade de acúmulo de gordura, com menor RI[7]. Vale a pena ressaltar que a inflamação crônica de baixo grau também contribui para a perda de massa corporal magra, a redução da função imune, o declínio cognitivo e para a aterosclerose acelerada, com aumento do risco de doença cardiovascular[7,8]. Finalmente, a obesidade também exacerba as alterações endócrinas relacionadas ao envelhecimento, tais como a diminuição dos níveis de testosterona total e os aumentos nos níveis de cortisol, o que acelera a perda de massa magra e o acúmulo de gordura visceral, alimentando um ciclo vicioso[5,9].

Obesidade sarcopênica

O termo "obesidade sarcopênica" foi cunhado em 2004 por Roubenoff para caracterizar a coexistência excesso de gordura – obesidade – com baixa massa corporal magra e perda de desempenho muscular – sarcopenia[6,9]. Nesse contexto, a proporção de massa muscular é baixa em relação ao peso total, com perda da quantidade e da qualidade muscular. Essa entidade é particularmente danosa aos pacientes, pois acumula os malefícios da obesidade e da sarcopenia e tem sido descrita com frequência cada vez maior. O seu reconhecimento é muito importante, pois traz implicações no tratamento.

Diagnóstico da obesidade no idoso

O diagnóstico da obesidade no idoso apresenta também apresenta algumas peculiaridades[5,6,9,10]. O IMC, que se correlaciona adequadamente com a gordura corporal nos jovens e em indivíduos de meia-idade, pode subestimar o grau de gordura em pessoas mais velhas, haja vista as alterações na composição corporal (aumento do percentual de gordura corporal para o mesmo peso quando comparado aos mais jovens) ou superestimá-lo, consequência de diversas alterações, tais como a perda de estatura decorrente de compressão vertebral e da cifose[5,9]. Assim, a relação entre o IMC e o risco de doença é muito mais fraca nos idosos do que em pessoas mais jovens, não havendo dados adequados para definir um IMC ideal nos idosos. Na verdade, estudos sugerem que um IMC entre 25 e 30 kg/m^2, ou seja, o sobrepeso, estaria associado com menor mortalidade em pacientes idosos, o que alguns autores denominam "o paradoxo da obesidade" em idosos[9-11]. A circunferência da cintura e, especialmente a relação circunferência/quadril se correlacionam mais estreitamente com a gordura total e a intra-abdominal, podendo prever melhor os efeitos adversos para a saúde da obesidade nos idosos, embora também não existam dados suficientes para definir valores de corte apropriados para os idosos[5,10]. A análise da composição corporal por algum método, mais frequentemente bioimpedanciometria ou densitometria de corpo inteiro, é imprescindível para o diagnóstico de obesidade sarcopênica, assim como a análise de desempenho físico realizado com dinamômetro ou por testes específicos (ver Capítulo 20 – Sarcopenia e obesidade sarcopênica)[5,6,9].

Tratamento da obesidade no idoso

Antes de se iniciar o tratamento do paciente idoso obeso, alguns fatores devem ser ponderados, conforme demonstrado na Tabela 8.1[5,6,9,10,11].

Tabela 8.1 Fatores considerados no tratamento da obesidade no idoso.	
Benefícios	Riscos
Diminuição do risco de evolução para DM2	Perda de massa muscular
Melhora do perfil glicêmico, lipídico e da pressão arterial	Piora da densidade mineral óssea e aumento do risco de fraturas
Diminuição da mortalidade cardiovascular?	Aumento de risco de deficiências vitamínicas
Melhora da apneia do sono	Aumento do risco de colelitíase
Melhora da mobilidade e da capacidade funcional	Aumento da mortalidade com perdas de peso "exageradas"
Melhora da "sensação de bem-estar"	

Legenda: DM2: diabetes *mellitus* tipo 2.

Fonte: Elaborada pela autoria.

Portanto, as recomendações de perda de peso devem ser restritas a pacientes idosos que são obesos, que têm limitações funcionais ou complicações metabólicas e que podem se beneficiar da perda de peso por uma terapia específica para esse fim[5,10]. Além disso, a perda muscular e óssea deve ser sempre evitada.

O tratamento não farmacológico consiste em exercício físico e dieta adequadas[5,10]. A maioria dos estudos teve um programa multicomponente de três sessões de 90 minutos/semana, que consiste em 15 minutos de treinamento de equilíbrio, 15 de flexibilidade, 30 de exercício aeróbio e 30 de resistência de alta intensidade. A combinação de treinamento de resistência progressiva e exercício aeróbio é a estratégia de exercício ideal para simultânea melhoria da resistência à insulina e das limitações funcionais nos idosos. O exercício aeróbico é apenas a segunda melhor escolha, embora o treinamento de exercícios em idosos obesos seja muito difícil de descrever. No tratamento de indivíduos com ou em risco de obesidade sarcopênica, o déficit de energia deve ser mais moderado do que o habitual (intervalo de 200 a 750 kcal) com ênfase na ingestão de proteínas (até 1,5 g/kg) de alta qualidade biológica e preservando uma função renal adequada. O uso de suplementos proteicos e/ou substitutos de refeição ricos em proteínas podem ajudar na obtenção de uma cota caloricoproteica adequada e na manutenção da massa magra, como veremos mais adiante neste capítulo.

Tratamento farmacológico da obesidade do idoso

O tratamento medicamentoso em pacientes acima de 65 anos apresenta algumas questões específicas[5,11,12]: inicialmente, não existem trabalhos clínicos adequados – prospectivos, randomizados, duplo-cegos – com fármacos antiobesidade, específicos para essa população. Além disso, esses pacientes apresentam com maior frequência disfunções orgânicas (renal e hepática), comorbidades graves, tais como doença coronariana ou cerebrovascular, e uso de múltiplos medicamentos (polifarmácia), com maior risco de interação medicamentosa e efeitos colaterais. Portanto, o seu uso deve ser muito judicioso. A seguir, comentaremos algumas peculiaridades do uso desses fármacos em pacientes acima de 65 anos.

Orlistate

Reduz a absorção intestinal de gordura por 25 a 30%. Em geral, o seu uso pode causar perda de peso de 2 a 3 kg, adicionais aos já conseguidos com medidas comportamentais[12]. O orlistate é considerado "seguro", ou seja, com baixo de risco de efeitos colaterais graves, por isso é muito usado em idosos. Os efeitos secundários principais são esteatorreia, incontinência fecal, flatulência e perda de conteúdo oleoso pelo reto. A droga pode reduzir as concentrações séricas de vitaminas lipossolúveis. Portanto, pode causar ou agravar a deficiência de vitamina D e a osteomalácia, além de interferir nas concentrações séricas de cumarínicos, o que deve ser corrigido[12].

Liraglutida

Agonista de GLP1 com claros benefícios sobre o controle glicêmico e sobre o peso corporal[13,14]. Seu uso é injetável via subcutânea, com dose única diária. O efeito sobre o peso e os efeitos colaterais são dose-dependentes, seus melhores resultados são observados com a dose de 3 mg/dia. A sugestão é adotar um aumento progressivo da dose, com incrementos de 0,6 mg a cada semana ou a cada 15 dias. Os efeitos colaterais mais frequentes são sobre o trato gastrintestinal, especialmente náuseas, vômitos e diarreia, via de regra, transitórios. Em indivíduos com obesidade e diabetes *mellitus* do tipo 2, com idade de 65 anos ou mais, foi observada uma redução significativa e sustentada na A1C e no peso corporal após 12 meses de seguimento, sem nenhuma ocorrência de hipoglicemia grave[13]. Em uma série de casos com nove pacientes com obesidade sarcopênica, o uso de liraglutida na dose de 3 mg/dia resultou em perda de peso à custa de massa de gordura, com preservação de massa magra[14]. Em resumo, não existe contraindicação específica para essa população ao uso da liraglutida.

Locarserina

Agonista específico do receptor da serotonina 2c[12,15]. A locarserina é conhecida por sua boa tolerabilidade. Com baixa taxa de eventos adversos, especialmente de eventos graves. Os efeitos colaterais mais frequentes são cefaleia, tontura e náuseas, geralmente transitórios. A dose recomendada é de 10 mg duas vezes por dia. Não deve ser usada com inibidores da monoaminaoxidase em virtude do risco de síndrome serotoninérgica, risco que também pode ocorrer na associação com os inibidores da reabsorção da serotonina, inibidores da recaptação da serotonina e da adrenalina, combinação não avaliada em estudos clínicos. Por seu bom perfil de segurança, especialmente baixo risco de eventos cardiovasculares, a locarserina é promissora para o tratamento do paciente idoso, não havendo contraindicações em pacientes com função renal/hepática preservada ou com disfunção leve[15].

Fentermina/topiramato (Qsymia®)

Traga-se de associação de dois fármacos, a fentermina, que estimula o sistema nervoso simpático e resulta numa diminuição da ingestão alimentar, e o topiramato, um anticonvulsivante cujo mecanismo exato sobre o peso não é claro, que possivelmente aumenta a sensibilidade à leptina e diminui a ingestão alimentar[12,16]. Embora bastante eficaz nos estudos clínicos, resultando em perda de peso média de 9% em 1 ano quando comparada ao placebo, a associação apresentou alta frequência de efeitos colaterais (aproximadamente 20%), tais como parestesias, tonturas, sonolência e confusão mental. A Qsymia® ainda apresenta o risco de dependência química e não deve ser utilizada em pacientes com doença isquêmica coronariana ou doença cerebrovascular[16]. Embora essa combinação em pacientes acima de 65 anos não seja totalmente contraindicada, o risco de efeitos colaterais e a presença de comorbidades limitam muito o seu uso. Até a última revisão deste capítulo, o fármaco não estava disponível no Brasil.

Bupropiona/naltrexona (Contrave®)

Combinação de naltrexona, um antagonista opioide, e bupropiona, um antidepressivo aminocetona, em dose fixa e de libertação prolongada[12,17]. A combinação atua sinergicamente no hipotálamo e no circuito da dopamina mesolímbica, promovendo a saciedade. A dose inicial é de um comprimido (8 mg de naltrexona e 90 mg de bupropiona), pela manhã, durante 1 semana. No início da semana 2, outro comprimido deve ser adicionado ao regime à tarde. Essa titulação deve continuar semanalmente até que a dose de dois comprimidos, duas vezes/dia, que deve ser atingida na semana 4 (dose plena de 32 mg de naltrexona e 360 mg de bupropiona). Poucos participantes dos estudos clínicos tinham 65 anos ou mais, o que dificulta determinar se esse grupo etário responde de forma diferente da dos pacientes mais jovens. Aventa-se a possibilidade de esses pacientes mais velhos serem mais sensíveis aos efeitos adversos sobre o sistema nervoso central (SNC) da combinação naltrexona/bupropiona[17]. No entanto, não são recomendados ajustes dose-específicos com base apenas na idade, desde que as funções renais e hepáticas estejam preservadas. Até a última revisão deste capítulo, o fármaco não estava disponível no Brasil.

Em um estudo retrospectivo realizado no Brasil, o uso de fármacos mais "antigos", tais como sibutramina, orlistate e fluoxetina, resultou em perda de peso superior a 5% em mais de 60% dos pacientes, sem efeitos colaterais graves, após 2 anos de seguimento[18].

Fármacos para tratar diabetes mellitus que auxiliam na perda de peso

Nos pacientes idosos, com obesidade e diabetes, o uso de fármacos que diminuam o peso corporal, tais como os agonistas de GLP1 e os inibidores da SGLT2, ou ao menos, que sejam neutros sobre o peso, tais como a metformina e os inibidores de DPPIV, é recomendado, devendo-se evitar, caso possível, o uso de substâncias que aumentem o peso[12]. Nos pacientes em uso de insulina, sugere-se a associação com pralintida, além dos agonistas GLP1 e dos inibidores SGLT2[12].

Substituição de fármacos que causam ganho de peso

Vários fármacos estão associados com o ganho de peso, tais como alguns antipsicóticos, anticonvulsivantes, anti-histamínicos, corticosteroides e até anti-hipertensivos. Recomenda-se a troca por aqueles que não causem ganho de peso ou que possam diminuir o peso corporal[12]. São exemplos clássicos: trocar a carbamazepina por topiramato; os betabloqueadores por inibidores da enzima de conversão da angiotensina (IECA); um antidepressivo tricíclico por fluoxetina ou sertralina.

Conduta dietética

Durante o processo de envelhecimento, a taxa metabólica basal diminui e a quantidade de massa magra corpórea é fisiologicamente reduzida. Combinadas com diminuição na atividade física, essas mudanças podem resultar em diminuição das necessidades energéticas com consequente aumento do tecido adiposo, o que contribui com a obesidade nesta faixa etária[19].

Hoje a associação da obesidade, caracterizada pelo excesso de gordura corporal (subcutânea ou visceral), com a sarcopenia (redução de massa muscular esquelética, força e performance) causa pior sobrevida e declínio funcional quando comparada com outras condições nutricionais[20]. Vale ressaltar que as alterações no padrão alimentar do idoso, assim como a redução e a alteração no padrão de ingestão proteica, são fatores que influenciam muito a gravidade da sarcopenia[21]. Adicionalmente, em idosos, a obesidade associa-se à menor capacidade funcional, que está estreitamente relacionada à fragilidade, além de ser uma forte indutora do estado pró-inflamatório, que também tem sido associado com a fragilidade[22]. Portanto, o grande foco de intervenção dietética deve estar em faixas etárias precoces (50 anos e mais), com o objetivo de amenizar o impacto da perda de função, proporcionar maior controle de doenças crônicas e evitar a mortalidade precoce.

A seguir, serão apresentadas especificamente as condutas e abordagens nutricionais na obesidade sarcopênica do idoso, utilizando-se como base para o tratamento o controle de peso, o plano alimentar com controles de gorduras e álcool e o aumento de proteínas e de fibras dietéticas.

Recomendação calórica para perda de peso

Existem várias maneiras de se determinar a necessidade calórica para um indivíduo, a mais prática e de fácil utilização são as calorias multiplicadas por quilogramas de peso. O valor dessas calorias varia de 20 a 25 kcal/kg de peso e depende do estado nutricional e do padrão dietético de cada individuo[23,24]. Para maior eficiência na perda de gordura corporal do idoso, o profissional deve montar a dieta segundo o efeito térmico dos alimentos, que é a energia correspondente ao gasto provocado pela digestão, absorção, transporte, transformação, assimilação e/ou armazenamento dos nutrientes, que varia de acordo com o substrato consumido[25,26]. A ingestão de hidratos de carbono aumenta o gasto energético de 5 a 10%, a ingestão de lipídeos aumenta de 3 a 5%, e a de proteínas aumenta aproximadamente 20%.

Considera-se que, numa dieta mista habitual, o efeito térmico do alimento teoricamente é de cerca de 5 a 7% do seu conteúdo energético. Sendo assim, causar um desequilíbrio na distribuição dos macronutrientes (proteínas, carboidratos e lipídeos), elevando o efeito térmico para 10 a 12%, gera maior perda de gordura corporal[25]. Um grande desafio nesse trabalho é conseguir a perda de gordura corporal sem alteração significativa da quantidade de massa muscular, já que esta deve ser, inclusive, aumentada. Em seu trabalho de 2006, Villareal e colaboradores[27] dividiram 40 idosos obesos frágeis em dois grupos: um deles recebeu um tratamento que consistiu de 6 meses de terapia comportamental semanal para perda de peso, em conjunto com o treinamento físico três vezes/semana; o outro grupo ficou como controle, sem nenhum tipo de orientação. Os resultados demonstram que o grupo que recebeu o tratamento perdeu 8,4% ± 5,6% do peso do corpo, enquanto nenhuma alteração foi observada no grupo-controle (0,5% ± 2,8%; P.001). Comparada com a do grupo-controle, a massa de gordura diminuiu (–6,6 ± 3,4 *versus* 1,7 ± 4,1 kg; P.001), sem uma mudança na massa livre de gordura (–1,2 ± 2,1 *versus* –1 ± 3,5 kg, P = 0,75). O grupo que recebeu o tratamento também apresentou melhora na funcionalidade. Esses dados sugerem que a perda de peso e exercício podem melhorar a fragilidade e a sarcopenia em idosos obesos. Com efeito, forma mais adequada para se atingir o equilíbrio no balanço energético e a melhora da sarcopenia é a partir do estímulo da atividade física constante[24,28].

Plano alimentar

No plano alimentar, deve-se considerar a qualidade e a quantidade das gorduras por sua alta densidade calórica (9 kcal/grama) e por interferirem no metabolismo do colesterol sanguíneo e das proteínas, tanto animal como vegetal, e devem ter sua ingesta restrita os seguintes alimentos: gordura das carnes vermelhas; vísceras (fígado, miolo, miúdos); leite integral e seus derivados; biscoitos amanteigados; *croissants* e outras massas folhadas; sorvetes cremosos; óleo de coco; embutidos (salsicha, linguiça), *bacon* e torresmo; frios (presunto, salame, mortadela); pele de aves laticínios integrais e queijos gordurosos[29]. Outros alimentos que são fontes importantes de gordura trans e apresentam alta densidade calórica são: óleos e gorduras hidrogenadas; gorduras industriais presentes em sorvetes, chocolates, pães recheados, molhos para salada, maionese, cremes para sobremesas; e óleos para fritura industrial. Restringir esses alimentos é, sem dúvida, a maior dificuldade para a orientação dietética, uma vez que estão presentes na maior parte das preparações dietéticas e fazem parte do hábito alimentar dos idosos[29,30].

A recomendação de ingestão de proteína vem sendo muito discutida e alguns autores justificam maior ingestão proteica para o idoso, com o objetivo de aumentar a quantidade de massa muscular esquelética[20]. Segundo a *Recommended Dietary Allowances* (RDA, 1989), a recomendação de proteína diária é de 0,8 a 1 g/quilograma de peso corporal para atingir as necessidades diárias. No entanto, existem hoje várias evidências indicando que a ingestão de proteína maior do que a recomendada pela RDA pode melhorar a massa muscular, a força e a funcionalidade em idosos. A Organização Mundial da Saúde (OMS, 2002)[24] defende que a quantidade mínima diária de proteína para idosos é de 0,9 g/kg/dia. Já o Consenso Europeu de Sarcopenia sugere que 1 a 2 g proteína/kg/dia manteria balanço nitrogenado adequado sem afetar a função renal de idosos saudáveis[2]. É importante, entretanto, observar o tipo de proteína. A ingestão de proteínas vegetais como o feijão, a lentilha, o grão de bico etc. é responsável por menor síntese proteica quando comparada à ingestão das proteínas de origem animal, como as carnes em geral, os ovos e o leite e substitutos. Sabe-se que os alimentos responsáveis pelo aporte proteico na dieta do idoso são o leite e o feijão e, mesmo assim, em quantidades pequenas. Assim, existe a necessidade de adequação de quantidade e de qualidade de proteína para a dieta de idosos visando a estimulação do anabolismo proteico.

No algoritmo a seguir (Figura 8.1), encontram-se descritos todos os passos da intervenção nutricional na obesidade sarcopênica em idosos.

Considerações finais

O combate a essa condição clínica, que é a obesidade sarcopênica, passa, em primeiro lugar, pelo diagnóstico, que muitas vezes é negligenciado.

A orientação dietética, como para qualquer outro grupo, deve ser individualizada, de forma que o idoso possa ter boa adaptação, os hábitos alimentares respeitados, a quantidade proteica muito bem adequada e, sempre que possível, associada a uma atividade física de força para que efetivamente ocorra a síntese de massa muscular.

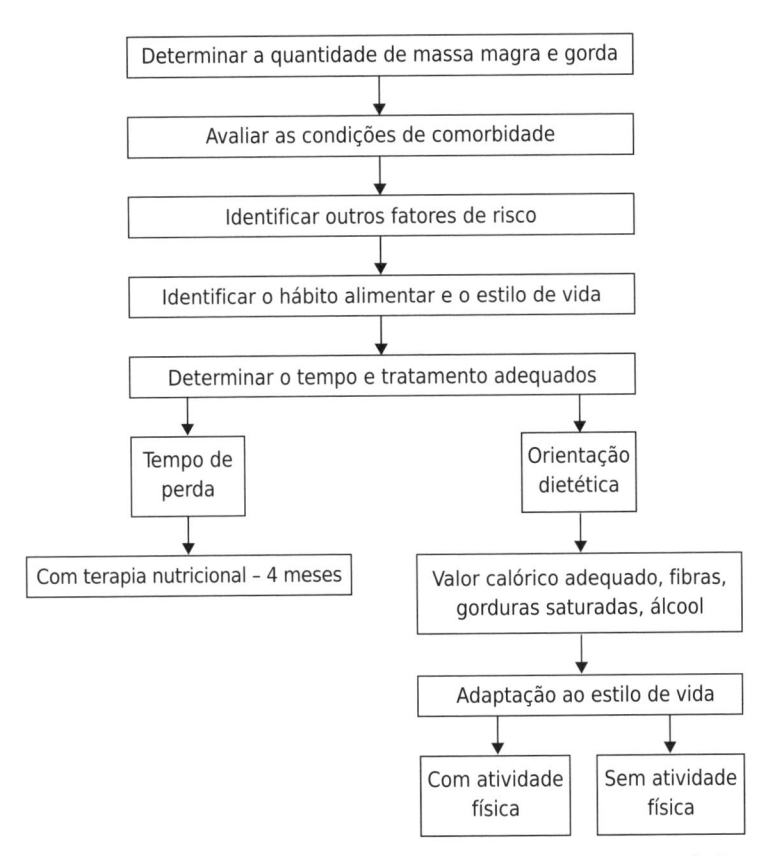

Figura 8.1 – Passos da intervenção nutricional na obesidade sarcopênica em idosos.

Fonte: Elaborada pela autoria.

Referências

1. NCD Risk Factor Collaboration (NCD-RisC). Trends in adult body-mass index in 200 countries from 1975 to 2014: a pooled analysis of 1698 population-based measurement studies with 19·2 million participants. The Lancet 2016 April 2; 387(10026): 1377-96.
2. The GBD 2015 Obesity Collaborators. Health Effects of Overweight and Obesity in 195 Countries over 25 Years. N Engl J Med 2017 July 6; 377: 13-27.
3. Samper-Ternent R, Snih S. Obesity in Older Adults: Epidemiology and Implications for Disability and Disease. Rev Clin Gerontol 2012 Feb 1; 22(1): 10-34.
4. Vigitel Brasil 2016. Ministério da Saúde (acessado em: ago. 2017). Disponível em: http://www.portalarquivos.saude.gov.br/images/pdf/2017/junho/07/vigitel_2016_jun17.pdf
5. Mathus-Vliegen EMH, Basdevant A, Finer N. Prevalence, Pathophysiology, Health Consequences and Treatment Options of Obesity in the Elderly: A Guideline. Obes Facts 2012; 5: 460-83.
6. Stenholm S, Harris T, Rantanen T, et al. Sarcopenic obesity – definition, etiology and consequences. Curr Opin Clin Nutr Metab Care 2008 Nov; 11(6): 693-700.
7. Stern SE, Williams K, Ferrannini E, DeFronzo RA, Bogardus C, Stern MP. Identification of individuals with insulin resistance using routine clinical measurements. Diabetes 2005 Feb; 54(2): 333-9.

8. Sinclair AJ, Paolisso G, Castro M, et al. European Diabetes Working Party for Older People 2011 clinical guidelines for type 2 diabetes mellitus. Diabetes Metabolism 2011; Suppl 3: S27-38.

9. Sakuma K, Yamaguchi A. Current Concepts and Therapeutic Strategy in Sarcopenic Obesity in 2016 (acessado em: ago. 2017). Disponível em: http:www.//iconceptpress.com

10. Zamboni M, Mazzali G, Zoico E, et al. Health consequences of obesity in the elderly: a review of four unresolved questions. Int J Obes (London) 2005; 29: 1011-29.

11. DeCaria JE, Sharp C, Petrella RJ. Geriatric Review Scoping review report: obesity in older adults. Int J Obesity 2012; 36:1141-50.

12. Apovian C, Aronne L, Bessesen D, et al. Pharmacological Management of Obesity: An Endocrine Society Clinical Practice Guideline. JCEM 2015.

13. Chitnis A, Ganz M, Hammer M, Langer J. Real-World Clinical Effectiveness of Liraglutide in Individuals 65 Years and Older with Type 2 Diabetes in the United States. J Diabetes Metab 2014; 5: 403.

14. Perna S, Guido D, Bologna C, et al. Liraglutide and obesity in elderly: efficacy in fat loss and safety in order to prevent sarcopenia. A perspective case series study. Aging Clin Exp Res 2016 Dec; 28(6): 1251-7.

15. Christopher RJ, Morgan ME, Tang Y, et al. Pharmacokinetics and Tolerability of Lorcaserin in Special Populations: Elderly Patients and Patients with Renal or Hepatic Impairment. Clin Ther 2017 Mar 29.

16. Cosentino G, Conrad A, Uwaifo G. Phentermine and topiramate for the management of obesity: a review. Drug Des Devel Ther 2013; 7: 267-78.

17. Sherman M, Ungureanu S, Rey J. Naltrexone/Bupropion ER (Contrave): Newly Approved Treatment Option for Chronic Weight Management in Obese Adults. P T 2016 Mar; 41(3): 164, 166-8, 171-2.

18. Horie NC, Cercato C, Mancini MC, et al. Long-Term Pharmacotherapy for Obesity in Elderly Patients. Drugs Aging 2010; 27: 497.

19. Fisberg MR, Martini LA, Slater B. Métodos de inquéritos alimentares. In: Fisberg RM, Slater B, Marchioni DML, Martini LA. Inquéritos alimentares – métodos e bases científicos. Barueri (SP): Manole; 2005.

20. Cruz-Jentoft AJ, Baeyens JP, Bauer JM, Boirie Y, Cederholm T, Landi F, et al. Sarcopenia: European consensus on definition and diagnosis Report of the European Working Group on Sarcopenia in Older People. Age and Ageing 2010; 39: 412-23.

21. Paddon Jones D, Rasmussen BB. Dietary protein recommendations and the prevention of sarcopenia: Protein, amino acid metabolism and therapy. Curr Opin Clin Nutr Metab Care 2009 Jan; 12(1): 86-90.

22. Rolland Y, Dupuy C, Van Kan GA, Gillette S, Vellas B. Treatment Strategies for Sarcopenia and Frailty. Med Clin N Am 2011; 95: 427-38.

23. World Health Organization. Obesity – preventing and managing the global epidemic. Report of a WHO – Consultation on obesity. Geneva, 1997.

24. World Health Organization. Active Ageing Policies and Programmes Report of a WHO. Geneva, 2002.

25. Molina P, Bursztein S, Abumrad N. Theories and assumptions on energy expenditure. Crit Care Clin 1995; 11(3): 587-601.

26. Morley JE. Decreased food intake with Aging. J Gerontology 2001; 56A: 81-8.

27. Villareal DT, Banks DNSM, Sinacore DR, Siener C, Klein S. Effect of Weight Loss and Exercise on Frailty in Obese Older Adults. Arch Intern Med 2006.

28. Hubbard RE, Lang IA, Llewellyn DJ, Rockwood K. Frailty, Body Mass Index, and Abdominal Obesity in Older People. J Gerontology 2010; 65A(4): 377-81; 166: 860-6.

29. Atualização da Diretriz brasileira de dislipidemias e prevenção da aterosclerose – 2017. Sociedade Brasileira de Cardiologia ago. 2017; 109(2) Supl. 1.

30. Barr SI, Murphy SP, Agurs-Collins TD, Poos MI. Planning diets for individuals using the dietary reference intakes. Nutr Rev 2003; 61(10): 353-60.

Síndrome metabólica

• Maysa Seabra Cendoroglo • Lara Miguel Quirino Araújo

Introdução

Síndrome metabólica é um estado clínico caracterizado por resistência à insulina, obesidade central, estado pró-inflamatório e pró-trombótico. Obesidade e inatividade física estão associadas à resistência à insulina, tanto em jovens como em idosos, independentemente da idade[1]. Por sua vez, a resistência à insulina regula diversos aspectos metabólicos como o metabolismo da glicose, dos lipídeos e do ácido úrico, fatores hemodinâmicos associados à pressão arterial, fibrinólise e endotélio disfuncional – que são componentes da síndrome metabólica. Todas essas disfunções contribuem para o desenvolvimento da aterosclerose. Desse modo, a síndrome metabólica é fator de risco para desenvolvimento de doença cardiovascular e diabetes tipo 2. O aspecto específico dos idosos mais estudado é a relação entre síndrome metabólica e cognição. Parece que essa associação existe, porém é modulada pela genética, idade, sexo e atividade física[2-5].

A obesidade é favorecida por aspectos individuais do envelhecimento como a intensidade e ritmo na mudança na composição corporal – com diminuição da massa muscular e aumento da gordura e consequente tendência à menor gasto energético basal, as mudanças hormonais (testosterona, estrógenos e *insulin-like growth fator*) e mudanças na leptina e grelina, que são moduladores neuro-humorais do apetite. Por outro lado, a obesidade central promove um estado de inflamação persistente que favorece a aceleração do envelhecimento, de modo que essas duas situações – obesidade central e envelhecimento patológico – se sobrepõem[2].

A resistência sistêmica à ação da insulina causada pela obesidade central e modulada por fatores genéticos e ambientais pode ser entendida como o resultado de um processo de dessensibilização à insulina, alteração na secreção e na sensibilidade à leptina, inflamação (e liberação de adipocinas) e anti-inflamação, com inúmeras vias moleculares envolvidas[3,4]. Existe um movimento compensatório para manter estável a glicemia. O organismo aumenta a taxa de secreção de insulina e diminui da taxa de *clearance* de insulina, acarretando hiperinsulinemia[5]. Caso a resistência à insulina seja persistente e exceda à capacidade de gerar hiperinsulinemia, instala-se a hiperglicemia. Os idosos podem ter redução na secreção de insulina em virtude do declínio funcional das células produtoras de insulina nas ilhotas pancreáticas e sua menor capacidade proliferativa, contribuindo para hiperglicemia. O estado de hiperinsulinemia inibe a lipólise, causando hipertrigliceremia e alteração no metabolismo do HDL-c. As vias de ativação do sistema renina-angiotensiva ficam exacerbadas, o que se acompanha de disfunção endotelial e hiperativação do sistema nervoso simpático, ensejando hipertensão arterial. Essas vias têm alças de retroalimentação, de modo a constituir um círculo vicioso, pró-inflamatório e pró-coagulante[6,8].

A síndrome metabólica aponta para ligação entre as várias disfunções metabólicas, tendo a resistência à insulina como o elo entre essas disfunções e a obesidade central como sua causa e expressão clínica. É ferramenta didática de valor por chamar a atenção para o risco de doença cardiovascular e de diabetes[7]. No entanto, não é uma doença, mas um estado pré-mórbido[8]. Seu valor preditivo para risco cardiovascular é menor quando comparado ao valor preditivo de cada um de seus componentes ou às diversas calculadoras e algoritmos de risco cardiovascular. Existe, inclusive, a controvérsia se a síndrome metabólica, considerando a definição clássica de síndrome, realmente existe ou se são múltiplos fenótipos com patogênese comum[9,10].

Critérios diagnósticos

A história da descrição da síndrome metabólica começa em 1765, mas somente em 1988 foi descrita sua importância clínica por Reaven. A primeira definição formal foi publicada pela Organização Mundial de Saúde (OMS) em 1998. Nos anos seguintes, foram publicados vários critérios diagnósticos. Desses, os critérios americanos do ATPIII Panel, de 2002, ficaram mais conhecidos no Brasil, inclusive porque a diretriz brasileira de síndrome metabólica[11], de 2005, os considerou.

Em 2009, diversas associações publicam uma declaração conjunta para harmonizar os diferentes critérios diagnóstico[6]. Essa publicação apresenta a circunferência da cintura como uma das medidas e o valor do ponto de corte de acordo com o país ou região. Sugere-se a aferição no ponto médio entre a última costela e a crista ilíaca (ao final da expiração).

A síndrome metabólica é clinicamente diagnosticada por três dos seguintes critérios:

- Medida de cintura ≥ 90 cm para homens e ≥ 80 cm para mulheres – aferida no ponto médio entre a última costela e a crista ilíaca ao final da expiração.
- Triglicerídeos ≥ 150 mg/dia.
- Colesterol HDL < 40 mg/dL em homens e < 50 mg/dL em mulheres.
- Pressão arterial sistólica ≥ 130 mmHg e/ou diastólica ≥ 85 mmHg.
- Glicemia de jejum ≥ 100 mg/dL.

Recomendações

A abordagem do idoso com síndrome metabólica tem três vertentes: a obesidade; a resistência à insulina; e a inflamação crônica. O objetivo é reduzir a velocidade de progressão para o diabetes (naqueles sem diabetes, naturalmente) e diminuir o risco cardiovascular. São recomendadas avaliações de rastreio de risco cardiovascular em portadores de pré-diabetes[12]. O tratamento dos componentes individuais da síndrome, ou seja, obesidade, diabetes, dislipidemia e hipertensão arterial, deve ser de acordo com as recomendações específicas discutidas em outros capítulos deste livro. Em geral, essas medidas também atuam na inflamação crônica. Considerando o papel central da resistência à insulina, as medidas que corrigem a hiperinsulinemia e a glicemia alterada são potencialmente benéficas em postergar o aparecimento do diabetes.

Tratamento não farmacológico: abordagem do estilo de vida

Os resultados em promover mudanças de estilo de vida em aconselhamento individual, assim como em sessões de aconselhamento em grupo, têm se mostrado satisfatórios inclusive para indivíduos de baixa renda. O suporte remoto (telefone, email, baseado na rede de internet e intervenções baseadas em aplicativos móveis) também tem sido utilizado sendo o *Practice-based Opportunities for Weight Reduction* (POWER) *Trial*, conduzido pela Johns Hopkins University, um exemplo de sucesso[13].

As propostas relacionadas a um comportamento saudável têm sido mais efetivas do que programas específicos, e também programas motivacionais que oferecem suporte orientado para os objetivos. Para todas as propostas os programas personalizados têm maior probabilidade de aderência e de atingir as metas programadas[13]. Os programas desenvolvidos com equipes multiprofissionais treinadas têm obtido bons resultados no aconselhamento e controle dos fatores de risco. No entanto, para todas as diferentes propostas, os resultados esperados podem ocorrer 1 ano após o início do programa e a taxa de recidivas é alta[13].

Lehr e colaboradores[14] propõem uma estratégia composta de etapas, identificadas como "ABCD" no aconselhamento de mudanças de estilo de vida. A primeira etapa, A (atitude), se refere a avaliar a disposição para a mudança, a motivação deve ser prioridade para implementar um programa; B (barreiras) identifica potenciais obstáculos; C (comprometimento) encoraja o paciente a alcançar objetivos mensuráveis; e D (demonstrar) abrange o monitoramento por si mesmo, ajuda o paciente a demonstrar progresso selecionando uma estratégia de monitoramento próprio.

Os fatores de risco relacionados ao estilo de vida são: ganho de peso; estilo de vida sedentário; nutrição não saudável; e estresse elevado. As mudanças de comportamento visam modificar esses fatores, mas se o alvo inicial deve ser abrangente ou deve ser focado sobre um comportamento específico para ter maior sucesso ainda não está claro. Há estudos que obtiveram melhores resultados quando orientaram os participantes a comer mais frutas e a diminuir o sedentarismo do que quando tentaram aumentar a atividade física ou diminuir a gordura saturada da dieta[13].

No The Diabetes Prevention Program (DPP)[15], foram incluídos homens e mulheres até 84 anos de idade. Os principais objetivos da intervenção no estilo de vida incluíram atingir e manter no mínimo a perda de 7% do peso nos primeiros 6 meses, redução da gordura total da dieta de pelo menos 25% da energia total e realização de 150 minutos de atividade física/semana (moderada intensidade, pelo menos 2,5 horas/semana – perda de pelo menos 700 kcal/semana). No programa de 24 semanas houve sessões individuais, aulas em grupo, campanhas motivacionais e oportunidades de recomeço. Foram abordadas a redução de calorias, o aumento da atividade física, o monitoramento pessoal, a manutenção de comportamento do estilo de vida saudável e os desafios psicológicos, sociais e motivacionais. O DPP demonstrou uma redução na incidência do diabetes tipo II de 16% em 3 anos, para cada kilo de peso perdido e de 3,3 casos por pacientes ano no subgrupo de 60 a 85 anos.

A combinação de exercício aeróbico de alta intensidade com exercício de resistência é mais efetiva do que cada um deles sozinho, sendo os programas supervisionados os que obtêm melhores resultados[13]. Os programas baseados no local de trabalho como, o Stepathlon Cardiovascular Health Study, têm alcançado bons resultados independentemente do sexo do paciente, em países de alta e baixa renda[13]. Os idosos se beneficiam particularmente da combinação de exercícios aeróbicos, treinos de resistência, balanço e flexibilidade (exercício multicomponente)[16].

Uma revisão sistemática e metanálise publicada em 2016[17] analisou a associação de padrões de dietas com a síndrome metabólica. Foram selecionados 28 estudos transversais e três longitudinais. Cerca de 50% dos estudos selecionados incluíam idosos entre seus participantes. Os autores classificaram as dietas em dois tipos: a prudente/padrão saudável, composta por frutas, vegetais, grãos integrais, peixe e frutos do mar, legumes, aves, azeite de oliva, nozes, sementes, laticínios sem gordura ou com baixa gordura; e a Western/não saudável, composta por grande quantidade de carne, alimentos processados, grãos refinados, doces, sobremesas, *fast food*, *snack foods*, refrigerantes e bebidas adoçadas. Os resultados mostraram que a prudente/padrão saudável está associada com baixa prevalência enquanto a Western/não saudável, com alta prevalência de síndrome metabólica.

Em outra revisão, também publicada em 2016[18], os autores avaliaram o efeito de diferentes tipos de dieta sobre os biomarcadores da síndrome metabólica e apontaram as dietas do Mediterrâneo, DASH (do inglês, *dietary approaches to stop hypertension*, que significa "métodos para combater a hipertensão") e a nórdica como as mais promissoras. A dieta paleolítica que difere destas por excluir grãos, laticínios e produtos industrializados, também parece ter efeito sobre os componentes da síndrome[19].

Para idosos submetidos à restrição dietética, é fundamental que esta seja balanceada, com adequada ingesta de proteínas de alto valor biológico, cálcio e vitamina D para diminuir os possíveis efeitos negativos de redução da densidade mineral óssea e da perda de massa magra[16].

Tratamento farmacológico

A abordagem farmacológica do indivíduo portador de síndrome metabólica com alteração na glicemia de jejum (pré-diabetes) tem como objetivo principal diminuir a incidência do diabetes tipo 2 ou retardar seu aparecimento, por considerar centrais a resistência à insulina e o estado pré-diabetes e pela relevância clínica do diabetes. Medicações que tratam os componentes da síndrome – obesidade, hipertensão arterial, hipertrigliceremia – mostram benefícios em minimizar as disfunções (endotelial, pró-inflamatória, pró-coagulante, oxidativa) e apontam para a redução do risco cardiovascular.

A metformina é a medicação mais testada com o objetivo de retardar a progressão do estado de pré-diabetes (ou seja, resistência à insulina) para diabetes, inclusive com acompanhamento de pacientes com idade acima de 60 anos. Medicações como pioglitazona, acarbose, orlistate, exenatida e liraglutida mostram benefícios diversos, às vezes sem uma relevância clínica comprovada, alguns com menor incidência de diabetes. O custo desses tratamentos limita seu uso com esse objetivo. De todas essas opções, metformina, pioglitazona e acarbose são as com melhor embasamento, apesar de a recomendação formal de uso ser somente para a metformina.

Novas opções têm sido estudadas. A empaglitazona e a lorcaserina apresentam alguns resultados em estudos experimentais. Algumas iniciativas avaliaram o gengibre-mioga, o extrato padronizado da fruta maqui chilena (delphinol), zinco, *Aloe vera* e inulina mostraram resultados iniciais favoráveis. O extrato de canela também tem despertado o interesse.

Metformina

Não é a 1ª escolha na prevenção do diabetes em idosos. Sua recomendação de uso é para pessoas com idade menor que 60 anos e índice de massa corpórea (IMC) maior que 35 kg/m². Em caso de uso continuado da metformina, os níveis séricos de vitamina B12 devem ser monitorados. Para aqueles com idade acima de 60 anos, recomenda-se mudança no estilo de vida.

O DPP foi um ensaio clínico multicêntrico com indivíduos com pré-diabetes e obesidade central, que avaliou o efeito da metformina (850 mg, duas vezes/dia), modificação no estilo de vida (MEV) e placebo na incidência de diabetes. Teve seguimento médio de 2,8 anos e mostrou que a metformina reduziu em 31% o risco de desenvolver diabetes em relação ao grupo placebo, e a modificação no estilo de vida o reduziu em 58%. A metformina foi mais efetiva em jovens (de 25 a 44 anos) e obesos com IMC maior que 35 kg/m². A MEV foi mais efetiva nos idosos (grupo com idade acima de 60 anos). Após 15 anos de acompanhamento [*Diabetes Prevention Program Outcomes Study* (DPP/DPPOS)], a metformina reduziu o risco de diabetes em 18% e a modificação no estilo de vida em 27%, porém a taxa de incidência de diabetes aumentou na MEV e reduziu no grupo metformina e no placebo. Possivelmente, houve adiamento na apresentação do diabetes na MEV e, depois, os casos em indivíduos mais susceptíveis começaram a aparecer, ao passo que no grupo metformina e placebo, esse processo ocorreu anos antes. Análises subsequentes mostraram que tanto a MEV como a metformina têm ação anti-inflamatória e anticoagulante. Por outro lado, a MEV tem uma ação mais benéfica no metabolismo do colesterol HDL.

Além desse efeito mais específico na síndrome metabólica, a metformina é estudada em modelos experimentais (como em vermes e camundongos) para aumentar a longevidade. Os mecanismos são pela via nutrientessensitiva para baixa energia (AMPK), estímulo das vias compensatórias do estresse oxidativo e por prejuízo ao metabolismo de folato e metionina do microbioma intestinal dos vermes *C. elegans*.

Pioglitazona

Sensibilizador à insulina que atua na regulação gênica do metabolismo glicídico e lipídico por ativar os receptores intranucleares PPARgama (*peroxisome proliferator activated receptor*). Ela aumenta a sensibilidade periférica à insulina e estimula a lipólise (atuando no metabolismo dos triglicerídeos), reduz a leptina e os mediadores inflamatórios.

Em pacientes com história recente de acidente vascular encefálico (AVE) e resistência à insulina, a pioglitazona (15 mg/dia, com aumento progressivo até 45 mg, se tolerado) reduziu a progressão para diabetes e em 24% o risco de novo AVE ou infarto agudo do miocárdio após 9 anos de acompanhamento. Entre os efeitos adversos, estão o ganho de peso, edema e fraturas. A pioglitazona melhorou parâmetros metabólicos (como colesterol HDL, glicemia, insulinemia, adiponectina e PAI-1) e reduziu a velocidade de progressão da aterosclerose (medida pela espessura da íntima-média carotídea) independentemente da melhora metabólica em pacientes com pré-diabetes após 2,3 anos. Além disso, reduz a esteato-hepatite não alcoólica associada à síndrome metabólica. Porém, o fármaco diminui a massa óssea. Seu uso continuado exige cautela, especialmente em idosos, pelo risco de fraturas, ganho de peso, edema e aumento de transaminases.

Nessa mesma classe, estavam disponíveis a troglitazona e a rosiglitazona, ambas retiradas do mercado. A troglitazona foi a primeira que mostrou benefício na síndrome metabólica e progressão para o diabetes tipo 2, mas foi retirada do mercado por hepatotoxicidade. O estudo que avaliou a troglitazona mostrou que, após 8 meses, seus efeitos preventivos persistiam. A rosiglitazona foi descontinuada por diferentes eventos adversos, como retenção hídrica, anemia e suspeitas de aumentar o risco cardiovascular.

Acarbose

Inibidor da alfaglicosidase, que lentifica a absorção pós-prandial de carboidratos. Em indivíduos (n = 1.529) com glicemia de jejum alterada, a acarbose (50 mg, três vezes/dia, com aumento até 100 mg, três vezes/dia, se tolerado) reduziu em 36% a incidência de diabetes, 34% de hipertensão arterial e 49% de evento cardiovascular. A acarbose tem um bom perfil de segurança e tolerabilidade, seus efeitos colaterais tendem a ser no trato gastrintestinal (principalmente flatulência) e o fármaco tem a vantagem de não causar aumento de peso.

Orlistate

Os estudos com esta medicação geralmente mostram benefícios na redução de peso e no metabolismo do triglicerídeos. Uma revisão sistemática com mulheres com síndrome dos ovários policísticos (hiperandrogenismo, disfunção ovariana e componentes da síndrome metabólica em mulheres de idade fértil) aponta que cinco estudos apresentaram melhora no metabolismo da glicose (redução no HOMA e da insulinemia) e três não encontraram nenhuma diferença. Na comparação com a metformina, dois estudos mostraram reduções semelhantes na HOMA e na insulinemia.

Exenatida

Agonista do GLP-1 (*glucagon-like peptide-1*) testado em um pequeno estudo aberto (n = 10) por 1 mês e mostrou menor deposição de gordura visceral e melhora na taxa de glicose metabolizada e na secreção de insulina[20]. Outro estudo (n = 50, aberto, com 3 meses de duração) mostrou ações da exenatida na disfunção endotelial semelhantes à da metformina. O uso concomitante da exenatida com a dapaglifozina (inibidor do cotransportador tipo 2 do sódio e da glicose), durante 6 meses (n = 50) mostrou redução do peso e melhora no metabolismo da glicose.

Liraglutida

Análogo do GLP-1 testado em indivíduos (n = 564) de até 65 anos, com IMC entre 30 e 40 kg/m^2 e glicemia de jejum alterada com o objetivo de perda de peso. Após 2 anos, houve redução de 59% na prevalência da síndrome metabólica, com redução de peso e melhora do perfil lipídico e da pressão arterial. A dose da medicação chegou a 3 mg/dia, via subcutânea.

Empaglitozina

Inibidor do cotransportador tipo 2 do sódio e da glicose, que diminui a reabsorção renal da glicose e estimula a excreção urinária de glicose. Em modelo experimental (ratos com síndrome metabólica e pré-diabetes) para avaliar suas ações não glicêmicas, houve redução da hipertrofia cardíaca e da fibrose intersticial por ação anti-inflamatória e antiestresse oxidativa e redução da hipertrofia visceral dos adipócitos. Esses achados sugerem o potencial benefício em casos de síndrome metabólica com pré-diabetes. No entanto, o uso dessa medicação com tal objetivo precisa ser testado em humanos. Além disso, seu uso em idosos exige cautela, em especial pelo risco de depleção de volume, não se recomenda para idosos acima de 85 anos.

Lorcaserina

Agonista seletivo do receptor 5-HT2C com indicação para controle de peso. Em indivíduos obesos e pré-diabetes (n = 6.136), reduziu a progressão para o diabetes e controlou a glicemia (avaliação *post hoc* de dois estudos de fase 3).

Ressaltamos

- A síndrome metabólica é um estado clínico que tem a resistência à insulina como elemento central.
- É fator de risco para doença cardiovascular e diabetes tipo 2.
- Aspectos do envelhecimento favorecem a obesidade e hiperglicemia.
- Medidas que corrigem a hiperinsulinemia favorecem a melhora do perfil metabólico e são potencialmente benéficas para postergar o aparecimento do diabetes.
- Obesidade central, hipertrigliceremia, níveis diminuídos do colesterol HDL, hipertensão arterial e glicemia alterada são a expressão clínica da síndrome metabólica.
- Mudança de estilo de vida é a principal medida para tratamento.
- Não existem evidências suficientes para recomendação de tratamento farmacológico em idosos.
- Metformina é a medicação de escolha nos casos com indicação de tratamento farmacológico.

Referências

1. Amati F, Dube JJ, Coen PM, et al. Physical inactivity and obesity underlie the insulin resistance of aging. Diabetes Care 2009; 32: 1547-9.
2. Jura M, Kozak LP. Obesity and related consequences to ageing. Age (Dordr) 2016 Feb; 38(1): 23.
3. Saltiel AR. Insulin resistance in the defense against obesity. Cell Metab 2012 Jun 6; 15(6): 798-804.
4. Freitas MC, Ramallo BT, Ceschini FL. Resistência à insulina associada à obesidade: efeitos anti-inflamatórios do exercício físico. Insulin resistance associated with obesity: anti-inflammatory effects of physical exercise. Rev Bras Ciênc Mov jan.-mar. 2014; 22(3): 139-47.

5. Kim SH, Reaven GM. Insulin clearance: an underappreciated modulator of plasma insulin concentration. J Investig Med 2016 Oct; 64(7): 1162-5.

6. Aslam M, Aggarwal S, Sharma KK, Galav V, Madhu SV. Postprandial Hypertriglyceridemia Predicts Development of Insulin Resistance Glucose Intolerance and Type 2 Diabetes. PLoS One 2016 Jan 25; 11(1): e0145730.

7. Simmons RK, Alberti KG, Gale EA, Colagiuri S, Tuomilehto J, Qiao Q, et al. The metabolic syndrome: useful concept or clinical tool? Report of a WHO Expert Consultation. Diabetologia 2010 Apr; 53(4): 600-5.

8. Alberti KG, Eckel RH, Grundy SM, Zimmet PZ, Cleeman JI, Donato KA, et al. International Diabetes Federation Task Force on Epidemiology and Prevention; Hational Heart, Lung, and Blood Institute; American Heart Association; World Heart Federation; International Atherosclerosis Society; International Association for the Study of Obesity. Harmonizing the metabolic syndrome: a joint interim statement of the International Diabetes Federation Task Force on Epidemiology and Prevention; National Heart, Lung, and Blood Institute; American Heart Association; World Heart Federation; International Atherosclerosis Society; and International Association for the Study of Obesity. Circulation 2009 Oct 20; 120(16): 1640-5.

9. De Groot LJ, Chrousos G, Dungan K, et al. editors. South Dartmouth(MA): MDText.com, Inc.; 2000-2015.

10. Borch-Johnsen K, Wareham N. The rise and fall of the metabolic syndrome. Diabetologia 2010 Apr; 53(4): 597-9.

11. I Diretriz brasileira de diagnóstico e tratamento da síndrome metabólica. Sociedade Brasileira de Hipertensão, Sociedade Brasileira de Cardiologia, Sociedade Brasileira de Endocrinologia e Metabologia, Sociedade Brasileira de Diabetes, Associação Brasileira para Estudos da Obesidade. Arq Bras Cardio. 2005; 84 supl. 1.

12. American Diabetes Association. 5. Prevention or Delay of Type 2 Diabetes. Diabetes Care 2017 Jan; 40(Suppl 1): S44-S47.

13. Vassallo P, Driver SL, Stone NJ. Metabolic Syndrome: An Evolving Clinical Construct, Progress in Cardiovascular Diseases 2016. doi:10.1016/j.pcad.2016.07.012

14. Andrew LL, Steven LD, Stone NJ. The ABCD of Lifestyle Counseling. JAMA Cardiology [online] 2016 June 8 [cited 2016 Sep 06] University of Birmingham. Available from: http://cardiology.jamanetwork.com/

15. ADA. Prevention or Delay of Type 2 Diabetes. Diabetes Care 2017; 40(Suppl. 1): S44-S47. DOI:10.2337/dc17-S008 .

16. Elisabeth MH. Mathus-Vliegen a on behalf of the Obesity Management Task Force (OMTF) of the European Association for the Study of Obesity (EASO); members: Arnaud Basdevant, Nick Finer, Vojtech Hainer, Hans Hauner, Dragan Micic, Maximo Maislos, Gabriela Roman, Yves Schutz, Constantine Tsigos, Hermann Toplak, Volkan Yumuk, Barbara Zahorska-Markiewicz. Prevalence, Pathophysiology, Health Consequences and Treatment Options of Obesity in the Elderly: A Guideline Obes Facts 2012; 5.

17. Rodríguez-Monforte M, · Sánchez E, · Barri · F, Costa B · Flores-Mateo G. Metabolic syndrome and dietary patterns: a systematic review and meta-analysis of observational studies. Eur J Nutr 2016. DOI:10.1007/s00394-016-1305-y.

18. Robberecht H, De Bruyne T, Hermans N. Effect of various diets on biomarkers of the metabolic syndrome. Int J Food Sci Nutr 2016. DOI:10.1080/09637486.2016.126972.

19. Manheimer EW, van Zuuren EJ, Fedorowicz Z, Pijl H. Paleolithic nutrition for metabolic syndrome: systematic review and meta-analysis. Am J Clin Nutr 2015; 10.

20. González-Ortiz M, Martínez-Abundis E, Robles-Cervantes JA, Ramos-Zavala MG. Effect of exenatide on fat deposition and a metabolic profile in patients with metabolic syndrome. Metab Syndr Relat Disord 2011 Feb; 9(1): 31-4.

Referências complementares

Zingiber mioga extracts

In vitro and in vivo reduction of post-prandial blood glucose levels by ethyl alcohol and water Zingiber mioga extracts through the inhibition of carbohydrate hydrolyzing enzymes. Disponível em: https://www.ncbi.nlm.nih.gov/pubmed/27036710

Delphinol

Delphinidin-Rich Maqui Berry Extract (Delphinol®) Lowers Fasting and Postprandial Glycemia and Insulinemia in Prediabetic Individuals during Oral Glucose Tolerance Tests. Disponível em: https://www.ncbi.nlm.nih.gov/pubmed/28025651

Cinnamon extract (a ser testado)

Assessment of the effect of lifestyle intervention plus water-soluble cinnamon extract on lowering blood glucose in pre-diabetics, a randomized, double-blind, multicenter, placebo controlled trial: study protocol for a randomized controlled trial. Disponível em: https://www.ncbi.nlm.nih.gov/pubmed/26732017

Inulina

A Randomized Crossover Trial: The Effect of Inulin on Glucose Homeostasis in Subtypes of Prediabetes. Disponível em: https://www.ncbi.nlm.nih.gov/pubmed/26571012

Zinco

Zinc supplementation for improving glucose handling in pre-diabetes: A double blind randomized placebo controlled pilot study. Disponível em: https://www.ncbi.nlm.nih.gov/pubmed/27242121

Aloe vera

Effect of Aloe vera on glycaemic control in prediabetes and type 2 diabetes: a systematic review and meta-analysis. Disponível em: https://www.ncbi.nlm.nih.gov/pubmed/27009750

Pioglitazona

Effect of pioglitazone on body composition and bone density in subjects with prediabetes in the ACT NOW trial (diminui DO). Disponível em: https://www.ncbi.nlm.nih.gov/pubmed/23551856 Long-Term Pioglitazone Treatment for Patients with Nonalcoholic Steatohepatitis and Prediabetes or Type 2 Diabetes Mellitus: A Randomized Trial. Disponível em: https://www.ncbi.nlm.nih.gov/pubmed/27322798

10 Hipertensão arterial sistêmica

• Flávia Veríssimo Melo e Silva • Cinthia Médice Nishide de Freitas
• Jullyana Chrystina Ferreira Toledo • Roberto Dishinger Miranda

Introdução

A hipertensão arterial sistêmica (HAS) é uma doença multifatorial caracterizada por níveis de pressão arterial (PA) elevados e sustentados que ensejam alterações estruturais e funcionais dos órgãos-alvo (rins, coração, encéfalo e vasos sanguíneos). É o principal fator de risco para complicações cardiovasculares potencialmente fatais, como a doença arterial coronariana (DAC), o acidente vascular encefálico (AVE) e a insuficiência cardíaca (IC)[1].

Além disso, a HAS está associada a outras morbidades clínicas não fatais como a depressão e a demência[2,3]. Portanto, tratar a HAS influencia a melhora da qualidade de vida do indivíduo e a diminuição da mortalidade.

Epidemiologia

No Brasil, a prevalência da HAS é de 32,5% em indivíduos adultos, mas com tendência a aumento com a idade, atingindo mais de 60% dos idosos[4].

O *Estudo Longitudinal de Idosos Residentes na Comunidade* (Epidoso), realizado com 1.667 idosos residentes na cidade de São Paulo, evidenciou uma prevalência de HAS em torno de 63% nas mulheres e de 57% nos homens. Vale ressaltar que 38% dos indivíduos apresentavam hipertensão sistólica isolada (HSI), sendo 33% dos homens e 41% das mulheres[5].

Em um levantamento populacional mais recente, a prevalência média de HAS nos idosos, considerando as cinco regiões brasileiras, se manteve sempre acima de 50% nos dados coletados pelo Departamento de Informática do Sistema Único de Saúde (Datasus) nos anos de 2006 a 2010[6].

Fisiopatologia

Muitas alterações vasculares ocorrem com o envelhecimento, entre elas se destaca o aumento da rigidez arterial, que propicia maior variação da pressão sistólica para um mesmo volume ejetado pelo ventrículo esquerdo. Além disso, em artérias mais rígidas, a velocidade da onda de pulso aumenta, fazendo a onda reflexa atingir a aorta ainda na sístole, aumentando a pressão arterial sistólica (PAS) e diminuindo a diastólica (PAD), contribuindo para a ocorrência da HSI nos idosos (HSI)[7].

Diagnóstico

Apesar do aumento fisiológico da PA com a idade, níveis de PAS acima de 140 mmHg e/ou de PAD acima de 90 mmHg não devem ser considerados normais para os idosos. Assim, adultos e idosos com PAS ≥ 140 e/ou PAD ≥ 90 mmHg são considerados hipertensos (Tabela 10.1). Isso, desde que a aferição tenha sido realizada com a técnica correta e com menos três medidas de PA feitas em, no mínimo, duas visitas diferentes a profissionais de saúde, médicos ou membros da equipe treinados[8].

Tabela 10.1 Classificação da pressão arterial.			
Classificação	PAS (mmHg)		PAD (mmHg)
Ótima	< 120	e	< 80
Normal	120-129	ou	80-84
Limítrofe	130-139	ou	85-89
Hipertensão estágio 1	140-159	ou	90-99
Hipertensão estágio 2	160-179	ou	100-109
Hipertensão estágio 3	≥ 180	ou	≥ 110
Hipertensão sistólica isolada	≥ 140	e	< 90

Observação: Quando a PAS e PAD situam-se em categorias diferentes, o paciente deve ser classificado pela mais alta. PAD: pressão arterial diastólica; PAS: pressão arterial sistólica.

Fonte: Adaptada de VII Diretrizes brasileiras de hipertensão. Arq Bras Cardiol 2016; 107(3 Supl. 3): 1-83.

Existem peculiaridades na medida da PA e no diagnóstico da HAS na população idosa que merecem atenção (Tabela 10.2). Há, por exemplo, diminuição da sensibilidade dos barorreceptores, podendo comprometer os reflexos posturais e predispor à hipotensão ortostática (HO). Esta se caracteriza por uma diferença na PAS ≥ 20 mmHg e/ou na PAD ≥ 10 mmHg entre a posição deitada e a posição ortostática[7].

É mais comum também a presença de hiato auscultatório nos idosos, que consiste no silêncio após a fase I de Korotkoff. As fases II e III ficam inaudíveis e o reaparecimento da ausculta ocorre após queda de até 40 mmHg na PA, podendo haver uma subestimação da PAS ou superestimação da PAD. Nesse caso, a pressão sistólica será o valor observado no aparecimento da palpação do pulso radial após deflação do manguito[8].

Por fim, por consequência da intensa arteriosclerose e da rigidez da parede arterial, pode haver a pseudo-hipertensão, em que a insuflação do manguito acima da PA sistólica não é suficiente para colabar a artéria radial. Para realizar esse diagnóstico, dispomos na prática apenas da manobra de Osler, que consiste em palpar a artéria radial com o manguito insuflado acima da PAS, ou seja, não há mais pulsatilidade da radial, mas ela permanece palpável[8,9].

O diagnóstico adequado da HAS tanto em adultos jovens quanto em idosos também pode ser feito por meio da MAPA (monitorização ambulatorial da pressão arterial) ou da MRPA (monitorização residencial da pressão arterial), esses métodos são particularmente importantes quando há suspeita de hipertensão do avental branco, definida como a presença de medidas elevadas de PA apenas quando aferidas em serviços de saúde, ou de hipertensão mascarada, que consiste em valores pressóricos normais medidos nos serviços de saúde, porém, elevados no restante do tempo[8].

Tabela 10.2		
Peculiaridades da medida da pressão arterial (PA) em idosos.		
Peculiaridades	Características	Como evitar o erro
Pseudo--hipertensão	• Medida falsamente elevada da PA por rigidez arterial importante	• Manobra de Osler • Medida intra-arterial da PA
Hipertensão do avental branco	• PA elevada em serviço de saúde, mas normal fora dele	• Medidas repetidas no consultório • MAPA, MRPA
Hipertensão mascarada	• PA normal no serviço de saúde, mas elevada no restante do tempo	• MAPA, MRPA
Hiato auscultatório	• Silêncio após a fase I de Korotkoff	• Considerar PAS aquela observada no aparecimento pulso radial durante desinsuflação do manguito • Medida oscilométrica
Hipotensão ortostática (HO)	• Diferença na PAS ≥ 20 mmHg, PAD ≥ 10 mmHg e/ou sintomas entre as posições deitada e ortostática	• Medir regularmente a PA nas duas posições
Variabilidade da PA	• Idosos apresentam maior variação da PA	• Aumenta-se a precisão com maior número de medidas. Em cada consulta, medir 3 vezes a PA • MAPA e MRPA

Legenda: MAPA: monitorização ambulatorial da pressão arterial; MRPA: monitorização residencial da pressão arterial; PA: pressão arterial; PAS: pressão arterial sistólica; PAD: pressão arterial diastólica. Manobra de Osler: é positiva se a artéria radial permanece palpável mesmo após não estar mais pulsátil porque o manguito está insuflado com pressão superior à PAS.

Fonte: Adaptada de: Miranda RD, et al. Hipertensão arterial no idoso: peculiaridades na fisiopatologia, no diagnóstico e no tratamento. Rev Bras Hipertens. 2002; 9(3):293-300[7].

Fatores de risco

- *Idade:* conforme dito anteriormente, a prevalência da HAS aumenta diretamente com a idade, em grande parte em virtude do aumento da rigidez arterial [4,5,7]. Até mesmo em indivíduos saudáveis e sem doença cardiovascular, a pressão sistólica tende a subir durante toda a vida. Os níveis sistólicos de PA se elevam em 20 mmHg entre as idades de 30 e 65; ao passo que a PAD aumenta em 10 mmHg. Entretanto, após essa idade, os níveis diastólicos tendem a diminuir[7].

- *Sexo:* a prevalência de HAS entre homens e mulheres é semelhante, embora seja mais elevada nos homens até os 50 anos, invertendo-se a partir da 5ª década, possivelmente devido ao ganho de peso e às alterações hormonais decorrentes do climatério[10].

- *Etnia:* de acordo com estudos americanos, é sabido que a HAS é duas vezes mais prevalente em indivíduos de cor não branca. Entretanto, em razão da miscigenação brasileira poucos estudos mostram relação da HAS com a cor da pele[11].

- *Excesso de peso e obesidade:* a associação entre o ganho de peso e a HAS é bem estabelecida e comprovada por estudos em diversas populações. A cada 5% de ganho ponderal, há aumento de 20 a 30% no risco de desenvolvimento de HAS. O mecanismo que propicia o aumento PA em obesos, por outro lado, não é totalmente esclarecido. Sabe-se que, com o excesso de peso, costuma haver aumento da gordura visceral que está associada ao aumento da resistência à insulina e da produção de leptina. A hiperinsulinemia estimula a atividade simpática e a retenção de sódio. A leptina, por sua vez, em estudos experimentais, também ativa o sistema nervoso simpático. Há também aumento da reabsorção de sódio e expansão volêmica, tanto pela ativação do sistema renina-angiotensina-aldosterona como pela própria pressão intrarrenal causada pela gordura perirrenal e abdominal[12,13].

- *Dieta rica em sal:* tem um importante papel na patogênese da elevação da PA[14]. Mais de cem ensaios examinaram a relação entre ingestão de sódio e PA. O estudo multicêntrico Intersalt mostrou uma associação positiva da excreção urinária de sódio e a prevalência de HAS[15]. Uma revisão sistemática indica enfaticamente a relação direta entre a ingesta de sódio e o aumento da PA[16].

Vale ressaltar que existe uma variação em relação à sensibilidade ao sal, alguns indivíduos podem ser muito ou pouco responsivos ao conteúdo de sal das dietas. As pessoas que apresentam maior aumento da PA em resposta ao aumento da ingesta de sódio são denominadas "sensíveis ao sal". Cerca de 30 a 50% dos hipertensos e 15 a 25% dos normotensos são sensíveis ao sal. Esses indivíduos normotensos apresentaram incidência cinco vezes maior de HAS em 15 anos em relação àqueles com baixa sensibilidade[11].

- *Ingestão de bebida alcóolica:* a ingestão de álcool por períodos prolongados de tempo pode aumentar a PA. Uma metanálise publicada em 2012, incluindo 16 estudos prospectivos, com uma amostra total de 33.904 homens e 19.372 mulheres, concluiu que há aumento, estatisticamente significante, do risco de desenvolvimento de HAS com o consumo de 31 a 40 g de álcool/dia para os homens e de 21 a 40 g para as mulheres[17].

- *Sedentarismo:* as pessoas que praticam exercícios regularmente são mais saudáveis e apresentam valores menores de PA em relação àquelas que não praticam[18].

- *Fatores socioeconômicos:* no Brasil, a HAS é mais prevalente entre indivíduos com menor escolaridade[19].

- *Genética:* não existem variantes genéticas sabidas até o momento que possam predizer o risco individual de se desenvolver HAS. Mas sabe-se que indivíduos com parentes próximos hipertensos têm maior risco de desenvolver a doença[19].

Investigação clínica e complementar

Deve-se avaliar os pacientes hipertensos com os objetivos de confirmar o diagnóstico, identificar fatores de risco e as causas da HAS, identificar lesões de órgãos-alvo, diagnosticar doenças associadas e estratificar o risco cardiovascular[8].

É importante realizar uma anamnese completa e detalhada, com atenção para o tempo de doença, características do estilo de vida, aspectos socioeconômicos, tratamentos já realizados e uso de outros medicamentos que possam interferir negativamente no controle pressórico, como anti-inflamatórios, anorexígenos, descongestionantes nasais[19].

No idoso hipertenso, assim como em toda avalição geriátrica, é importante saber sobre sua funcionalidade e levar em conta a qualidade de vida do paciente na tomada das decisões. Nesses, o exame físico deve ser mais detalhado, com aferição cautelosa da PA, consequente às peculiaridades já citadas (Tabela 10.2).

Na história clínica, é importante a realização de testes cognitivos e do rastreio rápido para depressão. A prevalência da depressão em idoso chega a ser de 10 a 20%. Em uma metanálise, publicada em 2012, com nove estudos de coorte, a depressão aumentou o risco de hipertensão em 42%, sugerindo que tal comorbidade pode ser até considerada fator de risco independente[3].

Quanto aos exames complementares, a Diretriz Brasileira de Cardiogeriatria indica a realização dos seguintes exames: eletrocardiograma de repouso; exame de urina (bioquímica e sedimento); exames de sangue (creatinina, ureia, sódio, potássio, glicemia, colesterol total, colesterol HDL, triglicerídeos, ácido úrico, TSH, hematócrito e hemoglobina); e ecodopplercardiograma. Orienta também considerar a realização de teste ergométrico em idosos com risco coronariano[8]. Porém, na avaliação global do idoso hipertenso, pode ser necessária uma investigação muito mais ampla, conforme cada caso.

Tratamento não medicamentoso

Cessação do tabagismo

Os fumantes idosos costumam apresentar menor intenção de abandonar o cigarro, quando comparados aos jovens, entretanto, apresentam maior chance de sucesso quando tentam. Logo, devem ser estimulados[20]. O estudo EPESE demonstrou resultados benéficos na interrupção do hábito de fumar, mesmo no idoso tabagista de longa data[21]. Embora seja importante para controle do risco de eventos cardiovasculares, não há evidência científica da melhora dos valores pressóricos como consequência da cessação do tabagismo[9].

Controle do peso

A relação entre o aumento do peso e o aumento da pressão arterial é quase linear. A redução de 10 kg de peso diminui em 5 a 20 mmHg a pressão sistólica[9]. Nos idosos, é importante manter o IMC < 27 kg/m^2, acima do qual o indivíduo é considerado obeso[8].

Dieta no tratamento da hipertensão

Existem alguns padrões dietéticos que comprovadamente reduzem o desenvolvimento da HAS, como a dieta DASH (do inglês, *dietary approaches to stop hypertension*, que significa "métodos para combater a hipertensão") e a dieta do Mediterrâneo[9].

A DASH consiste em uma alimentação rica em frutas, hortaliças, fibras, minerais e laticínios com baixos teores de gordura (Quadro 10.1). Ela é composta de quatro a cinco porções de frutas, quatro a cinco porções de vegetais, duas a três porções de lácteos com baixo teor de gordura por dia e < 25% de gordura por dia[9].

Quadro 10.1 **Como orientar uma dieta DASH.**
Escolher alimentos que apresentem pouca gordura saturada, colesterol e gordura total. Por exemplo: carne magra, aves e peixes, utilizando-os em pequena quantidade.
Comer muitas frutas e hortaliças, aproximadamente de oito a dez porções/dia (1 porção é igual a uma concha média).
Incluir duas ou três porções de laticínios desnatados ou semidesnatados/dia.
Preferir os alimentos integrais, como pão, cereais e massas integrais ou de trigo integral.
Comer oleaginosas (castanhas), sementes e grãos, de quatro a cinco porções/semana (uma porção é igual a 1/3 de xícara ou 40 g de castanhas, duas colheres de sopa ou 14 g de sementes, ou 1/2 xícara de feijões ou ervilhas cozidas e secas).
Reduzir a adição de gorduras. Utilizar margarina *light* e óleos vegetais insaturados (p. ex.: azeite, soja, milho, canola).
Evitar a adição de sal aos alimentos. Evitar também molhos e caldos prontos, além de produtos industrializados.
Diminuir ou evitar o consumo de doces e bebidas com açúcar.

Fonte: Adaptado de: Sociedade Brasileira de Cardiologia/Sociedade Brasileira de Hipertensão/Sociedade Brasileira de Nefrologia, 2010.

No ensaio DASH de baixo teor de sódio (DASH-Sodium), tanto a dieta DASH como a dieta com baixas quantidades de sódio reduziram a PA significativamente, sendo que a combinação foi ainda superior a cada uma isoladamente[22].

A dieta do Mediterrâneo também é rica em frutas e hortaliças e preconiza a substituição do excesso de carboidratos por gordura insaturada[9].

Apesar das diferenças individuais de sensibilidade à ingesta de sal, conforme citado anteriormente, reduções na quantidade de sal são, em geral, eficientes em reduzir a PA[9]. A necessidade nutricional de sódio para os seres humanos é de 500 mg (cerca de 1,2 g de sal). O consumo diário de sal recomendado pela Organização Mundial de Saúde (OMS) é de 5 g de cloreto de sódio ou sal de cozinha (que corresponde a 2 g de sódio)[23]. Entretanto, no idoso essa redução deve ser lenta e acompanhada de perto, pois pode diminuir sua aceitação alimentar e ocasionar perda ponderal indesejada.

O grupo Nutricode evidenciou que cada redução de 2,3 g/dia de sódio está associada à redução de 3,82 mmHg na PAS e esse efeito se demonstrou maior em idosos, em negros e em hipertensos[24].

Um estudo realizado com a população rural da China, entre 2004 e 2005, com 187 participantes e idade média de 58,4 anos, demonstrou que, após 12 meses da substituição do cloreto de sódio por um outro sal que continha apenas 65% de cloreto de sódio, houve redução significante da pressão arterial periférica (–7,4 mmHg)[25].

O consumo de álcool, mesmo em pequenas quantidades, não deve ser recomendado apara aqueles que não têm o hábito. Para aqueles que o fazem, a redução do consumo deve ser estimulada (a Tabela 10.3 informar o teor alcóolico das bebidas mais consumidas no Brasil). No estudo *The Prevention And Treatment of Hypertension Study* (PATHS), a redução da ingesta de bebidas alcoólica em hipertensos reduziu a PA em 6 meses[26]. Assim, recomenda-se a ingesta diária máxima de 30 g de etanol para homens e 15 g de etanol para as mulheres[9].

Existem outras mudanças alimentares com menos evidências científicas de benefício na redução da PA. O uso do leite de soja, por exemplo, parece diminuir a pressão quando comparado ao uso de leite de vaca. O molho de soja (*shoyu*) industrializado contém elevado teor de sódio e deve ser evitado. O betaglucano, presente na aveia, pode levar a uma pequena diminuição da PA em obesos. A suplementação de óleo de peixe (ômega 3) em altas doses diárias reduziu a PA discretamente. Há controvérsias em relação a consumo de oleaginosas (castanhas) com o objetivo de reduzir a PA, embora possam trazer outros benefícios à saúde. Não existem recomendações contra ou a favor do consumo de café, no que diz respeito à PA[9].

Tabela 10.3				
Teor alcóolico das bebidas mais consumidas no Brasil.				
Bebida	% etanol	Quantidade de etanol (g)	Volume para 30 g de etanol (mL)	Volume aproximado (mL)
Cerveja	~6%	4,8 g	625 mL	2 latas ou 1 garrafa
Vinho	~12%	9,6 g	312,5 mL	2 taças de 150 mL ou 1 taça de 300 mL
Uísque, vodca, cachaça	~40%	32 g	93,7 mL	2 doses de 50 mL ou 3 doses de 30 mL

Fonte: Adaptada de Sociedade Brasileira de Cardiologia/Sociedade Brasileira de Hipertensão/Sociedade Brasileira de Nefrologia, 2010.

Exercício físico

Demonstrou-se que o exercício físico aeróbico regular diminui a PAS/PAD em 6,9 a 4,9 mmHg em hipertensos e em 3 a 2,4 mmHg em indivíduos normotensos. No entanto, após 2 semanas de interrupção da atividade física os efeitos benéficos sobre a PA (diminuição da atividade simpática) desaparecem[18].

O indivíduo sedentário deve começar a realizar exercícios de intensidade leve, com aumento gradual da frequência e intensidade do treino, se não houver outras contraindicações e desde que a PA esteja controlada. Não se deve iniciar exercícios se PAS > 160 mmHg e/ou PAD > 105 mmHg. É recomendado exercício de moderada intensidade, ou seja, que mantém a frequência cardíaca do indivíduo em torno de 70 a 80% da frequência cardíaca (FC) máxima (220 – idade), durante 30 minutos (contínuos ou acumulados), cinco a sete vezes por semana. O exercício aeróbico deve ser complementado pelo exercício resistido duas a três vezes por semana[9].

Tratamento medicamentoso

O tratamento medicamentoso sempre deve ser acompanhado da mudança do estilo de vida (MEV). Há evidência do benefício do controle da PA em qualquer faixa etária, inclusive nos pacientes com idade superior a 80 anos. Assim, idosos com expectativa de vida superior a 1 ano e PAS acima de 160 mmHg, com ou sem a PAD elevada, devem ser tratados[8].

Para escolha do medicamento, é importante avaliar as comorbidades dos pacientes, conhecer as interações medicamentosas, escolher posologia cômoda com o menor número de tomadas possíveis, considerar as condições socioeconômicas do idoso e sua família, além da capacidade cognitiva para administração da medicação. Tão importante quanto a escolha é a introdução do fármaco em doses baixas, seguida de um aumento gradativo, sempre se atentando para os possíveis efeitos colaterais. Vale ressaltar que a introdução é gradual, mas deve visar o alvo terapêutico.

A terapia combinada com doses baixas de dois ou mais medicamentos, em geral, é mais eficaz e apresenta menos eventos adversos do que a monoterapia em doses altas[8].

O ensaio SHEP incluiu 4.376 pacientes idosos (idade média de 72 anos) com pressão arterial média de 170/77 mmHg. Os pacientes foram distribuídos aleatoriamente para terapia anti-hipertensiva ou placebo. O objetivo da terapia foi uma redução de pelo menos 20 mmHg na pressão sistólica para um nível abaixo de 160 mmHg[27].

As pressões sanguíneas alcançadas foram 143/68 mmHg com terapia ativa e 155/72 mmHg com placebo. Apesar do risco potencial de pressões diastólicas relativamente baixas, a incidência de AVE em 4 a 5 anos foi significativamente menor em pacientes tratados (5,5 contra 8,2% com placebo). Esses benefícios foram observados em homens e mulheres e em todas as faixas etárias, incluindo pacientes com mais de 80 anos.

O estudo Syst-Eur incluiu 4.695 pacientes com idade superior a 59 anos (idade média de 70 anos) com hipertensão sistólica isolada (pressão arterial inicial de 174 × 86 mmHg) para terapia anti-hipertensiva ou placebo. A queda da pressão arterial foi maior com a terapia ativa (23 × 7 *versus* 13 × 2 mmHg). Aos 4 anos, observaram-se reduções significativas na incidência de AVE (7,9 *versus* 13,7 pontos finais totais por 1.000 pacientes/ano) e eventos cardíacos fatais e não fatais[28].

Em um subestudo do Syst-Eur, a terapia anti-hipertensiva reduziu significativamente a incidência de demência em comparação com o placebo (3,8 *versus* 7,7 casos por 1.000 pacientes/ano). Estima-se que o tratamento de 1.000 pacientes por 5 anos previna 19 casos de demência[29].

O estudo multicêntrico randomizado e duplo-cego, Hyvet (*HYpertension in Very Elderly Trial*), avaliou o tratamento anti-hipertensivo em octogenários, com um alvo de PA < 150 × 80 mmHg. Após um seguimento médio de 1,8 anos, houve redução de 30% na taxa de AVE, 65% na incidência de insuficiência cardíaca congestiva (ICC) e 21% de redução de mortalidade por qualquer causa[30].

Mais recentemente, o estudo *Systolic Blood Pressure Intervention Trial* (Sprint) comparou dois alvos de PAS: < 120 mmHg *versus* < 140 mmHg. O subgrupo com 75 anos ou mais foi pré-especificado, incluiu 2.636 indivíduos com idade média de 79,9 anos, em que 815 eram considerados idosos frágeis. Aqueles submetidos ao controle mais rígido da pressão (PAS < 120 mmHg) tiveram, em 3 anos, taxas menores de mortalidade geral e cardiovascular. O benefício do tratamento intensivo se manteve mesmo nos idosos frágeis[31].

Uma metanálise com 10.857 paciente com idade maior 65 anos, incluindo o Sprint e outros três *trials* randomizados, avaliou que um melhor controle pressórico reduz taxa de eventos cardiovasculares, mortalidade cardiovascular e insuficiência cardíaca[32].

Um limitante para o controle pressórico em idosos é o risco de queda. No entanto, um estudo publicado recentemente demonstrou que apenas os indicadores de fragilidade estavam associados ao maior risco de lesão por queda. A PA e o número de medicações anti-hipertensivas não se relacionaram ao maior risco de quedas entre os idosos[33].

Para a meta terapêutica inicial em idosos, recomendamos, em linha com últimos estudos e diretrizes, o alvo de PA < 140 × 90 mmHg e em octogenários PA < 150 × 90 mmHg. Em idosos funcionais, caso esses valores sejam muito bem tolerados pelo paciente, devemos tentar uma meta mais rígida < 130 × 90 mmHg, especialmente naqueles de alto risco cardiovascular [(p. ex.: os portadores de ICC, infarto agudo do miocárdio (IAM) ou AVE prévios)].

Classes de anti-hipertensivos

Diuréticos

Essa classe de medicamentos é dividida em três subgrupos: os diuréticos tiazídicos; os diuréticos de alça; e os diuréticos poupadores de potássio. Os diuréticos tiazídicos são os que têm preferência no tratamento da HAS em idosos[8]. A segurança e eficácia destes foram comprovadas nos estudos Hyvet, Allhat (*Antihypertensive and Lipid-Lowering Treatment to Prevent Heart Attack Trial*), SHEP (*The Systolic Hypertension in the Elderly Program*) e EWPHE (*European Working Party on High Blood Pressure in the Elderly Study*)[27,30,34].

Os diuréticos tiazídicos (hidroclorotiazida, clortalidona) e tiazídicos-like (indapamida) têm sido utilizados como terapia inicial em idosos hipertensos, desde que não haja contraindicação para sua utilização ou situação especial que exija a prescrição de outra medicação. Apresentam fácil absorção oral, boa tolerabilidade e baixo custo. São os medicamentos de escolha para a HSI, assim como os antagonistas dos canais de cálcio[8].

O efeito anti-hipertensivo dos diuréticos tiazídicos não está diretamente relacionado às doses utilizadas, entretanto os efeitos colaterais estão, logo o emprego de baixas doses diminui o risco desses efeitos, mantendo a eficácia na redução da pressão. Os efeitos adversos mais comuns são o aumento do colesterol, dos triglicerídeos, do ácido úrico e da intolerância à glicose, elevando o risco de desenvolvimento de diabetes *mellitus* tipo 2[9]. A indapamida apresenta menos interferência no perfil metabólico, devendo ser priorizada em pacientes diabéticos, obesos e/ou dislipidêmicos. A clortalidona tem ação mais longa do que a hidroclorotiazida, podendo ter maior efeito na redução da PA. Todos podem causar distúrbio hidreletrolítico (hiponatremia, hipopotassemia). Podem ocasionar redução da excreção de lítio, aumentando o risco de intoxicação nos pacientes que fazem uso desse fármaco[34]. Há também uma diminuição de calciúria, o que pode ser um efeito usado a favor de pacientes hipertensos que têm osteoporose ou nefrotilíase de repetição[8].

Os diuréticos de alça (furosemida) são reservados para situações de hipertensão associada à insuficiência renal com taxa de filtração glomerular abaixo de 30 mL/min/1,73 m² e na insuficiência cardíaca com retenção de volume[8].

Finalmente, os diuréticos poupadores de potássio (espironolactona) isoladamente apresentam pequena eficácia diurética, mas, quando associados aos tiazídicos e aos diuréticos de alça, potencializam o efeito desses medicamentos e podem ser úteis na prevenção e até mesmo no tratamento de hipopotassemia[19]. Têm indicação na hipertensão resistente e na insuficiência cardíaca classes funcionais III e IV[8].

Ainda levando em consideração o uso dessa classe de medicamentos em idosos, é preciso atentar para o risco de desidratação (hipovolemia) e de HO, disfunção sexual, fraqueza e câimbras, que ocasionalmente são relatados e podem limitar seu uso[9,34].

Bloqueadores dos canais de cálcio (BCC)

São classificados em dois tipos: os diidropiridínicos e os não diidropiridínicos. Os BCC diidropiridínicos (anlodipino, nifedipino, felodipino, nitrendipino, levanlodipino, manidipino) exercem mínima interferência na frequência e na função sistólica, sendo, por isso, mais frequentemente usados como anti-hipertensivos. Os não diidropiridínicos (verapamil, diltiazem) têm menor efeito hipotensor e efeito bradicardizante e antiarrítmico, o que restringe seu uso a alguns casos específicos[9].

Esses medicamentos podem ser usados no tratamento inicial de hipertensão como alternativa aos diuréticos. A eficácia em idosos foi comprovada nos estudos Allhat, no Accomplish e no Cafe (*Conduit Artery Function Evaluation*). No primeiro, os pacientes tratados com anlodipino tiveram menos AVE do que os tratados com clortalidona, mas a diferença não foi estatisticamente significativa. No segundo, a combinação de inibidores da enzima conversora da angiotensina (IECA) com BCC demonstrou superioridade ao IECA associado ao tiazídico na redução de desfechos cardiovasculares. O estudo Cafe mostrou maior redução na pressão arterial central na combinação de BBC + IECA que diurético + betabloqueador, mas sem diferença na PA periférica (braquial)[9,34].

Essa classe de medicamentos não interfere na resistência à insulina, no nível dos eletrólitos séricos e na função sexual. São em geral bem tolerados. Apresentam como efeito adverso mais relatado o edema de membros inferiores (perimaleolar), podendo ocorrer hipercromia do terço distal das pernas (dermatite ocre). Esses efeitos podem melhorar com a redução da dose e/ou com a associação de um IECA ou bloqueadores dos receptores de angiotensina (BRA). Os pacientes que têm angina por doença arterial coronariana têm nos BBC diidropiridínicos uma boa alternativa já que esses agente apresentam também efeito vasodilatador nas artérias coronárias[9].

Inibidores da enzima conversora da angiotensina e bloqueadores do receptor de angiotensina II

Apesar de terem mecanismos de ação diferentes, ambos inibem a atividade do sistema renina angiotensina, que causa dano vascular e eleva a PA[9].

Esses fármacos, além do efeito anti-hipertensivo, têm efeitos nefroprotetores e cardioprotetores, comprovadamente reduzindo a mortalidade e morbidade por doença cardiovascular. Devem ser priorizados, portanto, nos pacientes de elevado risco cardiovascular, ou seja, em pacientes diabéticos, dislipidêmicos, portadores de infarto ou AVE prévios e insuficiência cardíaca. A administração a longo prazo desses fármacos retarda o declínio da função renal em pacientes com nefropatia diabética ou de outras etiologias[9,34].

Com relação aos pacientes com doença renal crônica (DRC), é esperada uma elevação da ureia e creatinina no início do tratamento, que comumente voltam aos valores habituais. Alguns pacientes com DRC podem também apresentar hiperpotassemia, geralmente estágios mais avançados, nesse caso, limitando o seu uso[9].

Os BRA são habitualmente muito bem tolerados. Os IECA podem provocar tosse seca, que pode ser eliminada com a suspensão e troca por um BRA. Apesar de menos comum, pode ocorrer hipersensibilidade com erupção cutânea ou edema angioneurótico[9].

Betabloqueadores (BB)

Os benefícios dessa classe de anti-hipertensivos para controle da PA em idosos são menos evidentes e, portanto, não são recomendados como monoterapia inicial. Atualmente devem ser indicados nos pacientes com insuficiência cardíaca (uso mandatório), arritmias e insuficiência coronariana.

Os BB podem ser divididos em seletivos, com ação mais restrita aos receptores cardíacos, como o atenolol, bisoprolol, metoprolol, nebivolol; e os não seletivos, como o propranolol, carvedilol, timolol, nadolol.

Os BB geram muitos efeitos colaterais e não são bem tolerados se iniciados rapidamente, devendo ser iniciados em doses baixas com aumento gradual a cada 2 ou 4 semanas. Entre os efeitos adversos, pode-se destacar: broncoespasmo (principalmente com uso de BB não seletivos); astenia; disfunção sexual; sonolência (principalmente o propranolol por ser muito lipossolúvel e atravessar a barreira hematoencefálica); vasoconstricção periférica; e piora do perfil metabólico (aumento do colesterol, triglicerídeos e da intolerância à glicose).

Existem peculiaridades que ajudam na escolha do BB. O nebivolol e o carvedilol desempenham também ação vasodilatadora, portanto têm duplo efeito na redução da PA, além de apresentarem melhor perfil metabólico, podendo ser usados com maior tranquilidade em obesos, diabéticos e dislipidêmicos.[35] O metoprolol (succinato) oferece a comodidade posológica de uma tomada diária, importante consideração em idosos em razão da polifarmácia. Pacientes com tremor essencial se beneficiam do propanol. Idosos hepatopatas com hipertensão portal têm benefício no uso do propranolol e do carvedilol na prevenção de sangramento, por vazes, de esôfago[9].

Outras classes

As demais classes medicamentosas para controle de HAS carecem de estudos em idosos. Os alfabloqueadores, como a doxazosina, não são mais prescritos apenas para o tratamento da HAS desde que esta foi comparada à clortalidona, em pacientes com mais de 55 anos e ensejou um risco três vezes maior de IC; portanto, esses medicamentos têm sua indicação apenas para tratamento da hiperplasia prostática benigna. Os vasodilatadores diretos, como a hidralazina e minoxidil apresentam comumente taquicardia reflexa e acarretam muitos efeitos colaterais. A hidralazina pode provar cefaleia, *flushing*, anorexia, náuseas e vômitos. O minoxidil pode causar hirsurtismo. Os agentes de ação central como a clonidina e metildopa devem ser evitados em razão do efeito sedativo e risco de quedas. É importante considerar que apesar de não serem a 1ª escolha terapêutica, essas classes não estão contraindicadas, uma vez que mais importante que o medicamento utilizado é o controle adequado da pressão[8,9].

Considerações finais

A hipertensão arterial é o principal fator de risco cardiovascular em idosos e sua prevalência aumenta progressivamente com a idade. O tratamento da HAS em idosos, comprovadamente, reduz risco de eventos, morte cardiovascular e mortalidade em geral.

As orientações de mudança de estilo de vida (MEV) são necessárias e ajudam no melhor controle pressórico. O controle da ingesta de sódio e de álcool, a manutenção do peso e a prática de atividade física podem ajudar os idosos a diminuir a quantidade de medicamentos e as respectivas doses, reduzindo os efeitos adversos e a polifarmácia.

A escolha do(s) anti-hipertensivo(s), assim como a meta terapêutica, deve ser individualizada de acordo com o perfil de comorbidades, interações medicamentosas e funcionalidade.

Referências

1. Mahmood SS, Levy D, Vasan RS, Wang TJ. The Framingham Heart Study and the epidemiology of cardiovascular disease: a historical perspective. Lancet 2014; 383(9921): 999-1008.
2. Elias MF, Wolf PA, D'Agostino RB, Cobb J, White LR. Untreated blood pressure level is inversely related to cognitive functioning: the Framingham Study. Am J Epidemiol 1993; 138(6): 353-64.
3. Meng L, Chen D, Yang Y, Zheng Y, Hui R. Depression increases the risk of hypertension incidence: a meta-analysis of prospective cohort studies. J Hypertens 2012; 30(5): 842-51.
4. Scala LC, Magalhães LB, Machado A. Epidemiologia da hipertensão arterial sistêmica. In: Moreira SM, Paola AV. Livro Texto da Sociedade Brasileira de Cardiologia. 2ª ed. São Paulo: Manole; 2015. p. 780-5.
5. Ramos LR, Toniolo N, Cendoroglo MS, Garcia JT, Najas MS, Perracini M, et al. Two-year follow-up study of elderly residents in S. Paulo, Brazil: methodology and preliminary results. Rev Saúde Pública 1998; 32(5): 397-407.
6. Mendes GS, Moraes CF, Gomes L. Prevalência de hipertensão arterial sistêmica em idosos no Brasil entre 2006 e 2010. Rev Bras Med Fam Com 2014; 9(32): 273-8.
7. Miranda RD, Perrotti TC, Bellinazzi VR, Nóbrega TM, Cendoroglo MS, Toniolo-Neto J. Hipertensão arterial no idoso: peculiaridades na fisiopatologia, diagnóstico e tratamento. Rev Bras Hipertens 2002; 9(3): 293-300.
8. Gravina CF, Rosa RF, Franken RA, Freitas EV, Liberman A, et al. Sociedade Brasileira de Cardiologia. II Diretrizes brasileiras em cardiogeriatria. Arq Bras Cardiol 2010; 95(3 Supl. 2): 1-112.
9. Malachias MVB, Souza WKSB, Plavnik FL, Rodrigues CIS, Brandão AA, Neves MFT, et al. 7ª Diretriz brasileira de hipertensão arterial. Arq Bras Cardiol 2016; 107(3 Supl. 3): 1-83.
10. Passos VMA, Assis TD, Barreto SM. Hipertensão arterial no Brasil: estimativa de prevalência a partir de estudos de base populacional. Epidemiol Serv Saúde 2006; 15(1): 35-45.
11. Amado TCF, Arruda IKG. Hipertensão arterial no idoso e fatores de risco associados. Rev Bras Nutr Clin 2004; 19(2): 94-9.
12. Carmo JM, Silva AA, Wang Z, Fang T, Aberdein N, Lara Rodriguez CE, et al. Obesity-Induced Hypertension: Brain Signaling Pathways. Curr Hypertens Rep 2016; 18(7): 58.
13. Hall JE. The kidney, hypertension, and obesity. Hypertension 2003; 41(3 Pt 2): 625-33.

14. Appel LJ, Brands MW, Daniels SR, Karanja N, Elmer PJ, Sacks FM. American Heart Association. Dietary approaches to prevent and treat hypertension: a scientific statement from the American Heart Association. Hypertension 2006; 47(2): 296-308.

15. Intersalt: an international study of electrolyte excretion and blood pressure. Results for 24 hour urinary sodium and potassium excretion. Intersalt Cooperative Research Group. BMJ 1988; 297(6644): 319-28.

16. Graudal NA, Hubeck-Graudal T, Jurgens G. Effects of low sodium diet versus high sodium diet on blood pressure, renin, aldosterone, catecholamines, cholesterol, and triglyceride. Cochrane Database Syst Rev 2017; 4: CD004022.

17. Briasoulis A, Agarwal V, Messerli FH. Alcohol consumption and the risk of hypertension in men and women: a systematic review and meta-analysis. J Clin Hypertens (Greenwich) 2012; 14(11): 792-8.

18. Cornelissen VA, Fagard RH. Effects of endurance training on blood pressure, blood pressure-regulating mechanisms, and cardiovascular risk factors. Hypertension. 2005; 46(4): 667-75.

19. Sociedade Brasileira de Cardiologia/Sociedade Brasileira de Hipertensão/Sociedade Brasileira de Nefrologia. VI Diretrizes brasileiras de hipertensão. Arq Bras Cardiol 2010; 95(1 supl. 1): 1-51.

20. Sharon MH, Gary LH, Julie AG, Ricardo FM, Victor IR, Judith JP. Older versus Younger Treatment-Seeking Smokers: Differences in Smoking Behavior, Drug and Alcohol Use, and Psychosocial and Physical Functioning. Nicotine Tob Res 2008; 10(3): 463-70.

21. Siegel D, Kuller L, Lazarus NB, Black D, Feigal D, Hughes G, et al. Predictors of cardiovascular events and mortality in the Systolic Hypertension in the Elderly Program Pilot Project. Am J Epidemiol 1987; 126(3): 385-99.

22. Sacks FM, Svetkey LP, Vollmer WM, Appel LJ, Bray GA, Harsha D, et al. Effects on blood pressure of reduced dietary sodium and the Dietary Approaches to Stop Hypertension (DASH) diet. DASH-Sodium Collaborative Research Group. N Engl J Med 2001; 344(1): 3-10.

23. WHO. Guideline: Sodium intake for adults and children. Geneva: World Health Organization (WHO); 2012.

24. Mozaffarian D, Fahimi S, Singh GM, et al. Global Sodium Consumption and Death from Cardiovascular Causes. N Engl J Med 2014; 371(7): 624-34.

25. Hu J, Jiang X, Li N, Yu X, Perkovic V, Chen B, et al. Effects of salt substitute on pulse wave analysis among individuals at high cardiovascular risk in rural China: a randomized controlled trial. Hypertens Res 2009; 32(4): 282-8.

26. Cushman WC, Cutler JA, Hanna E, Bingham SF, Follmann D, Harford T, et al. PATHS Group. Prevention and Treatment of Hypertension Study (PATHS): Effects of an Alcohol Treatment Program on Blood Pressure. Arch Intern Med 1998; 158(11): 1197-1207.

27. Kostis JB, Davis BR, Cutler J, Grimm RH Jr, Berge KG, Cohen JD, et al. Prevention of heart failure by antihypertensive drug treatment in older persons with isolated systolic hypertension. SHEP Cooperative Research Group. JAMA 1997; 278(3): 212-6.

28. Staessen JA, Fagard R, Thijs L, Celis H, Arabidze GG, Birkenhäger WH, et al. Randomized double-blind comparison of placebo and active treatment for older patients with isolated systolic hypertension. The Systolic Hypertension in Europe (Syst-Eur) Trial Investigators. Lancet 1997; 350(9080): 757-64.

29. Forette F, Seux ML, Staessen JA, Thijs L, Birkenhäger WH, Babarskiene MR, et al. Prevention of dementia in randomized double-blind placebo-controlled Systolic Hypertension in Europe (Syst-Eur) trial. Lancet 1998 Oct 24; 352(9137): 1347-51.

30. Beckett NS, Peters R, Fletcher AE, Staessen JA, Liu L, Dumitrascu D, et al. Treatment of hypertension in patients 80 years of age or older. N Engl J Med 2008; 358(18): 1887-98.

31. Williamson JD, Supiano MA, Applegate WB, Berlowitz DR, Campbell RC, Chertow GM, et al. Intensive vs Standard Blood Pressure Control and Cardiovascular Disease Outcomes in Adults Aged ≥75 Years: A Randomized Clinical Trial. JAMA 2016; 315(24): 2673-82.

32. Bavishi C, Bangalore S, Messerli FH. Outcomes of Intensive Blood Pressure Lowering in Older Hypertensive Patients. J Am Coll Cardiol 2017; 69(5): 486-93.

33. Bromfield SG, Ngameni CA, Colantonio LD, Bowling CB, Shimbo D, Reynolds K, et al. Blood Pressure, Antihypertensive Polypharmacy, Frailty, and Risk for Serious Fall Injuries Among Older Treated Adults with Hypertension. Hypertension 2017 Jun 26. pii: HYPERTENSIONAHA.116.09390 (Epub).

34. Kaiser EA, Lotze U, Schäfer HH. Increasing complexity: which drug class to choose for treatment of hypertension in the elderly? Clin Interv Aging 2014; 9: 459-75.

35. Akbar S, Alorainy MS. The current status of beta blocker's use in the management of hypertension. Saudi Med J 2014; 35(11): 1307-17.

11 Diabetes *mellitus* no idoso

• Mário José Abdalla Saad • Patrícia de Oliveira Prada

Introdução

O diabetes é um importante problema de saúde pública em idosos, atingindo 25% da população acima de 65 anos[1]. Diabéticos idosos têm risco maior de morte prematura e comorbidades como hipertensão, doença coronariana e acidente vascular encefálico (AVE). Além disso, adultos idosos com diabetes apresentam com mais frequência síndromes geriátricas comuns como alterações cognitivas, incontinência urinária e quedas[2-9].

Diagnóstico e classificação

Os critérios diagnósticos e a classificação de idosos com diabetes são as mesmas estabelecidas para diabéticos mais jovens[9]. Assim, o diagnóstico de diabetes deve ser feito conforme resumido no Quadro 11.1.

Eventualmente, pode haver dificuldade em classificar os idosos com diabetes em tipo 1 ou 2. Por um lado, a presença de obesidade e outros fatores de risco da síndrome metabólica (hipertensão arterial, dislipidemia), em geral, sugerem diabetes *mellitus* tipo 2 (DM 2). Por outro lado, pacientes magros, com início súbito de hiperglicemia marcante, perda de peso e anticorpos anti-GAD positivos, apresentam diabetes tipo 1 e devem ser tratados com insulina. É importante registrar o uso de qualquer medicamento, pois alguns medicamentos podem ser responsáveis por diabetes secundário ou desencadeadoras de diabetes tipo 2.

Quadro 11.1 Critérios diagnósticos de diabetes *mellitus*.
• A1C ≥ 6,5%. O teste pode ser realizado em laboratório utilizando-se o método certificado NGSP e DCTT (Diabetes Control and Complications Trial)* ou
• Glicose plasmática de jejum ≥ 126 mg/dL. O jejum é definido como a ausência da ingestão calórica de, pelo menos, 8 horas* ou
• 2 h PG ≥ 200 mg/dL durante um OGTT. O teste deve ser realizado como descrito pela OMS, utilizando-se uma sobrecarga de glicose que contenha o equivalente a 75 g de glicose anidra dissolvida em água* ou
• Em um paciente com sintomas clássicos de hiperglicemia ou crise hiperglicêmica, a glicose plasmática aleatória ≥ 200 mg/dL

Legenda: *ausência de hiperglicemia evidente, os resultados devem ser confirmados por testes repetidos. PG: perfil glicêmico; NGSP: National Glycohemoglobin Standardization Program; OGTT: oral glucose tolerance test; OMS: Organização Mundial da Saúde.

Fonte: Adaptado de Associação Americana de Diabetes.

Fisiopatologia do diabete no idoso

Tendo como base fatores genéticos e estilo de vida, o envelhecimento contribui para o desenvolvimento do DM mediante alterações da função da célula beta, e consequentemente, da secreção de insulina, associadas à resistência à insulina[10]. Em idosos que desenvolvem diabetes, a destruição autoimune da célula beta raramente é observada. Parece haver redução moderada da massa de células beta. O envelhecimento é associado à capacidade reduzida de regeneração das células beta. Há também inadaptação das células beta à situação de resistência à insulina.

Embora o envelhecimento, *per se,* modula pouco a sensibilidade à insulina, a redução da atividade física, a obesidade e a perda de massa magra contribuem para o desenvolvimento de resistência à insulina. Nos últimos anos, descreveu-se que um processo inflamatório subclínico está associado à obesidade e ao envelhecimento. Nessas situações, há uma elevação das citocinas inflamatórias e da proteína C-reativa, que inibirão a sinalização de insulina, induzindo resistência à insulina e ao diabetes. Outro mecanismo que pode contribuir para a resistência à insulina é a disfunção mitocondrial, embora também possa não ser consequência só do envelhecimento[10].

Em resumo, há uma resposta inadequada da célula beta à situação de resistência à insulina, que progride para intolerância à glicose. Com a progressão da hiperglicemia, tanto a resistência como a alteração de secreção de insulina são agravadas pelo efeito tóxico da glicose, criando o círculo vicioso do diabete.

Tratamento

No tratamento do diabetes no idoso, é importante que o foco não fique apenas nas metas a serem atingidas e em qual agente terapêutico utilizar. Deve-se sempre considerar: a) expectativa de vida do paciente; b) comorbidades; c) capacidade de autocuidado; d) estrutura social e familiar; e) risco de hipoglicemia; f) polifarmácia; h) maior frequência de eventos adversos; e i) custo do tratamento[9].

A Associação Americana de Diabetes e a Sociedade Brasileira de Diabetes preconizam que o tratamento seja individualizado, tendo em consideração as variáveis citadas anteriormente, procurando como meta um equilíbrio para se evitar a excessiva hiperglicemia e o risco de hipoglicemia[9].

Efeitos do envelhecimento sobre a decisão terapêutica

Nos pacientes idosos com diabetes, com frequência ocorrem comorbidades que afetam a qualidade de vida e, nesse sentido, as dietas precisam ser mais liberais e as metas de controle, mais flexíveis[9,11-13]. A Sociedade Brasileira de Diabetes recomenda que, nesses pacientes, as glicemias a qualquer momento sejam menores que 180 mg/dL e a hemoglobina glicada, maior que 7%.

O tratamento do diabetes no idoso será certamente influenciado por alterações cognitivas ou demência. Isso deve ser considerado tanto no tratamento dietético como no farmacológico. Além disso, pela maior frequência de catarata, há maior dificuldade para o uso de insulina e até de hipoglicemiantes orais.

O idoso também tem risco maior de hipoglicemia, com redução da reserva de glicogênio (consequente a múltiplos fatores incluindo os nutricionais). Durante os eventos de hipoglicemia, podem ser precipitadas arritmias, doença arterial coronariana e doença cerebrovascular. Também episódios repetidos de hipoglicemia são considerados fator de risco para doença cardiovascular.

Tratamento dietético

Não há na literatura estudos clínicos bem controlados para se estabelecer o melhor tratamento dietético para diabéticos idosos. As recomendações nutricionais são baseadas em dados obtidos em diabéticos mais jovens associadas à nutrição específica para idosos. A Associação Americana de Diabetes chama a atenção para alguns aspectos nutricionais do idoso com diabetes, resumidos no Quadro 11.2[11].

Quadro 11.2 **Aspectos nutricionais singulares de idosos com diabetes.**
• A terapia médico-nutricional é benéfica em idosos com diabetes.
• Para idosos nutricionalmente vulneráveis, a identificação de recursos comunitários pode ajudar a manter a independência.
• Idosos apresentam alto risco de deficiência de micronutrientes, principalmente em condições de ingesta reduzida.
• Sobrepeso e obesidade são prevalentes entre idosos obesos, mas o IMC não é um índice preciso do grau de adiposidade pelas variações da composição corporal com a idade.
• Sarcopenia pode ocorrer em idosos com peso reduzido ou aumentado.

Legenda: IMC: índice massa corporal.

Fonte: Associação Americana de Diabetes.

A recomendação dietética para idosos com diabetes deve ser individualizada, respeitando-se preferências e hábitos alimentares de longa data, bem como hábitos culturais e religiosos. Familiares e cuidadores precisam participar das discussões e recomendações médicas e nutricionais.

Aspectos específicos da avaliação e das necessidades nutricionais do diabético idoso são resumidos no Quadro 11.3[11].

Os objetivos do tratamento nutricional devem incluir a prevenção ou minimização de complicações crônicas, bem como os sintomas de hiperglicemia e hipoglicemia.

As Referências de Ingestão Dietética[11] para adultos idosos especificam necessidades nutricionais para as idades de 51 a 70 e acima de 70 anos. As necessidades de vitamina D sobem de 15 microgramas por dia, entre 51 e 70 anos, para 20 microgramas/dia acima dos 70 anos. Entretanto, as necessidades de vitamina B6, cromo e ferro não variam nessas faixas etárias. As recomendações de ingestão de fibras reduzem-se a partir dos 51 anos comparadas às de adultos jovens. As recomendações de macronutrientes, carboidratos e proteínas são as mesmas de adultos jovens, e não há recomendação específica para a ingestão de lipídeos.

Idosos com subnutrição devem ter uma avaliação especial do ambiente de cuidado, fontes e práticas alimentares, avaliação clínica cuidadosa e tratamento nutricional específico e adequado. O uso de suplementos alimentares ou nutrição enteral implica ajustes de monitorização glicêmica, medicamentos orais ou insulina.

Quadro 11.3
Abordagem prática para intervenção nutricional no diabetes no idoso.

a) Avaliação da ingestão nutricional

- Em geral, a diversidade e a quantidade de alimentos ingeridos são reduzidas com o envelhecimento, principalmente em idosos de baixa renda.
- As barreiras físicas e cognitivas podem ser problema para a aquisição, preparação e ingestão de alimentos.
- Alcoolismo tende a aumentar com o envelhecimento.
- Mudanças no trato gastrintestinal no idoso podem interferir na ingestão e absorção de alimentos.

b) Mudanças fisiológicas com a idade

- Alterações gastrintestinais ocorrem com maior frequência em idosos com diabetes como gastroparesia, refluxo gastresofágico, deficiência de lactase, ingestão inadequada de líquidos e fibras e abuso de laxativos.
- Dentição alterada que pode resultar em dor à mastigação, restrição dietética e dieta pobre em fibras.
- Dificuldade de deglutição por alterações da motilidade, xerostomia e higiene oral inadequada.
- Mudanças no apetite pela redução da diversidade de alimentos, redução da atividade social, interação de medicamentos, depressão e demência.

c) Necessidades calóricas e de macronutrientes

- Para a determinação das necessidades calóricas com maior precisão use fórmulas que incluam a idade do paciente.
- Não há necessidade de ajuste para a idade das necessidades de carboidratos, lipídeos e proteínas.
- Desequilíbrio hídrico é mais comum por alteração da sede e disponibilidade de líquidos, aumentando o risco de síndrome hiperglicêmica hiperosmolar e desidratação.

d) Necessidade de micronutrientes

- Recomendam-se os protocolos do Instituto de Medicina[11].
- Rever os dados laboratoriais avaliando o risco de anemia, deficiência de albumina e eletrólitos.

e) Vitamina B12

- Riscos para a carência de B12 incluem idade, abuso de álcool e uso de metformina.
- É importante dosar B12 em indivíduos de risco, mas não há recomendação específica para usuários de metformina. Em geral, o risco aumenta com a dose e a duração do tratamento.

f) Vitamina D

- Avaliar os níveis de vitamina D em idosos com diabetes e risco de carência dessa vitamina.

Fonte: Associação Americana de Diabetes.

O controle de peso é importante, especificamente evitando-se perda de peso não intencional, o que pode aumentar a morbidade e mortalidade em diabéticos idosos. Restrição calórica não deve ser estimulada e, se for necessário perda de peso, a abordagem precisa ser muito cuidadosa. As recomendações são para a manutenção de um peso razoável, em vez de se preocupar com tabelas ou fórmulas nessa população.

Atividade física

Há dados consistentes na literatura que sustentam o benefício da atividade física, especificamente a aeróbica, no tratamento e prevenção do diabetes tipo 2[9,12]. O exercício resistido também é recomendado, embora ainda haja carência de dados nessa área.

É natural que o estado geral do paciente, as comorbidades associadas, além de preferências e habilidades do paciente orientem o tipo de atividade física a ser realizado. É importante uma avaliação cardiovascular para que a atividade física seja adequadamente programada.

Tratamento medicamentoso

Como já mencionado, é fundamental no idoso a avaliação de comorbidades, como insuficiência cardíaca, renal, hepática e respiratória no momento de se escolher o hipoglicemiante oral a ser prescrito. Também é importante a lembrança de que hipoglicemias nos idosos são frequentes e graves. É apresentado, a seguir, um resumo das possíveis indicações e restrições dos principais hipoglicemiantes disponíveis[9,14-17].

Metformina

Como no DM2 mais jovem, a metformina é a 1ª escolha para idosos com diabetes. Pode ser usada com segurança quando a filtração glomerular estimada for > 30 mL/min/1,73 m². É contraindicada em pacientes com insuficiência renal ou hepática avançada. Deve ser descontinuada durante internações e em vigência de processos agudos que comprometem a função renal ou hepática[15].

Sulfonilureias e glinidas

Sulfonilureias e outros secretagogos de insulina são associados com hipoglicemia e devem ser usados com muita cautela. Se o uso for necessário, deve-se optar por glipizida, que é de curta duração. A gliburida é contraindicada em idosos por ser de longa duração.

Pioglitazona

Seu uso deve ser feito com extremo cuidado, principalmente em idosos com risco de insuficiência cardíaca e de fraturas. Pode ser usada em doses muito baixas como 7,5 a 15 mg, com bons efeitos metabólicos e menos efeitos colaterais.

Inibidores da DPP4 e agonistas de GLP-1

Os inibidores da DPP4 são seguros, têm pouquíssimos efeitos colaterais e não induzem hipoglicemia porque só estimulam a secreção de insulina quando há níveis normais ou elevados de glicemia. Esses agentes não aumentam o risco de desfechos cardiovasculares primários e, embora, não haja consenso, também não aumentam o risco de insuficiência cardíaca.

Os agonistas de GLP-1 são drogas injetáveis, caras, cuja aplicação requer boa acuidade visual e motora, além de boa cognição. Os efeitos colaterais comuns são náuseas, vômitos e diarreia. Além desses efeitos, a perda de peso induzida por esses agentes pode não ser desejável em muitos idosos. Entretanto, os agonistas do GLP-1 reduzem mortalidade em diabéticos com risco cardiovascular aumentado.

Inibidores do cotransportador de sódio-glicose-SGLT2

A inibição do cotransporte sódio-glicose, induzindo glicosúria e natriurese, reduz a glicemia e parece ter efeito benéfico na redução da pressão arterial. Estudos recentes indicam que essas drogas reduzem mortalidade em diabéticos com alto risco cardiovascular. Entretanto, é fundamental orientar a hidratação do paciente, e deve-se ter muito cuidado com idosos frágeis, ou com risco de hipotensão postural, pois pode haver graves efeitos adversos. Balanopostite e candidíase vaginal são efeitos adversos comuns.

Insulina

O uso de insulina em pacientes idosos pode ser feito por autoaplicação ou por um cuidador, mas requer, de quem prepare a medicação, boa cognição além de boa acuidade visual e motora. A dose de insulina inicial não deve ser elevada, e o incremento nas doses gradativo e cauteloso, evitando-se o risco de hipoglicemia. A insulina basal, administrada uma vez/dia, é uma boa opção, pois é associada com efeitos colaterais mínimos. O uso de múltiplas doses de insulina pode ser muito complexo para idosos com limitações funcionais, complicações avançadas ou comorbidades graves.

Tratamento do paciente idoso com diabetes e doença(s) avançada(s)

O tratamento de pacientes idosos diabéticos, recebendo cuidados paliativos, é uma situação singular[18,19]. Os tratamentos paliativos devem promover conforto, controle de sintomas e prevenção de hipoglicemia, hiperglicemia e desidratação e preservar a qualidade de vida de pacientes com expectativa de vida reduzida. É preciso lembrar que o paciente pode recusar a realização de exames laboratoriais e tratamento e, nesse caso, devemos considerar retirar o tratamento e reduzir ao mínimo os testes de ponta de dedo. As decisões devem envolver o paciente, os familiares e cuidadores, culminando com um planejamento conveniente e afetivo.

Angelo e colaboradores[13] propuseram um esquema terapêutico, com base na situação clínica do paciente classificada em estável, com falência de órgão ou em final de vida.

Paciente grave estável: Manter o tratamento, com foco na prevenção de hipoglicemia e hiperglicemia excessiva utilizando testes de glicemia de ponta de dedo. A hemoglobina glicada tem um papel reduzido como monitorização desses pacientes.

Paciente com falência de órgão: Prevenir hipoglicemias é o mais importante nessas situações. Também a desidratação precisa ser prevenida e tratada. Em idosos com DM1, como a ingestão se reduz, as doses de insulina podem ser espaçadas e diminuídas, mas não se deve parar. Nos pacientes com DM2, drogas que podem causar hipoglicemia precisam ser administradas com muito cuidado. Nesses pacientes, o controle mais flexível é o recomendado.

Paciente em final de vida: Para pacientes com DM2, a retirada de todos os hipoglicemiantes é uma medida razoável porque eles raramente conseguirão ingerir alimentos. Em pacientes com DM1, não há consenso, mas uma dose baixa de insulina é necessária para prevenir complicações hiperglicêmicas.

Referências

1. Centers for Disease Control and Prevention. National diabetes statistics report: estimates of diabetes and its burden in the United States 2014 [Internet] [accessed 2016 Nov 21]. Available from http://www.cdc.gov/diabetes/data/statistics/2014statisticsreport.html
2. Kirkman MS, Briscoe VJ, Clark N, et al. Diabetes in older adults. Diabetes Care 2012; 35: 2650-266.
3. Cukierman T, Gerstein HC, Williamson JD. Cognitive decline and dementia in diabetes – systematic overview of prospective observational studies. Diabetologia 2005; 48: 2460-69.
4. Roberts RO, Knopman DS, Przybelski SA, et al. Association of type 2 diabetes with brain atrophy and cognitive impairment. Neurology 2014; 82: 1132-41.
5. Xu WL, von Strauss E, Qiu CX, Winblad B, Fratiglioni L. Uncontrolled diabetes increases the risk of Alzheimer's disease: a population based cohort study. Diabetologia 2009; 52: 1031-9.
6. Craft S, Baker LD, Montine TJ, et al. Intranasal insulin therapy for Alzheimer disease and amnestic mild cognitive impairment: a pilot clinical trial. Arch Neurol 2012; 69: 29-38.
7. Alagiakrishnan K, Sankaralingam S, Ghosh M, Mereu L, Senior P. Antidiabetic drugs and their potential role in treating mild cognitive impairment and Alzheimer's disease. Discov Med 2013; 16: 277-86.
8. Yaffe K, Falvey C, Hamilton N, et al. Diabetes, glucose control, and 9-year cognitive decline among older adults without dementia. Arch Neurol 2012; 69: 1170-5.
9. Older Adults. American Diabetes Association. Diabetes Care. 2017 Jan; 40(Suppl 1): S99-S104.
10. Lee PG, Halter JB. The Pathophysiology of Hyperglycemia in Older Adults: Clinical Considerations. Diabetes Care 2017 Apr; 40(4): 444-452. doi:10.2337/dc16-1732.
11. Institute of Medicine, Food and Nutrition Board. Dietary references intake. Values Summary, 2011. Cognitive aging: progress in understanding and opportunities for action [Internet] [accessed 2017 April 3]. Available from http://nationalacademies.org/hmd/media/2014/
12. Sinclair A, Dunning T, Colagiuri S. IDF Global Guideline for Managing Older People with Type 2 Diabetes. Brussels, Belgium: International Diabetes Federation; 2013.
13. Angelo M, Ruchalski C, Sproge BJ. An approach to diabetes mellitus in hospice and palliative medicine. J Palliat Med 2011; 14: 83-7.
14. Valencia WM, Florez H. Pharmacological treatment of diabetes in older people. Diabetes Obes Metab 2014; 16: 1192-203.
15. Inzucchi SE, Lipska KJ, Mayo H, Bailey CJ, McGuire DK. Metformin in patients with type 2 diabetes and kidney disease: a systematic review. JAMA 2014; 312: 2668-75.
16. Campanelli CM. American Geriatrics Society 2012 Beers Criteria Update Expert Panel. American Geriatrics Society updated Beers Criteria for potentially inappropriate medication use in older adults. J Am Geriatr Soc 2012; 60: 616-31.
17. Dorner B, Friedrich EK, Posthauer ME. Practice paper of the American Dietetic Association: individualized nutrition approaches for older adults in health care communities. J Am Diet Assoc 2010; 110: 1554-63.
18. Migdal A, Yarandi SS, Smiley D, Umpierrez GE. Update on diabetes in the elderly and in nursing home residents. J Am Med Dir Assoc 2011; 12: 627-32.e2.
19. Quinn K, Hudson P, Dunning T. Diabetes management in patients receiving palliative care. J Pain Symptom Manage 2006; 32: 275-86.

12 Dislipidemias

• José Ernesto dos Santos

Introdução

Os grandes ensaios clínicos, *mega trials*, para a avaliação da eficácia e segurança da redução da lipemia, em especial a colesterolemia, sobre a morbidade e mortalidade por doença cardiovascular (DCV), não deixam dúvida de seu benefício a curto, médio e longo prazo[1].

Infelizmente, grande parte desses estudos exclui pessoas consideradas idosas. Alguns fatores colaboram para essa exclusão:

a. A preocupação com a expectativa de vida, uma vez que a própria idade é fator importante para o desenvolvimento da doença isquêmica cardiovascular (DIC).

b. A coexistência de morbidades. Nos idosos, raramente são encontradas grandes elevações, características de caráter genético da hiperlipemia. Observam-se discretas ou moderadas elevações de colesterol total (CT), triacilgliceróis (TG) e colesterol LDL. São, no entanto, mais frequentes as dislipidemias secundárias ao hipotireoidismo (principalmente nas mulheres), diabetes *mellitus*, intolerância à glicose, síndrome nefrótica, obesidade, alcoolismo ou uso de medicamentos, como diuréticos tiazídicos e bloqueadores beta-adrenérgicos não seletivos.

c. A preocupação maior com os efeitos adversos dos medicamentos.

d. A melhor relação custo-benefício em prevenção primária.

Doença isquêmica cardiovascular no idoso

As doenças cardiovasculares (DCV) têm elevada prevalência em idosos. Em homens acima dos 65 anos, elas são responsáveis por 50% das mortes. Esse número é extremamente expressivo, uma vez que o câncer colabora com 25% e as doenças infectocontagiosas, com 2%. Em mulheres, a proporção é ainda maior: 56% para as DCV; e 20% para o câncer. Esses números justificam os esforços clínicos para a prevenção e o tratamento dos fatores de risco para DCV[2].

Entre os fatores de risco para DCV, as hipercolesterolemias devem ser destacadas, embora a hipertensão, o diabetes e o estresse também sejam fatores muito prevalentes e devem ser investigados e tratados.

Sobre as hiperlipemias, estudos longitudinais mostram a elevação da colesterolemia com a idade. Em homens, depois da puberdade, ocorre elevação do colesterolemia até a idade de 50 anos, que se estabiliza até os 70 anos, sendo discutível a queda depois dessa idade. Em mulheres, ocorrem variações semelhantes: a colesterolemia tende a se elevar entre os 55 e 65 anos e, após essa idade, as mulheres apresentam a tendência de ter colesterolemia mais elevada, em relação aos homens[3].

Aspectos particulares do tratamento da hiperlipemia de um idoso

Ao diagnosticar e planejar o tratamento de um paciente idoso hiperlipêmico, devemos considerarar algumas características que o diferenciam dos mais jovens. Entre os idosos, existe maior heterogeneidade na etiologia da hiperlipemia, das quais destacamos:

a. As causas secundárias são diagnosticadas mais frequentemente.

b. As variações fisiológicas substanciais que podem ser responsáveis pela fragilidade atribuída às comorbidades e ao declínio cognitivo.

c. Os demais fatores de risco para a DCV não permitem prever resultados da mesma forma que se faz para os mais jovens.

d. As causas concorrentes para a mortalidade mascaram os potenciais benefícios da terapêutica hiperlipêmica.

e. A polimedicação, a reduzida atividade física, a sarcopenia e as quedas aumentam o risco de interações com medicamentos hipolipemiantes.

f. A esperança de vida é mais curta do que nos mais jovens.

Tratamento da hiperlipemia

Com relação ao tratamento, devemos considerar que o bom estado geral e mental do paciente idoso, as suas condições socioeconômicas, o apoio familiar, as comorbidades e o uso de outros fármacos devem influenciar na decisão da opção terapêutica. Esses fatores são fundamentais para a adesão.

Tratamento não medicamentoso da hiperlipemia

Existem poucos estudos sobre o efeito das modificações do estilo de vida na hiperlipemia do idoso. Parece, no entanto, ser consensual que a as modificações no estilo de vida, isoladas ou associadas à farmacoterapia, devam ser propostas e trabalhadas com técnicas apropriadas para que haja adesão às propostas. As medidas não farmacológicas incluem a redução de peso e as modificações da alimentação, aumento da atividade física, redução ou abolição do consumo de bebidas alcoólicas e tratamento da hiperglicemia. As alterações no estilo de vida não devem visar somente as mudanças dos hábitos alimentares, mas também:

a. o aumento da atividade física;

b. abolição do tabagismo e,

c. a limitação da ingestão de álcool.

A orientação não farmacológica deve obedecer aos mesmos princípios da indicada para adultos jovens. Cuidado especial deve ser dado às necessidades de aportes calórico, proteico e vitamínico e as condições físicas para a prática de exercícios.

Nas Tabelas 12.1, 12.2 e 12.3, são mostradas a magnitude do efeito das propostas para modificação nos hábitos alimentares e estilo de vida, para pacientes hipercolesterolêmicos, hiprertrigliceridêmicos e com hipoalfalipoproteinemia. Nesses Quadros, são mostrados também a magnitude e o nível de evidência de cada proposta[4].

A inatividade física é um fator de risco maior para a DCV e é independente de outros fatores de risco como a obesidade e a hipertensão. A atividade física e o exercício/treino são associados à redução do risco cardiovascular. Em estudo realizado pelo Centro para Controle e Prevenção de Doenças e pelo Colégio Americano de Medicina Desportiva, observou-se que mais de 24% dos idosos eram sedentários e 54% seriam insuficientemente ativos. Tanto o National Cholesterol Education Program/Adult Treatment Panel (NCEP/ATP-III) como o American College of Cardiology/American Heart Association (ACC/AHA) recomendam a associação de exercícios aeróbicos para todos os doentes com níveis de colesterol elevado[5].

Deve-se reiterar e utilizar métodos mais eficazes para o abandono do hábito de fumar e a ingestão excessiva de bebidas alcoólicas.

Tabela 12.1
Magnitude e nível de evidência das orientações alimentares para redução da trigliceridemia.

Intervenção não medicamentosa	Magnitude	Nível de evidência
Redução de peso	++	A
Reuzir a ingestão de AG saturados	+++	A
Reduzir a ingestão de AG trans	+++	A
Ingestão moderada de bebidas alcoólicas	++	B
Aumento da atividade física	+++	A
Cessar tabagismo	++	B

Fonte: Catapano AL, et al., 2011.

Tabela 12.2
Magnitude e nível de evidência das orientações alimentares para redução da colesterolemia.

Intervenção não medicamentosa	Magnitude	Nível de evidência
Redução de peso	+	B
Reuzir a ingestão de AG saturados	+++	A
Reduzir a ingestão de AG trans	+++	A
Ingestão de fitoesteróis	+++	A
Ingestão de fibras solúveis	++	A
Ingestão de proteínas da soja	+	B
Aumento da atividade física	+	A

Fonte: Catapano AL, et al., 2011.

Dislipidemias

Tabela 12.3 Magnitude e nível de evidência das orientações alimentares para elevação da alfalipoproteinemia.		
Intervenção não medicamentosa	Magnitude	Nível de evidência
Redução de peso	+ +	A
Reduzir a ingestão de AG saturados	+ + +	A
Reduzir a ingestão de AG trans	+ + +	A
Ingestão de bebidas alcoólicas	+ +	B
Aumento da atividade física	+ + +	A
Cessar tabagismo	+ +	B

Fonte: Catapano AL, et al., 2011.

Tratamento medicamentoso

Quando há insucesso, total ou parcial, na adoção de condutas não farmacológicas, o uso de medicamentos está indicado. São, no entanto, pouco frequentes nesta fase da vida, hiperlipemias graves nas quais estão indicados os hipolipêmicos como 1ª opção. Para os idosos, algumas precauções devem ser adotadas:

a. Os fármacos devem ser prescritos com doses iniciais mais baixas e aumentar progressivamente se necessário.

b. Analisar a relação custo-benefício.

c. Verificar a existência de condições socioeconômicas para a manutenção do tratamento em longo prazo e a realização de exames clínicos e laboratoriais periódicos.

Hipertrigliceridemias

A hipertrigliceridemia é fator de risco independente para a DCV, em especial a DAC. Discute-se se a hipertrigliceridemia é causa da aterosclerose ou se as modificações metabólicas associadas (colesterol HDL baixa, partículas LDL pequenas e densas, e o aumento da coagulabilidade e hiperviscosidade sanguínea), são os fatores desencadeantes ou associados ao desenvolvimento e agravamento da aterosclerose. Alguns estudos avaliaram se a redução da trigliceridemia associa-se a redução de DCV. Em metanálise com 18 estudos e 45.058 participantes, a terapia com fibratos reduziu o risco relativo de eventos cardiovasculares em 10% e eventos coronários, em 13%[6].

Fibratos

Nas hipertrigliceridemias, excluídas as causas secundárias e se presentes, depois de as tratar, o grupo medicamentoso de escolha são os fibratos. Nas dislipidemias secundárias, o cuidado fundamental é com o tratamento da doença desencadeante e a substituição ou retirada de medicamentos indutores. Não devemos prescrevê-los em pacientes com calculose biliar ou insuficiência renal. Na Tabela 12.4, são listados os fibratos existentes no mercado e a média de efetividade na redução da triglicedemia. Os fibratos podem reduzi-la em até 60%. Outro efeito desejado é o aumento médio de 10% nos níveis de colesterol HDL[7].

A utilização de fibratos em pacientes com hipertrigliceridemias graves visa a prevenção da pancreatite aguda. Cuidado especial deve ser dado à prescrição dos fibratos em pacientes com trigliceridemia maior que 1.000 mg/dL.

Os fibratos e as estatinas podem ser associados no tratamento de pacientes com dislipidemia mista. O emprego do ácido nicotínico é restrito em virtude da indução de hiperglicemia e hiperuricemia.

Tabela 12.4
Doses de fibratos e efeitos metabólicos.

Fármacos	Dosagem (mg/dia)	↓ TG (%) colesterol	↑ HDL (%)	↓ LDL (%)
Bezafibrato	200-600	30-60	7-11	variável
Bezafibrato retard	400	30-60	7-11	variável
Gemfibrozila	600-1.200	30-60	7-11	variável
Gemfibrozila retard	900	30-60	7-11	variável
Etofibrato	500	30-60	7-11	variável
Fenofibrato	160-250	30-60	7-11	variável
Ciprofibrato	100	3-60	7-11	variável

Legenda: Efeito dependente da dose usada e do valor basal inicial dos TG: triacilgliceróis, HDL-c: colesterol da lipoproteína de alta densidade.

Fonte: Faludi AA, Izar MCO, Saraiva JFK, Chacra APM, Bianco HT, Afiune Neto A, et al., 2017.

Ácidos graxos ômega 3

São ácidos graxos poli-insaturados contidos nos óleos de peixes e de nozes. A ingestão de 4 a 10 g de ácidos graxos ômega-3/dia pode ser auxílio importante na redução da trigliceridemia. Seus efeitos no perfil lipídico são dose-dependentes e resultam de uma variedade de mecanismos, entre os quais a diminuição da produção de VLDL e o aumento de seu catabolismo.

Em estudos controlados, a administração de ômega 3 (EPA + DHA) reduziu mortalidade e desfechos coronários em estudos de prevenção secundária[8,9,14]. Seu uso é recomendado principalmente como coadjuvante no tratamento das hipertrigliceridemias.

Ácido nicotínico (niacina)

A ação farmacológica do ácido nicotínico se faz principalmente diminuindo a ação da lipase tecidual nos adipócitos, ensejando menor liberação de ácidos graxos livres para a corrente sanguínea e consequente menor síntese de TG pelos hepatócitos. O efeito é a redução dos níveis séricos de colesterol LDL em 5 a 25%. Por outro lado, observa-se também elevação dos níveis de colesterol HDL em 15 a 35%. Outro efeito observado é a redução da trigliceridemia em 20 a 50%. O Coronary Drug Project, realizado na década de 1970, demonstrou que o tratamento e hiperlipêmicos com niacina pode reduzir a incidência de eventos cardiovasculares. Entrentato, estudos mais recentes não confirmam os benefícios desse fármaco em indivíduos com colesterol LDL elevado.

O ácido nicotínico pode ser prescrito para pacientes com colesterol HDL baixo isolado, mesmo sem hipertrigliceridemia associada, e como alternativa aos fibratos e estatinas ou em associação com esses fármacos em portadores de hipercolesterolemia, hipertrigliceridemia ou dislipidemia mista.

A sua tolerabilidade é muito pequena e são relatados sinais de hepatotoxicidade. Os efeitos adversos frequentes são o rubor facial e o prurido. Recomenda-se a dose inicial de 500 mg/dia com o aumento gradual em geral para 750 mg e, depois, para 1.000 mg, com intervalos de 4 semanas, buscando-se atingir 1 a 2 g diários[9].

Hipercolesterolemias

As estatinas representam a 1ª escolha para tratamento de hipercolesterolemias. A sua tolerabilidade em idosos se assemelha à observada em mais jovens. Os efeitos adversos mais descritos e indesejados são as dores musculares, as câimbras e a fraqueza muscular. Esses efeitos adversos podem ocorrer mesmo quando iniciamos a terapia com doses baixas. Na Figura 12.1, são mostradas as estatinas disponíveis no mercado e suas características de potência.

A análise de subgrupos de estudos de prevenção primária e secundária e o *Prospective Study of Pravastatin in the Elderly at Risk* (Prosper)[15], especialmente delineado para idosos, com ou sem manifestação prévia de aterosclerose, demonstraram os benefícios do tratamento para essa faixa etária: redução de eventos coronarianos, AVE e preservação de funções cognitivas.

Fibratos e estatinas podem ser associados se houver dislipidemia mista. O emprego do ácido nicotínico é restrito em virtude da indução de hiperglicemia e hiperuricemia. Nas dislipidemias secundárias, o cuidado fundamental é o tratamento da doença desencadeante e a substituição ou retirada de medicamentos indutores. Devemos lembrar que os idosos, em geral, utilizam outros fármacos que são metabolizados pelo sistema CYP-450. Essa característica farmacocinética pode resultar em possibilidade de interação com os hipolipemiantes, alterando sua concentração sérica[9,13].

Fitosteróis

Os fitosteróis e os fitostanóis representam um grupo de esteroides alcoólicos. Oorrem exclusivamente em vegetais. Têm estrutura semelhante à do colesterol, diferindo apenas pela presença de um ou dois grupamentos metil ou etil em sua cadeia lateral. O consumo de fitosteróis reduz a absorção de colesterol. Existe uma relação inversa entre o consumo habitual de fitoesteróis na dieta e os níveis séricos de colesterol ou de colesterol LDL. A suplementação de 2 g/dia de fitoesteróis/dia reduz em média o CT e o colesterol LDL em 8,2% e 9,3%. Óleos vegetais, cereais, grãos e demais vegetais são fontes de fitosteróis, sendo o consumo habitual variável em populações ocidentais (de 100 a 300 mg/dia)[9,10].

A ação dos fitosteróis no intestino delgado pode ser explicada por três ações importantes:

1. Incorporação dos fitosteróis às micelas que permitem o transporte destes até a borda em escova do enterócito.
2. Transporte dos esteróis das micelas para o interior do enterócito via transportador NPC1-L1.
3. Transporte de volta à luz intestinal pelos cotransportadores ABC G5/G8.

Os fitosteróis reduzem em 10 a 15% o colesterol LDL. O uso de fitosteróis deve ser parte das mudanças de estilo de vida e estão indicados para indivíduos com colesterol elevado e que estejam sob risco cardiovascular baixo ou intermediário e que não se qualifiquem para tratamento com outros medicamentos.

Ezetimiba

A ezetimiba inibe a absorção de colesterol no intestino delgado, atuando seletivamente nos receptores NPC1-L1 inibindo a absorção intestinal de colesterol. A inibição da absorção de colesterol (tanto o dietético quanto o biliar) determina diminuição do *pool* de colesterol hepático e estímulo à síntese de receptores LDL. A consequência desses efeitos é a redução da LDL-colesterolemia de 10 a 25%. Em comparação com monoterapia com sinvastatina, o estudo Improve-it mostrou redução significativa de eventos cardiovasculares após síndrome coronária aguda.

A ezetimiba como monoterapia constitui opção terapêutica em pacientes que apresentam intolerância às estatinas. Associada a estatinas é uma alternativa em pacientes que apresentam efeitos adversos com doses elevadas de estatina[16].

A ezetimiba pode ser administrada a qualquer hora do dia, com ou sem alimentação. Não interfere na absorção de gorduras e vitaminas lipossolúveis. São poucos os efeitos adversos relatados.

Resinas

As resinas, ou sequestradores dos ácidos biliares, atuam reduzindo a absorção enteral de ácidos biliares. Não são absorvidas no tubo digestivo e a sua ingestão determina a depleção do colesterol celular hepático, estímulo à síntese de receptores de LDL e da síntese de colesterol endógeno. Como consequência desse estímulo à síntese, pode ocorrer aumento da produção de VLDL e, consequentemente, de TG plasmáticos. Não existe contraindicação para os idosos.

A constipação intestinal e a interação com a absorção de medicamentos devem ser observadas cuidadosamente, pois as resinas, além de reduzir a absorção de colesterol, podem se ligar a muitos radicais de medicamentos como digitálicos reduzindo sua absorção.

Estatinas

A redução do colesterol LDL por inibidores da HMG-CoA-redutase ou estatinas é a terapia mais estudada e validada em estudos clínicos para diminuir a incidência de eventos cardiovasculares, inclusive em idosos.

Dois grandes estudos clínicos com idosos suportam essa conclusão, o Prosper[15], em 2007, e o Sage[18]. O primeiro, um estudo duplo-cego controlado com pravastatina 40 m/dia com idosos de 72 a 82 anos com fatores de risco para doença cardiovascular, teve seguimento de 3 anos. Observou-se redução de 34% na colesterolemia e 13% na trigliceridemia. Em 3 anos, houve redução de 15% de mortes por infarto agudo do miocárdio e acidente vascular encefálico (AVE). Os resultados foram comparáveis no estudo Sage em que idosos de 65 a 85 anos receberam pravastatina (40 mg/dia) ou atorvastatina (80 mg/dia).

Em metanálise com 170 mil pacientes e 26 estudos clínicos, com média de duração de 4 anos, para cada 40 mg/dL de redução do colesterol LDL com estatinas, ocorre diminuição da mortalidade por todas as causas em 10%. Essa redução resulta, em grande parte, a redução no número de mortes por DAC (−20%)[1].

Esses estudos demonstram também redução de eventos isquêmicos agudos, da necessidade de revascularização do miocárdio e de AVE. O uso de estatina é indicado como 1ª opção em prevenção primária e secundária[18].

A eficácia média na redução do colesterol LDL é variada. Na Figura 12.1, é mostrada a eficácia média das estatinas disponíveis no mercado nacional. Com relação ao colesterol HDL, podemos observar elevações de suas taxas, mas, em geral, um aumento porcentual muito pequeno. Em estudos clínicos randomizados, todas as estatinas foram capazes de reduzir eventos e mortes por doença cardiovascular[9].

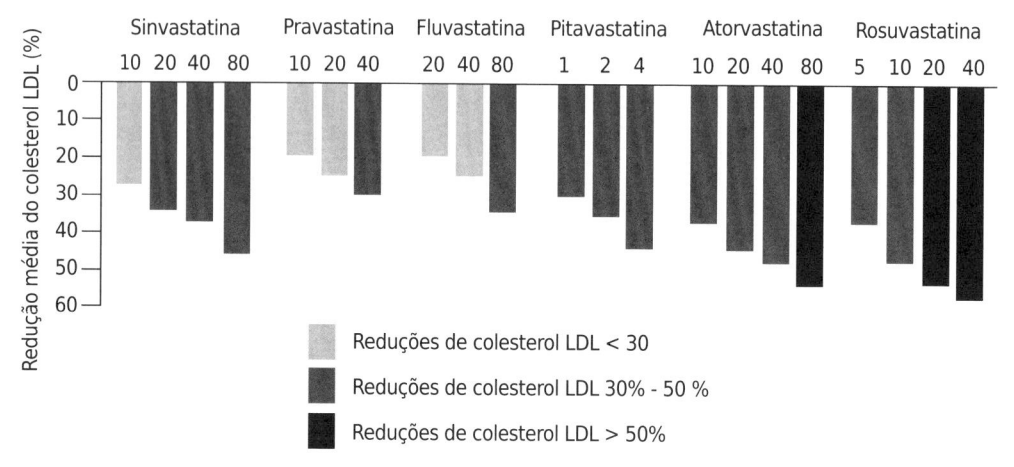

Figura 12.1 – Estatinas disponíveis e sua eficácia média.

Fonte: Faludi AA, Izar MCO, Saraiva JFK, Chacra APM, Bianco HT, Afiune Neto A, et al., 2017.

O principal efeito adverso das estatinas é a mialgia e as alterações musculares[21]. Elas podem surgir em semanas ou anos após o início do tratamento. Variam desde mialgia, com ou sem elevação da creatinoquinase (CK), até a rabdomiólise. Os pacientes que ingerem estatina devem ter a determinação da CK feita no início do tratamento, principalmente:

a. em pacientes com antecedentes de intolerância à estatina;

b. em pacientes com antecedentes familiares de miopatia;

c. em paciente sob uso concomitante de fármacos que aumentem ou utilizem o mesmo sistema de catabolização.

A dosagem rotineira de CK é recomendada em pacientes que referem sintomas musculares (dor, sensibilidade, rigidez, câimbras, fraqueza e fadiga localizada ou generalizada), introdução de fármacos que possam interagir com estatina ou quando se eleva a dose desta. A avaliação das enzimas hepáticas (ALT e AST) deve ser feita antes do início da terapia com estatina.

A análise criteriosa da literatura nos sugere que não existem razões para excluir pacientes idosos da terapia redutora de lipídeos sanguíneos, especialmente colesterol e principalmente em prevenção secundária. Existem dúvidas sobre a definição de doses ideais e sobre a utilização de hipolipemiantes em prevenção primária[15].

Quatro estudos de prevenção primária foram conduzidos em prevenção primária com participantes com idade acima dos 70 anos. Desses, o *Jupiter* e o *Hope-3* concluíram com benefícios. Entretando, em pacientes com mais de 85 anos, as informaçãoes disponíveis são ainda inadequadas.

Outro aspecto discutível frequentremente é a influência das estatinas sobre o declínio cognitivo. Nenhum estudo confirma esse efeito.

A caracterização clínica da intolerância às estatinas é, às vezes, confundida com outras causas de dor muscular. A intolerância a estatinas é caracterizada em situações clínicas em que ocorre:

a. Incapacidade em tolerar pelo menos duas estatinas em qualquer dose.

b. Incapacidade em tolerar a dose diária máxima em razão de sintomas musculares intoleráveis (dor muscular, fraqueza ou cãimbras, mesmo com CK normal ou pouco alterada) ou miopatia grave [(sintomas musculares com elevação da CK superior a sete vezes o limite superior da normalidade (LSN)].

c. Em pacientes que apresentarem relação temporal plausível (zero a 12 semanas) depois da introdução do medicamento.

d. O aparecimento dos sintomas com o aumento da dose de estatina ou com a introdução de fármaco que utilize a mesma via de metabolização.

e. Melhora dos sintomas ou seu desparecimento com a descontinuação da estatina (habitualmenteem 2 a 4 semanas)[17].

Nos Quadros 12.1 e 12.2, são apresentados os fatores que podem contribuir para os sintomas da intolerância às estatinas e o quadro clínico que deve ser cuidadosamente avaliado para o diagnóstico. Devemos estar atentos uma vez que idosos acima de 80 anos, por si só, representam um fator de risco para efeitos adversos das estatinas[17].

Quadro 12.1 Comorbidades que podem contribuir com os sintomas relacionados com a intolerância as estatinas.	
Riscos endógenos	Riscos exógenos
Idade avançada (> 80 anos)	Etilismo
Hipertensão arterial	Exercício físico extenuante
Diabetes *mellitus*	Cirurgias de alta demanda metabólica
Fragilidade	Medicações que afetam o metabolismo das estatinas
Baixo índice de massa corporal	Fibratos (especialmente genfibrozil)
Disfunção renal	
Disfunção hepática	

Fonte: Sposito AC, et al., 2017.

Quadro 12.2
Avaliação dos sintomas que podem ser atribuídos às estatinas.

Características	Relação causal entre os sintomas e o tratamento com estatinas	
	Provável	Improvável
Distribuição e local	Simétrica	Assimétrica, unilateral
	Difusa, envolvendo grandes grupos musculares (cintura escapular e pélvica, e músculos gêmeros superior e inferior)	Região muscular pequena e isolada
Característica da dor	Dor muscular, sensibilidade, rigidez ou câimbras	Dor aguda
	Fraqueza muscular ou peso durante exercício	Formigamento ou espasmo muscular
		Dor articular ou em tendão
Associação temporal à estatina	Sintomas até 4 semanas após o início do uso de estatina	Sintomas aparecem > 12 semanas após o início da estatina
	(Sintomas com início entre 4 a 12 semanas podem contribuir para a avaliação de causalidade)	
Suspensão e reexposição (teste terapêutico) ao tratamento	Sintomas melhoram até 4 semanas após a suspensão do tratamento	Melhora tardia ou ausência de melhora com a suspensão da estatina
	Sintomas reaparecem até 4 semanas do reinício da estatina	Recorrência tardia ou ausente após reinício da estatina

Fonte: Sposito AC, et al., 2017.

Referências

1. Baigent C, Blackwell L, Emberson J, Holland LE, Reith C, Bhala N, et al. Cholesterol Treatment Trialists' (CTT) Collaboration. Efficacy and safety of more intensive lowering of LDL cholesterol: a meta-analysis of data from 170 000 participants in 26 randomized trials. Lancet 2010; 376(9753): 1670-81.

2. Paneni F, Canestro CD, Libby P, et al. The aging cardiovascular system. Understanding it at cellular and clinical levels. JACC 2017; 69; 1952-67.

3. Strandberg TE, Kolehmainen L, Vuori A. Evaluation and treatment of older patients with hypercholesterolemia. A clinical review. JAMA 2014; 312 (11): 1136-44.

4. Catapano AL, Reiner Z, De Backer G, Graham I, Taskinen MR, Wiklund O, et al. European Society of Cardiology (ESC). European Atherosclerosis Society (EAS). ESC/EAS guidelines for the management of dyslipidaemias the task force for the management of dyslipidaemias of the European Society of Cardiology (ESC) and the European Atherosclerosis Society (EAS). Atherosclerosis 2011; 217(1): 3-46.

5. Grundy SM, Bilheimer D, Chait A, et al. Summary of the Second Report of the National Cholesterol Education Program (NCEP) Expert Panel on Detection, Evaluation, and Treatment of High Blood Cholesterol in Adults (Adult Treatment Panel II). JAMA 1993; 269(23): 3015-23.

6. Sando KR, Knight M. Nonstatin therapies for management of dyslipidemia: a review. Clin Ther 2015; 37(10): 2153-79.

7. Jun M, Foote C, Lv J, Neal B, Patel A, Nicholls SJ, et al. Effects of fibrates on cardiovascular outcomes: a systematic review and meta-analysis. Lancet 2010; 375(9729): 1875-84.

8. Harris WS, Miller M, Tighe AP, Davidson MH, Schaefer EJ. Omega-3 fatty acids and coronary heart disease risk: clinical and mechanistic perspectives. Atherosclerosis 2008; 197(1): 12-24.

9. Faludi AA, Izar MCO, Saraiva JFK, Chacra APM, Bianco HT, Afiune Neto A, et al. Atualização da Diretriz brasileira de dislipidemias e prevenção da aterosclerose – 2017. Arq Bras Cardiol 2017; 109(Supl. 1): 1-76.

10. Katan MB, Grundy SM, Jones P, Law M, Miettinen T, Paoletti R, et al. Eficacy and safety of plant stanols and sterols in the management of blood cholesterol levels. Mayo Clin Proc 2003; 78(8): 965-78.

11. The Lipid Research Clinics Coronary Primary Prevention Trial Results. I. Reduction in incidence of coronary heart disease. JAMA 1984; 251(3): 351-64.

12. Cohn JS, Kamili A, Wat E, Chung RW, Tandy S. Reduction in intestinal cholesterol absorption by various food components: mechanisms and implications. Atheroscler Suppl. 2010; 11(1): 45-8.

13. Orkaby AR, Gaziano JM, Djousse L, Driver JA. Statins for primary prevention of cardiovascular events in older man. JAGS 2017; 65(11): 2362-8.

14. Kris-Etherton PM, Harris WS, Appel LJ. AHA Nutrition Committee. American Heart Association. Omega-3 fatty acids and cardiovascular disease: new recommendations from the American Heart Association. Arterioscler Thromb Vasc Biol 2003; 23(2): 151-2.

15. Shepherd J, Blauw GJ, Murphy MB, Bollen EL. Pravastatin in elderly individuals at risk of vascular disease (PROSPER): a randomized controlled trial. PROSPER study group. PROspective Study of Pravastatin in the Elderly at Risk. Lancet 2002: 23(360): 1623-30.

16. Cannon CP, Blazing MA, Giugliano R, Cagg A, White JA, et al. Ezetimibe Added to Statin Therapy after Acute Coronary Syndromes. NEJM 2015; 375(25): 2387-97.

17. Sposito AC, Faria Neto JR, Carvalho LSF, et al. Statin associated muscle sintomas. Position paper from the Luso-Latin American Consortioum. Curr Med Res Opin 2017: 33(2): 239-51.

18. Deedwania P, Stone PH, Bairey Merz CN, Cosin-Aguilar J. Effects of intensive versus moderate lipid-lowering therapy on myocardial ischemia in older patients with coronary heart disease: results of the Study Assessing Goals in the Elderly (SAGE). Circulation 2007; 115(6): 700-7.

13 Doença arterial coronária

• Manes R. Erlichman • Izo Helber

Introdução

A doença arterial coronária (DAC) é um processo patológico progressivo que se manifesta clinicamente na idade adulta, embora tenha seu início bem cedo. A atero-esclerose é a principal causa da DAC. A palavra "aterosclerose" é de origem grega e significa acúmulo focal de lipídeos (*atere*) e espessamento da íntima arterial (esclero-se), sendo uma doença das artérias musculares grandes e médias, caracterizando-se por disfunção endotelial, inflamação vascular, acúmulo de lipídeos, colesterol, cálcio e restos celulares na altura da camada íntima da parede vascular.

É difícil conhecer a prevalência da DAC nos dias atuais. Estudo americanos indi-cam aproximadamente 14 milhões de americanos com DAC. Anualmente, 1,5 milhões de indivíduos apresentam infarto agudo do miocárdio (IAM) nos Estados Unidos e mais de 500 mil desses indivíduos morrem. No entanto, houve uma redução de 30% na mortalidade por DAC desde o final do século 20. Muitos fatores contribuíram para isso, incluindo a introdução de unidades de tratamento coronariano, revascularização miocárdica, terapia trombolítica, intervenção coronária percutânea e uma ênfase na modificação do estilo de vida.

Ainda assim, as doenças cardiovasculares são a principal causa de morte e inca-pacitação em idosos, sendo responsáveis por mais de 50% das mortes em pacientes com idade acima de 65 anos. Deve-se ainda considerar que a população idosa deverá atingir uma proporção cada vez maior, conforme aumento previsto para a expectativa de vida.

Fatores de risco clássicos

Diabetes *mellitus*

O diabetes tipo 2 é a forma clínica do diabetes de maior prevalência em idosos, apresentando graus variáveis de deficiência e resistência à insulina. É considerado fa-tor de risco não só para DAC, mas também para as doenças cerebrovascular e vascular periférica[1]. A presença de diabetes é tão relevante, que os paciente diabéticos, mesmo sem histórico de IAM, devem ser tratados da mesma forma que pacientes não diabéti-cos com histórico de IAM, ou seja, pacientes diabéticos devem ser tratados como se já tivessem DAC conhecida, mesmo sem comprovação.

O diagnóstico clínico de diabetes no idoso se baseia em sintomas inespecíficos, já que os sintomas clássicos de polidipsia e poliúria não são frequentes e surgem apenas com níveis glicêmicos muito elevados. Laboratorialmente, os critérios diagnósticos são os mesmos utilizados em indivíduos mais jovens: glicemia de jejum $\geq$ 126 mg/dL ou a presença de hemoglobina glicada (HbA1c) $\geq$ 6,5%. As metas terapêuticas em pacientes idosos são menos rígidas em relação a pacientes não idosos, sendo recomendado como meta HbA1c < 7% para idosos saudáveis e < 8% para idosos frágeis ou com expectativa de vida < 5 anos[2].

Hipertensão arterial

A prevalência da hipertensão é muito alta em idosos e o diagnóstico se baseia nos mesmos critérios utilizados para o diagnóstico em indivíduos mais jovens. A meta terapêutica é a redução gradual dos níveis pressóricos para valores < 140 $\times$ 90 mmHg, não estando ainda estabelecido um valor mínimo tolerado.

A redução do consumo de sal deve ser encorajada, com máxima ingesta de 5 g/dia de cloreto de sódio (incluído o preparo dos alimentos) adicionado à refeição. Quando necessário tratamento medicamentoso, iniciar com a menor dose possível e aumentá-la considerando-se a tolerância e a prevenção de lesões em órgãos-alvo[3].

Dislipidemia

A hipercolesterolemia é definida como níveis de LDL elevado (> 160 mg/dL) associada ou não a baixos níveis de HDL (< 40 mg/dL) e triglicerídeos elevados (> 150 mg/dL). A associação da hipercolesterolemia com complicações da aterosclerose é menor nos idosos e devem ser investigadas causas secundárias de dislipidemia, como hipotireoidismo, diabetes e doença renal crônica.

Tanto na prevenção primária como na prevenção secundária, os estudos comprovam os benefícios das estatinas na redução da taxa de eventos coronários e nos eventos cerebrovasculares, contribuindo para a preservação da função cognitiva[4].

Tabagismo

O tabagismo é fator de risco para DAC mesmo na população idosa, mas com menor risco relativo do que entre pacientes mais jovens. O tabagismo está muito associado à disfunção endotelial, aumento da adesividade plaquetária e dislipidemia.

Mesmo entre idosos, a cessação do tabagismo traz benefícios e devem ser utilizados adesivos de nicotina, gomas de mascar e medicações (bupropiona ou vareniclina) da mesma forma que em pacientes mais jovens.

Sedentarismo

Com o envelhecimento, ocorre perda de massa muscular, que enseja redução de força muscular, da flexibilidade, do débito cardíaco e da função pulmonar, contribuindo para a maior incidência de sedentarismo.

Exercícios físicos regulares realizados por 30 a 40 minutos, três a quatro vezes/semana, contribuem para o controle da hipertensão arterial, dislipidemia, melhor controle glicêmico e, consequentemente, contribui para a prevenção da doença coronária e redução da mortalidade. Além disso, diminui o grau de depressão, melhora a memória e a qualidade do sono e reduz o risco de fraturas.

Novos fatores de risco

Considerando que os fatores de risco clássicos justificam apenas metade dos casos de doença arterial coronária e que os algoritmos habitualmente utilizados, como o escore de Framingham, não estratificam adequadamente pessoas de risco intermediário e são de uso limitado até os 75 anos de idade, biomarcadores de doença coronária precoce e de instabilidade da placa aterosclerótica têm sido pesquisados.

Entre os mais estudados atualmente, podemos citar os seguintes: proteína C-reativa ultrassensível; homocisteína; lipoproteína a; lipoproteína associada à fosfolipase A2; e fibrinogênio.

Fisiopatologia

Uma interação complexa e não completamente compreendida é observada entre os elementos celulares críticos da lesão aterosclerótica. De forma resumida, a disfunção endotelial é o passo inicial que permite a difusão de lipídeos e células inflamatórias (monócitos e linfócitos T) nos espaços endotelial e subendotelial. A secreção de citoquinas e fatores de crescimento promovem a migração e proliferação de células musculares lisas e a acumulação de matriz de colágeno e a atração local de outros monócitos e glóbulos brancos, formando um ateroma. Os ateromas mais avançados, embora não oclusivos, podem se romper, conduzindo, assim, à trombose e ao desenvolvimento de síndrome coronária aguda ou IAM.

Os fatores de risco clássicos interagem para a formação do ateroma. Ainda assim, existem diferenças na prevalência e apresentação clínica da doença coronária nas várias regiões do mundo, e essas diferenças possivelmente se devem a diferenças genéticas e influências ambientais.

A frequência de doença cardíaca coronária no Extremo Oriente é significativamente menor do que a documentada no Ocidente. Podem existir razões genéticas mal definidas para esse fenômeno, mas um interesse significativo envolve o papel da dieta e outros fatores ambientais na ausência de doença vascular aterosclerótica clínica nessas populações.

A doença cardiovascular aterosclerótica também é rara no continente africano, embora evidências crescentes indiquem que isso também está mudando, como resultado da rápida ocidentalização e urbanização das populações africanas tradicionalmente rurais e agrárias. A prevalência de doença cardíaca coronária também está aumentando no Oriente Médio, Índia e América Central e América do Sul[5].

A taxa de DAC nas populações de imigrantes étnicos nos Estados Unidos se aproxima da taxa em brancos americanos, apoiando o papel dos fatores ambientais mediados pela aterosclerose.

Apresentação clínica

Pacientes com DAC podem apresentar sintomas e sinais clinicamente importantes ou a morte cardíaca súbita pode ser o primeiro sintoma de doença cardíaca coronária. No entanto, muitos pacientes com doença anatômica avançada podem não ter sintomas e não apresentar comprometimento funcional algum.

O estreitamento luminal progressivo de uma artéria devido à presença uma placa que comprometa o fluxo sanguíneo resulta em sintomas de insuficiência sanguínea inadequada para o miocárdio em caso de aumento da atividade metabólica e da demanda de oxigênio, originando sintomas de angina estável.

A ruptura de uma placa aterosclerótica pode resultar na exposição do subendotélio, altamente trombogênico, e do núcleo lipídico. Essa exposição pode resultar na formação de trombo, que pode ocluir parcialmente ou completamente o fluxo na artéria envolvida. A angina instável ou IAM são exemplos das sequelas clínicas da oclusão aguda parcial ou completa de uma artéria coronária.

Classicamente, a angina estável é caracterizada por desconforto torácico retroesternal que geralmente irradia para o braço esquerdo e pode estar associado à dispneia. A angina estável é exacerbada pelo esforço e aliviada pelo descanso ou terapia com nitrato. A angina instável descreve um padrão de frequência ou intensidade crescente de episódios anginosos, podendo chegar à dor em repouso.

A taquicardia é comum em pessoas com instabilidade do quadro anginoso. A irregularidade da frequência cardíaca pode sinalizar a presença de fibrilação atrial ou batimentos ectópicos supraventriculares ou ventriculares. A taquicardia ventricular é a causa mais comum de morte em pessoas com IAM.

Variações da pressão arterial podem ocorrer. A hipotensão geralmente reflete comprometimento hemodinâmico e é um preditor de desfecho desfavorável na presença de IAM. A diaforese é um achado comum. Os pacientes geralmente têm respiração rápida (ou seja, taquipneia). Sinais e sintomas de insuficiência cardíaca congestiva (ICC) podem indicar choque cardiogênico ou uma complicação mecânica de um IAM, como regurgitação valvar mitral isquêmica.

Avaliação funcional de doença arterial coronária

A avaliação funcional de uma obstrução coronária pode ser realizada por exames não invasivos e exames invasivos. Entre os exames não invasivos, os mais frequentemente realizados são o teste ergométrico, a cintilografia de perfusão miocárdica e a ecocardiografia sob estresse.

O teste ergométrico é um método diagnóstico de larga aplicação na população geral e, nos idosos, apresenta limitações quando se busca o diagnóstico de doença arterial coronária. A sensibilidade do teste é maior em idosos (84%) do que em pacientes mais jovens e isso se justifica pela maior prevalência da doença coronária nessa população. A especificidade é menor nos idosos, ao redor de 70%.

Para uma avaliação adequada do teste ergométrico, o paciente deve atingir 85% da frequência cardíaca máxima prevista para sua idade. Para alguns pacientes, o uso do ciclo ergômetro pode ser uma opção ao uso da esteira, principalmente quando o paciente apresentar problemas de equilíbrio[6].

A avaliação de perfusão miocárdica torna a cintilografia com isótopos radioativos um método de grande utilidade na investigação da isquemia miocárdica em idosos que pode ser realizado associado ao teste ergométrico ou ao estresse farmacológico quando houver impedimento ao esforço pelo paciente ou o paciente apresentar um eletrocardiograma de repouso com alterações que impedem uma avaliação adequada no esforço, como nos portadores de bloqueio de ramo esquerdo ou usuários de marca--passo[7]. Na ecocardiografia sob estresse, as imagens obtidas em repouso são comparadas com as obtidas após o paciente ter se submetido ao esforço, no caso de um teste ergométrico, ou durante a infusão de fármacos, sendo mais utilizada em nosso meio a dobutamina. Na presença de obstrução coronária significativa, o estresse provoca o desbalanço entre a oferta e o consumo de oxigênio que pode resultar em isquemia miocárdica transitória, com alteração contrátil segmentar nova ou adicional, detectável pelo examinador[8].

Temos ainda a ressonância magnética cardíaca que permite a avaliação de dados sobre a morfologia e a função ventriculares, perfusão miocárdica sob estresse farmacológico para avaliação de isquemia, sendo mais utilizado em nosso meio o dipiridamol, e análise de viabilidade miocárdica pela técnica do realce tardio miocárdico[9].

A escolha de qual teste realizar dependerá da apresentação clínica do paciente, do eletrocardiograma (ECG) em repouso, da capacidade funcional e da presença e importância de comorbidades que podem alterar a realização e acurácia dos testes não invasivos para detecção de isquemia miocárdica.

Na presença de isquemia miocárdica detectável e na condição de se estabelecer um tratamento mais adequado, torna-se importante o conhecimento da anatomia coronária para que possam ser mais bem avaliadas a extensão e a gravidade da doença coronária subjacente.

Avaliação invasiva de doença arterial coronária

A anatomia coronária pode ser conhecida mediante realização da angiotomografia das artérias coronárias ou da angiografia coronária. A angiotomografia das artérias coronárias tem sua indicação nos casos de exames não invasivos discordantes ou em pacientes com muita dificuldade de realizar esforço físico e comorbidades que limitam a utilização de fármacos indutores de isquemia. Deve-se lembrar do risco de comprometimento da função renal bem como da reação alérgica pelo uso do contraste iodado e deve-se ter em mente que pacientes não candidatos à revascularização pela gravidade de suas comorbidades não devem ser submetidos a esse exame.

A angiografia coronária continua a ser o critério padrão para a detecção de estenoses limitantes de fluxo que podem servir para indicação de revascularizção por intermédio de intervenção percutânea ou cirúrgica. Porém, a angiografia coronária apresenta limitações. Uma das limitações da angiografia coronária é que apenas o espaço vascular ocupado pelo sangue é visualizado. A extensão real do volume da placa aterosclerótica na parede não pode ser avaliada com esta técnica e, assim, a atenção tem sido direcionada para o uso de abordagens fisiológicas para determinar a gravidade das estenoses coronarianas. Os métodos comumente usados para medir o fluxo de sangue coronário humano no laboratório de cateterismo cardíaco são sondas de velocidade Doppler para medir o fluxo coronariano em situações de repouso e após estímulo com vasodilatadores, guardando boa correlação com a presença de isquemia miocárdica encontrada em testes não invasivos.

Tratamento

Clínico

O tratamento da CAD tem como objetivos aliviar os sintomas de isquemia, melhorando a qualidade de vida, e aumentar a expectativa de vida prevenindo os eventos cardiovasculares e a mortalidade. A isquemia miocárdica provoca redução da capacidade funcional promovida não somente pela angina clássica, mas também pelo cansaço e pela dispneia.

O tratamento medicamentoso é a conduta inicial em pacientes com DAC e deve ser mantido mesmo quando o tratamento invasivo é realizado. O tratamento clínico inclui:

- Modificação do estilo de vida e correção dos fatores de risco.
- Fármacos anti-isquêmicos que previnem os ataques de angina, como betabloqueadores, bloqueadores dos canais de cálcio, nitratos de curta e longa duração, trimetazidina e ivabradina.
- Fármacos que atuam sobre os fatores de risco ou têm efeito preventivo na proteção vascular, como inibidores da enzima de conversão da angiotensina (IECA), bloqueadores dos receptores da angiotensina, estatinas e antiplaquetários.

Com relação à modificação do estilo de vida, ênfase deve ser dada às medidas simples de caráter dietético e à realização de atividade física. Recomenda-se um padrão alimentar rico em frutas, vegetais, grãos integrais, peixe, lácteos com baixo teor de gordura, aves magras, nozes, legumes e óleos vegetais consistentes com uma dieta de tipo mediterrâneo ou tipo DASH. Além disso, deve-se restringir o consumo de gorduras saturadas, gorduras trans, doces, bebidas açucaradas e sódio e estimular a realização de atividade física aeróbia de intensidade moderada a vigorosa que dure 40 minutos por sessão três a quatro vezes por semana.

Do ponto de vista farmacológico, os betabloqueadores inibem a estimulação simpática do coração, reduzindo a frequência cardíaca e a contratilidade. Isso pode diminuir a demanda de oxigênio no miocárdio e, assim, prevenir ou aliviar a angina em pacientes com DAC. Uma vez que os betabloqueadores reduzem o índice de frequência cardíaca/pressão arterial durante o exercício, o início da angina ou o limiar isquêmico durante o exercício é atrasado ou evitado. Recomendam-se os betabloqueadores a menos que sejam contraindicados, em todos os pacientes com angina estável que tiveram eventos cardíacos prévios ou que tenham uma disfunção ventricular esquerda.

Os bloqueadores dos canais de cálcio impedem a entrada de cálcio nas células do músculo liso vascular e nos miócitos, o que resulta em vasodilatação coronária e periférica, diminuição da condução atrioventricular (AV) e contratilidade reduzida. Em pacientes com angina, esses efeitos resultam em diminuição da resistência vascular coronária e aumento do fluxo sanguíneo coronário. Os bloqueadores de cálcio também reduzem a resistência vascular sistêmica e a pressão arterial e proporcionam um efeito inotrópico negativo.

Os nitratos são eficazes no tratamento de sintomas de angina aguda. Nessa situação, geralmente são usados na forma sublingual. O efeito anti-isquêmico primário dos nitratos é diminuir a demanda de oxigênio no miocárdio, produzindo vasodilatação sistêmica, embora também causem vasodilatação coronária e arteriolar moderada, além de venodilatação. Em pacientes com angina crônica estável, a terapia com nitrato melhora a tolerância ao exercício, o tempo de início da angina e a depressão do segmento ST durante o teste de esforço. Eles são particularmente eficazes em combinação com betabloqueadores ou bloqueadores de canais de cálcio[10].

Recentemente, a ivabradina despertou interesse para o seu uso em humanos, pois a redução da FC é objetivo maior em algumas situações, especialmente na doença coronariana, por ser ela a determinante principal do consumo de oxigênio pelo miocárdio. Além disso, a possibilidade de proteção cardiovascular pela redução da FC também trouxe perspectivas para a sua utilização, principalmente, por não apresentar nenhum efeito inotrópico nem qualquer outro efeito sistêmico hemodinâmico, diferentemente dos betabloqueadores. Após estudos clínicos randomizados, a ivabradina foi aprovada para uso na angina estável nas seguintes situações, desde que o paciente esteja em ritmo sinusal normal e frequência cardíaca ≥ 70 bpm[11]:

- Pacientes intolerantes ou que apresentem contraindicação ao uso de betabloqueadores.

- Em combinação com betabloqueadores em pacientes inadequadamente controlados com a dose ótima de betabloqueadores.

Invasivo

Há evidências suficientes sobre os benefícios do tratamento invasivo para os idosos quando adequadamente indicado e realizado por equipes habilitadas. O estudo Time, apesar das limitações, foi o único ensaio clínico randomizado realizado em idosos com angina estável e demonstrou os benefícios advindos da revascularização miocárdica, em comparação com tratamento clínico conservador otimizado. Em 6 meses de evolução, os pacientes da estratégia invasiva (revascularização), 72% dos quais tratados por meio de angioplastia, apresentaram reduções significativas de angina, número de medicamentos antianginosos utilizados, re-hospitalizações e necessidade de procedimentos adicionais de revascularização. Após 4 anos de evolução, a sobrevida foi similar em ambas as estratégias (70,6 *versus* 73%; p = NS). No entanto, a ausência de revascularização miocárdica no 1º ano foi um preditor independente de mortalidade, tendência observada tanto nos pacientes submetidos inicialmente ao tratamento de revascularização (p = 0,07) quanto no grupo mantido em tratamento conservador (p < 0,001). Os pacientes da estratégia invasiva também apresentaram menores taxas de eventos cardíacos maiores (39% *versus* 20%; p < 0,001).

Porém, a idade avançada exige muito critério na indicação de procedimentos invasivos. Segundo as diretrizes de cardiogeriatria da Sociedade Brasileira de Cardiologia (SBC), a revascularização do miocárdio, cirúrgica ou percutânea, está indicada em casos selecionados quando o tratamento clínico falha e nos pacientes de alto risco. Vale ressaltar que as decisões são complexas, pois os idosos compõem um grupo heterogêneo e pouco estudado, tanto que nas recomendações das diretrizes prevalece o nível de evidência C (série ou relatos de casos/consenso de especialistas).

Sendo assim, os principais fatores que influem na decisão terapêutica são: riscos e repercussões da DAC; resposta à terapêutica farmacológica; presença de comorbidades cardíacas e não cardíacas; características das lesões coronárias; expectativa de vida e preferências do paciente.

Referências

1. Gravina CF, Franken R, Wenger N, Freitas EV, Batlouni M, Rich M, et al. Sociedade Brasileira de Cardiologia. II Diretrizes brasileiras em cardiogeriatria. Arq Bras Cardiol 2010; 95 (Supl. 2): 1-112.

2. American Diabetes Association. Standards of medical care in diabetes – 2011. Diabetes Care 2011; 34 (Suppl. 1): 1-51.

3. VI Diretrizes brasileiras de hipertensão. Arq Bras Cardiol 2010; 95 (Supl. 1): 1-51.

4. Sposito AC, Caramelli B, Fonseca FA, Bertolami MC, Afiune Neto A, Souza AD, et al. VI Diretriz brasileiras sobre dislipidemia e tratamento da ateroesclerose. Arq Bras Cardiol 2007; 88 (Supl. 1): 2-19.

5. Kolodgie FD, Gold HK, Burke AP, Fowler DR, Kruth HS, Weber DK, et al. Intraplaque hemorrhage and progression of coronary atheroma. N Engl J Med 2003; 349(24): 2316-25.

6. Jeger RV, Zellweger MJ, Kaiser C, Grise L. Prognostic value of stress testing in patients over 75 years of age with chronic angina – TIME Investigators. Chest 2004; 125: 1124-31.

7. Yao SS, Rozanski A. Principal uses of myocardial perfusion scintigraphy in the management of patients with known or suspected coronary artery disease. Prog Cardiovasc Dis 2001; 43: 281.

8. Barbosa MM, Nunes MCP, Campos Filho O, Camarozano A, Rabischoffsky A, Maciel BC, et al. Sociedade Brasileira de Cardiologia. Diretrizes das indicações da ecocardiografia. Arq Bras Cardiol 2009; 93(6 Supl. 3): e265-e302.

9. Kim RJ, Wu E, Rafael A. The use of contrast-enhanced magnetic resonance imaging to identify reversible myocardial dysfunction. N Engl J Med 2000 Nov 16; 343(20): 1445-53.

10. Carvalho AC, Helber I, Erlichman MR. Diagnóstico e tratamento das doenças cardiovasculares do idoso. É diferente? São Paulo: Atheneu; 2013.

11. Fox K, Ford I, Steg PG, Tendera M, Ferrari R. BEAUTIFUL Investigators. Ivabradine for patients with stable coronary artery disease and left-ventricular systolic dysfunction (BEAUTIFUL): a randomized, double-blind, placebo-controlled trial. Lancet 2008 Sep 6; 372(9641): 807-16. doi:10.1016/S0140-6736(08)61170-8. Epub 2008 Aug 29.

12. Pfisterer M. Trial of Invasive versus Medical therapy in Elderly patients Investigators. Long-term outcome in elderly patients with chronic angina managed invasively versus by optimized medical therapy: four-year follow-up of the randomized Trial of Invasive versus Medical therapy in Elderly patients (TIME). Circulation 2004 Sep 7; 110(10): 1213-8. Epub 2004 Aug 30.

14 Insuficiência cardíaca no idoso

- Egli Belinazzi Quadrado • Lucas Porteiro Prospero
- Roberto Dishinger Miranda

Introdução

Entre as três primeiras causas de internação no Brasil, estão as do sistema circulatório, entre as quais a insuficiência cardíaca (IC) é a primeira, seguida por doenças isquêmicas do coração e acidentes encefálicos[1]. Na Figura 14.1, pode-se observar o número de internações por IC, conforme a faixa etária.

Esse perfil de internação condiz com o envelhecimento populacional e um cenário de melhora no sistema de saúde brasileiro, uma vez que a IC é a via final de várias patologias cardíacas crônicas como a hipertensão arterial (HAS), infarto agudo do miocárdio (IAM), valvopatias, entre outras.

Observa-se que a prevalência da IC aumenta com a idade, sendo este um assunto de interesse para todos que trabalham com a população geriátrica.

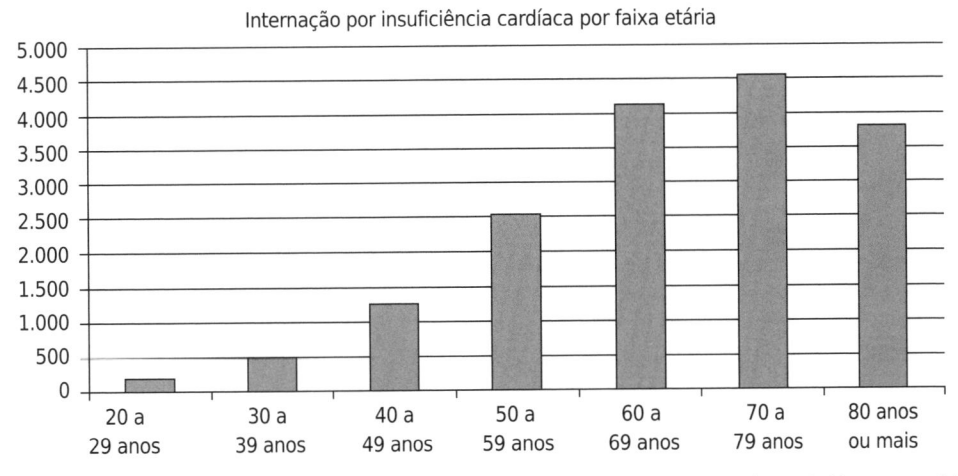

Internação por insuficiência cardíaca por faixa etária

Obs.: Menor número de internação nos indivíduos acima de 80 anos se justifica pelo menor número de idosos nessa faixa etária.

Figura 14.1 – Número absoluto de internações por IC, conforme faixa etária, em dezembro de 2016.

Fonte: Datasus. Dados referentes ao número de internações hospitalares por insuficiência cardíaca no ano de 2016.

A IC ocorre por uma dificuldade do coração em manter o débito cardíaco de acordo com as necessidades teciduais ou somente fazê-lo com uma frequência cardíaca inadequada, que pode ocorrer por déficit contrátil, de relaxamento ou por uma combinação destes. O déficit contrátil resulta de morte ou disfunção dos miócitos e a alteração de relaxamento pelo remodelamento ventricular.

A dificuldade em aumentar o débito cardíaco resulta num processo adaptativo cardiovascular de curto e longo prazo, dependente da estimulação do sistema neuro--hormonal. A curto prazo, há retenção de sódio e água, com aumento da frequência cardíaca. A longo prazo, dá-se o remodelamento cardíaco, perpetuando o processo fisiopatológico da insuficiência cardíaca, pois o miocárdico remodelado apresenta aumento de massa e pressão, mantendo a estimulação neuro-hormonal. O ciclo ininterrupto do processo adaptativo ocasiona a dilatação ventricular progressiva, e a IC clínica se instala.

Nos idosos, a IC com fração de ejeção preservada, também conhecida como IC diastólica, é pelo menos tão frequente quanto a IC por déficit sistólico, mas ocorre por alteração do relaxamento. O envelhecimento altera o enchimento diastólico, por um retardo na recaptação de cálcio pelo retículo sarcoplasmático e diminuição da complacência passiva do VE pela hipertrofia dos miócitos, aumento do depósito de colágeno, amiloide e lipofuccina.

Com o envelhecimento, ocorre também maior depósito de tecido conectivo nos vasos de médio e grande calibre, ocasionando a rigidez arterial e, por consequência, o aumento da pressão arterial sistólica (PAS). A hipertensão gera um remodelamento adicional do miocárdio, causando maior rigidez e diminuição do relaxamento ventricular.

Além disso, pelo envelhecimento cardíaco há uma menor resposta adrenérgica, com menor incremento de frequência cardíaca adaptativa e maior disfunção do nó sinusal, predispondo à fibrilação atrial. Essa arritmia dificulta ainda mais o enchimento ventricular, que está mais dependente da contração atrial, frente a um ventrículo com diminuição do relaxamento[2].

Outro mecanismo de desenvolvimento da IC é a sobrecarga de volume por insuficiência valvar ou quando há perda de miócitos, por exemplo na isquemia, exposição a toxinas como álcool e quimioterápicos e nas infecções.

Na IC, independentemente da causa, o débito cardíaco em repouso está mantido à custa de aumento da estimulação neuro-hormonal e, quando necessita de maior débito ao exercício, não consegue manter esse incremento, provando, assim, os sintomas de cansaço aos esforços. Com a progressão da doença, esse débito diminui ainda mais, até chegar o momento em que estará diminuído mesmo ao repouso. A retenção de sódio e água pelo sistema neuro-hormonal exacerbado resulta em edema e congestão pulmonar, ocasionando a dispneia.

Diagnóstico

O diagnóstico de insuficiência cardíaca é clínico, sendo o sinal mais sensível os estertores crepitantes de base pulmonar (sensibilidade de 44%) e, o mais específico, a estase jugular (especificidade de 97%), independentemente da idade[3]. Porém, em idosos, o diagnóstico da IC pode ser um grande desafio, pois esses pacientes são menos ativos, limitam-se ao considerar que os sintomas são próprios da idade ou estão mais restritos por outros problemas de saúde como os articulares. Por isso, os pacientes dessa faixa etária comumente procuram cuidados médicos em casos mais avançados, quando a dispneia ocorre aos mínimos esforços ou ao repouso.

Além disso, nessa população são mais frequentes as manifestações atípicas. Ocorre com maior frequência os casos de estado confusional agudo ou *delirium*, que é um desafio para o médico, pois várias doenças podem se manifestar dessa maneira, além de ter uma apresentação muito variada, por vezes com agitação e, em outras, com sonolência. Marcadamente, esse quadro apresenta um déficit de atenção importante e patológico, devendo-se incluir no diagnóstico diferencial as causas cardíacas, principalmente a IC e o IAM.

A partir da suspeita clínica, devem-se realizar exames para confirmação diagnóstica, definir sua etiologia assim como o tipo de IC. A radiografia de tórax pode apresentar área cardíaca normal ou aumentada ou, ainda, aumento da trama vascular com linhas B de Kerley[4].

O eletrocardiograma (ECG) é um exame de baixo custo e muito acessível, que apesar de ser inespecífico, tem um valor preditivo negativo de 90%, sendo assim, quando se apresenta normal, sugere que a causa dos sintomas não seja de origem cardíaca. É ainda um exame útil por indicar fatores precipitantes como fibrilação atrial ou taquiarritmias, sugerir a etiologia ao apresentar ondas Q patológicas (isquemia/fibrose), sobrecarga de câmaras esquerdas ou bloqueios de ramos e atrioventriculares.[4]

O peptídeo natriurético tipo B (BNP/NT-ProBNP) é um hormônio produzido principalmente pelos cardiomiócitos ventriculares que têm sua liberação estimulada pela sobrecarga de volume e/ou pressão que ocorre com a IC. O BNP/NT-ProBNP foi utilizado inicialmente nas salas de emergência para ajuda na diferenciação de sintomas cardíacos e não cardíacos, mostrando grande ajuda na confirmação diagnóstica de IC, quando elevado. Atualmente o BNP/NT-ProBNP tem sido utilizado também no seguimento dos pacientes com IC, sendo que a queda de seus valores indica boa resposta terapêutica.

Após o diagnóstico de IC, deve-se estratificar a gravidade e caracterizar sua etiologia, para seguir com o melhor tratamento, por vezes, com medidas terapêuticas específicas a depender da causa da IC.

O Ecocardiograma Bidimensional (ECO) é um dos exames primordiais. Exame de baixo risco que traz muitas informações, entre elas destacam-se a função sistólica e diastólica do ventrículo esquerdo, tamanho cardíaco, presença de patologias valvares, pericárdicas e presença de déficit segmentar, ajudando no diagnóstico etiológico de IC.

Com base nos dados do ECO, classifica-se a IC em sistólica ou diastólica; a primeira ocorre quando a fração de ejeção é menor do que 45% e a IC diastólica é caracterizada por uma fração de ejeção normal ou pouco diminuída (acima de 45%), apresentando alterações de relaxamento e um quadro clínico incontestável de insuficiência cardíaca.

Contudo, o ecocardiograma pode ter sua análise prejudicada, principalmente em idosos, por deformidades na caixa torácica e presença de patologias pulmonares, apresentando imagens inadequadas.

Na investigação, pode ainda ser necessária para complementação diagnóstica a realização de outros exames como ressonância miocárdica, ventriculografia radioisotópica e cateterismo cardíaco.

Exames laboratoriais podem ser de grande valia e devem ser solicitados, tais como:

- Hemograma: pode indicar causas de descompensação como anemia e infecções;
- Função renal e enzimas hepáticas: mostra lesões nesses órgãos por baixo débito;

- Eletrólitos e função tireoidiana: ajudam no manejo de arritmias, que podem estar sendo desencadeadas ou pioradas por alterações nestes sistemas;
- Perfil lipídico e glicemia: para controlar outros fatores de risco para doenças cardíacas.

Estratificar a insuficiência cardíaca é um passo importante, pois a depender do estágio em que o paciente se encontra podemos ajustar melhor as medidas terapêuticas, orientações e estimar prognóstico. Mesmo sendo mais difícil para fazer a classificação nos idosos por suas limitações físicas, deve-se questionar ativamente os sintomas. A classificação mundialmente utilizada é da New York Heart Association (NYHA), mostrada na Tabela 14.1.

Tabela 14.1 Classificação funcional da insuficiência cardíaca segundo a NYHA.	
Classe I	Pacientes com doença cardíaca, porém sem limitação de atividades físicas diárias
Classe II	Pacientes com doença cardíaca, que são assintomáticos quando em repouso, mas, às atividades físicas comuns, apresentam dispneia, fadiga e palpitações.
Classe III	Pacientes com doença cardíaca, que apresentam acentuada limitação nas atividades físicas. Eles se sentem bem em repouso, mas pequenos esforços, menores atividades físicas comuns provocam dispneia, fadiga acentuada e palpitações.
Classe IV	Pacientes com insuficiência cardíaca com dispneia ao repouso.

Legenda: NYHA: New York Heart Association.

Fonte: Gravina CF, et al., 2010.

Tratamento

O objetivo do tratamento da IC no idoso é reduzir os sintomas, melhorar a qualidade de vida e evitar a progressão da doença ao diminuir o remodelamento ventricular, além de reduzir a mortalidade. Neste capitulo, serão discutidas as medidas preventivas, não farmacológicas e medicamentosas. Além delas, podem ser necessários os implantes de dispositivos eletromecânicos e procedimentos cirúrgicos.

Medidas preventivas

Para prevenir o surgimento ou a descompensação da IC, é fundamental o controle de comorbidades clínicas: HAS; isquemia miocárdica; arritmias cardíacas; anemia; insuficiência renal; endocrinopatias (hipotireoidismo ou tireotoxicose); infecções (pneumonias e infecções urinárias); cessação do tabagismo; além de manter o calendário de vacinação em dia (p. ex.: anti-*influenza* anual e antipneumocócica)[5,6].

Medidas não farmacológicas

Evitar uso de substâncias cardiotóxicas, álcool, drogas ilícitas, agentes anabolizantes e quimioterápicos, assim como evitar uso de substâncias retentoras de sódio e água, como os anti-inflamatórios não hormonais. Deve-se evitar também medicamentos que reduzem a função cardíaca como os antagonistas do cálcio não diidropiridínicos (diltiazem e verapamil), antidepressivos tricíclicos e lítio.

Dieta

A dietoterapia é fundamental no paciente com IC. Ela ajuda a preservar a composição corporal e atenuar os efeitos catabólicos da doença, além de evitar a sobrecarga volêmica, minimizando sintomas e reduzindo internações por descompensação. É importante fazer a avaliação nutricional por meio do diário alimentar e medidas antropométricas completas. O IMC pode ser utilizado, mas apenas como uma triagem nutricional.[7]

Para o paciente com IC, deve-se atentar ao aporte adequado de nutrientes para a manutenção de peso na faixa ideal, já que a obesidade pode ser um fator agravante e de descompensação, pois aumenta o trabalho cardíaco e ativa os sistemas simpático e renina-angiotensina-aldosterona.

Assim, para pacientes obesos, o ideal é planejar dieta com restrição calórica. Indivíduos com IMC $\geq$ 30 kg/m^2 devem ter como meta calórica entre 20 e 25 kcal/kg de peso/dia; para IMC entre 23 e 30 kg/m^2, a meta é de 28 kcal/kg de peso/dia; e para IMC $\leq$ 23 kg/m^2, a meta calórica pode ser de 32 kcal/kg de peso/dia. Carboidratos devem compor entre 50 e 60% do valor energético de uma dieta para o idoso com IC; os lipídeos entre 25 e 35%; as proteínas de 15 a 20%; e as fibras devem perfazer 20 a 30 g da dieta, sendo 5 a 10 g delas fibras solúveis (Tabela 14.2). É importante lembrar que idosos em estado de catabolismo intenso, como ocorre em fases avançadas da IC, recomenda-se a ingestão de 1,5 a 2 g de proteína/kg de peso/dia[5-7].

Tabela 14.2 Recomendação dietética para a IC no idoso.		
Fonte dietética	Quantidade	Observações
Carboidratos	• 50 a 60% do valor energético	• Evitar sacarose e açúcar refinado (doces em geral) por piorar resistência à insulina. • Dar preferência a alimentos integrais.
Lipídeos	• 25 a 35% do valor energético	• *Gorduras monoinsaturadas*: azeite de oliva, óleo de canola, abacate. • *Gorduras poli-insaturadas*: óleos de milho, soja, girassol, linhaça, de peixe.
Proteínas	• 15 a 20% do valor energético • 1,5 a 2 g/kg/peso/dia se catabolismo intenso	• Carnes magras, leite e derivados sempre desnatados, clara de ovo.
Fibras	• 20 a 30 g/dia (5 a 10 g de fibra solúvel)	• *Frutas*: maçã, laranja, ameixa, damasco. • *Cereais*: aveia, centeio. • *Leguminosas*: feijão, lentilha, soja.
Sódio	• 4 g/dia para casos leves a moderados (classe funcional I e II) • 2 g/dia para casos avançados (classe funcional III e IV)	• Evitar alimentos industrializados, molhos e conservas. • Retirar saleiro da mesa.
Líquidos	• 1.500 mL/dia • 500 a 1.000 mL/dia em casos avançados e se hiponatremia (Na < 130 mEq/L)	• Quantificar todos os líquidos e alimentos ricos em água.

Fonte: Dourado DAQS, Gouveia LAG. In: Silva MLN, Marucci MFN, Roedinger MA. 2016.

As dietas pastosas ou semilíquidas e fracionadas (de cinco a seis vezes/dia) são mais bem toleradas, demandando menor consumo de oxigênio e, consequentemente, causando menor esforço ao músculo cardíaco e menor desconforto abdominal. Importante especialmente na doença avançada ou descompensada. Os alimentos devem ser oferecidos, preferencialmente, em volume reduzido em cada refeição.

A ingestão de sódio deve ser restrita por promover retenção hídrica, aumento da pressão arterial, do débito cardíaco e da resistência vascular, sendo preconizado o consumo de 4 g de cloreto de sódio para um idoso com diagnóstico de IC leve a moderada. Pacientes com sintomas mais severos devem restringir o consumo a 2 g/dia[4]. O ideal é utilizar temperos naturais como a cebola, alho, cebolinha, limão, gergelim etc. Sugere-se não utilizar sal na preparação do alimento e suplementar no prato o sal já porcionado na quantidade certa para o paciente, p. ex. 1 g de sal no sachê ou dosador. Deve-se também evitar uso do saleiro na mesa, visto que ele não permite saber quanto está sendo consumido. Alimentos ricos em sódio a serem evitados são os industrializados e conservas (caldo de carne, charque ou carne seca, bacalhau, defumados, embutidos, enlatados como azeitonas e alcaparras, sopas e sucos de envelope), condimentos e molhos industrializados (mostarda, *ketchup* e *shoyu*), bicarbonato de sódio (pães e antiácidos) e adoçantes sintéticos (glutamato de sódio)[4].

É importante lembrar que a alteração do paladar decorrente do envelhecimento associada a baixas concentrações de sal nos alimentos pode acarretar em prejuízo da aceitação alimentar. Dietas com teor de sódio extremamente baixo (2 g/dia) foram associadas à ingestão pobre em proteínas, ferro, zinco, selênio e vitamina B12 e, além disso, essas dietas estão relacionadas à ativação neuro-hormonal do sistema simpático. Dessa forma, orientar esse tipo de dieta exige que a equipe multiprofissional responsável esteja atenta ao risco de desnutrição e de descompensação da doença[4-7].

O potássio, por sua vez, reduz a pressão arterial por promover natriurese e redução de secreção de renina e noradrenalina. Dessa forma, pacientes em uso de diuréticos perdedores de potássio, como a furosemida e tiazídicos, que tenham tendência à hipocalemia, devem ter uma dieta garantida de tal elemento. Contudo, pacientes que tenham tendência à hipercalemia, pelo uso de medicamentos como espironolactona, inibidores da enzima conversora de angiotensina (IECA) ou BRA, devem ter um aporte reduzido de ricos em potássio: algumas frutas (banana, kiwi, maracujá, abacate, mamão, goiaba, melão, laranja); os legumes (beterraba, abóbora, quiabo, tomate, alcachofra); os tubérculos (mandioquinha, batata); as verduras (couve, acelga, espinafre, brócolis, almeirão); e os grãos (feijão, ervilha, grão-de-bico, lentilha)[4-7].

Idosos em fase avançada da IC podem apresentar caquexia cardíaca, um quadro de desnutrição importante decorrente do alto consumo energético e da inflamação sistêmica gerada pela doença. Esta se caracteriza por perda de peso, não intencional, acima de 6% em período de 6 meses, e propicia importante perda de massa muscular, assim como perda de músculo cardíaco. A instalação de um estado catabólico extremamente elevado pode provocar sintomas como náuseas, vômitos, anorexia e fadiga, piorando a aceitação alimentar desses pacientes. Assim, são preconizadas suplementação nutricional com alto valor energético e dieta em porções fracionadas. Se houver contraindicação à alimentação por via oral, a dieta enteral ou parenteral pode ser instituída a depender do contexto.

A suplementação com ácidos graxos ômega 3, exemplificados pelos ácidos eicosapentaenoico (EPA) e docosaexaenoico (DHA), pode promover melhora da caquexia cardíaca. A quantidade recomendada é de 1 a 3 g/dia, sendo as principais fontes os peixes de águas frias (salmão, sardinha, atum, truta, cação e pescada)[7].

A ingestão de líquidos pode ser sob demanda, sendo livre às necessidades de cada paciente, perfazendo, em média, 1.500 mL/dia. Entretanto, para casos de IC graves (classes funcionais III e IV), descompensados agudamente ou que apresentem hiponatremia com níveis de sódio sérico abaixo de 130 mEq/L, deve-se orientar a restrição de líquidos, sendo aconselhada ingesta de 500 a 1.000 mL/dia. É importante lembrar de se contabilizar a ingestão total de líquidos, ou seja, além da água, considerar sucos, refrigerantes, leite, chás, café, iogurte, sopas e alimentos com alto teor de água, sendo as frutas os maiores exemplos (maracujá, banana, goiaba, uva, caqui, kiwi, abacaxi, maçã, pera, mamão, laranja, melancia, jabuticaba, mexerica, morango)[7].

O ganho de 2 ou mais kg de peso em um período de 2 dias pode ser indicativo de descompensação da doença, inferindo-se retenção hidrossalina.

Pela sua ação depressora miocárdica, bebidas alcóolicas devem ser evitadas. Na IC por miocardiopatia alcóolica, compostos etílicos são contraindicados em qualquer dose; nas outras etiologias, é permitido o consumo de até 30 g/dia de álcool se o paciente estiver clinicamente estável (p. ex.: até 300 mL de vinho ou 90 mL de destilado)[4].

Atividade física

O repouso sempre foi indicado para pacientes com IC até poucas décadas atrás. A partir de 1970, esse paradigma foi quebrado e a orientação de exercícios físicos para esse grupo de pacientes tornou-se crescente[8][9].

A inatividade física é sabidamente um fator de risco modificável e tratável para pacientes idosos com IC. Assim, a reabilitação cardiovascular e exercícios físicos devem fazer parte da prescrição para o idoso com IC, sendo estimulados e planejados com cautela a fim de não desencadear sintomas.

São indicados sobretudo para os que se enquadram nas classes funcionais I a III da NYHA e estejam clinicamente compensados. Além de aumentar a tolerância aos esforços em 15 a 25% e melhorar os sintomas da IC, o paciente pode se beneficiar das atividades físicas melhorando sua funcionalidade e diminuindo chances de outras complicações osteoporose, constipação intestinal, infecções e (perda de reflexos vasomotores posturais). A atividade física atua nos sistemas autonômico e neuroendócrino, atenuando a resposta simpática e o eixo renina-angiotensina-aldosterona, atuando de forma favorável no remodelamento ventricular e melhorando a função do VE e o volume sistólico, além de favorecer um incremento das fibras musculares do tipo I. Também tem efeito antiarritmogêncio e pode diminuir a incidência de fibrilação atrial em idosos com IC[5,9,10].

Apesar de dados conflitantes na literatura, acredita-se que a prática de atividades físicas pode reduzir mortalidade e internações hospitalares em pacientes com IC de FE reduzida (< 35%) e classes funcionais II a IV da NYHA, como mostrado no estudo HF-Action[6,8,10].

Idealmente, todo idoso com IC deve ser submetido a um programa de treinamento físico, de preferência, antecedido por uma avaliação cardiopulmonar – método padrão-ouro para diagnóstico e estadiamento da capacidade cardiovascular e aeróbica – ou teste ergométrico. Na impossibilidade de tais avaliações, o teste da caminhada de 6 minutos pode ser uma ferramenta útil. Nesse teste, além de sintomas, avaliam-se oximetria de pulso, FC, PA e ECG. Distâncias percorridas < 300 metros relacionam-se a um pior prognóstico, enquanto as maiores de 500 metros podem ser consideradas normais para tais pacientes. O ecocardiograma também pode ser útil para definir a função ventricular esquerda, mas habitualmente já foi realizado na fase diagnóstica[5,9,11].

Antes de se iniciar o programa de treinamento, o paciente deve estar compensado há pelo menos 30 dias e ser avaliado também quanto à aptidão física, por meio de parâmetros como força, flexibilidade, coordenação motora, equilíbrio e marcha, de modo a individualizar a prescrição do exercício[4,9].

Inicialmente, preconizam-se sessões de exercícios supervisionadas com duração de 60 minutos, três vezes/semana, durante 6 meses; nos outros dias da semana, a realização de caminhadas de até 30 minutos é recomendada.

Exercícios aeróbicos podem ser feitos de 3 a 5 dias/semana, nas modalidades de caminhada ou cicloergômetro, inicialmente com duração de 15 a 20 minutos até atingir 30 minutos, para que a FC permaneça entre 60 e 85% da FC máxima[4,5,9].

Exercícios resistidos por grupamento muscular devem ser realizados de duas a três vezes por semana, pode-se utilizar bandas elásticas e pesos livres para realização de uma série de exercício com repetições de 8 a 10 movimentos para cada grupo muscular, a fim de que a carga máxima suportada atinja não mais que 14 na escala de dispneia de Borg. A carga máxima inicial a ser estabelecida é de 30% da carga máxima voluntária (feita em uma repetição), podendo atingir até 40 a 60% desse peso. Devem estar presentes em todo tipo de treinamento: aquecimento no início (duração de 5 a 10 minutos) e alongamento com relaxamento ao final (duração de 10 a 15 minutos)[4,5,9], conforme Tabela 14.3.

Tabela 14.3 Tipos de exercícios físicos para idosos com IC.				
Tipo de exercício predominante	Modalidade	Intensidade	Duração	Vezes por semana
Aeróbico	• Caminhada • Esteira • Bicicleta ergométrica	• FC entre 60 e 85% da FC máxima	• Inicialmente 15 a 20 minutos • Meta de 30 minutos	• 3 a 5
Resistido	• Pesos livres • Bandas elásticas	• Carga máxima voluntária: 30 até 40 a 60% • Atingir, no máximo, 14 na escala de dispneia de Borg	• 1 a 3 séries composta de 8 a 10 repetições por grupamento muscular	• 2 a 3
Aquecimento			• 5 a 10 minutos	• No início de todo treinamento
Alongamento/ flexibilidade Relaxamento			• 10 a 15 minutos	• Ao final de todo treinamento

Legenda: IC: insuficiência cardíaca.

Fonte: Adaptado de: Gravina CF, et al., 2010; Bocchi EA, et al., 2009; Ferraz AS, Junior PY, 2006.

Atentar para sintomas durante o exercício como tosse, dispneia, angina, síncope, cianose, hipotensão e alterações do pulso ou da FC (sugerindo arritmias). Após esse período de 6 meses, pode-se adotar programa domiciliar de exercícios com supervisão indireta[9].

Sabe-se que exercícios resistidos têm efeito importante no ganho de massa muscular, principalmente para os pacientes sarcopênicos e em fase de caquexia pela IC, sendo os exercícios preferidos nas fases iniciais de reabilitação. Iniciar o treinamento dessa forma prepara o corpo e melhora o rendimento aeróbico posteriormente. Para pacientes bem compensados clinicamente, exercícios resistidos isométricos são boas opções por reduzirem a pressão arterial a longo prazo[8,9].

Nas fases iniciais da reabilitação, a sessão de 60 minutos pode ser dividida em 45 minutos de exercícios resistidos, seguidos de 15 minutos de atividade aeróbica. Com o passar do treinamento e melhora da aptidão física, associado a compensação clínica do paciente, o ideal é balancear o treinamento resistido com o aeróbico progressivamente até que atinjam proporções equivalentes. Ou seja, numa sessão de 60 minutos de treinamento, recomenda-se dividir em 30 minutos de exercícios resistidos seguidos de mais 30 minutos de atividade aeróbica. Outras modalidades que podem ser praticadas com segurança em pacientes com IC incluem hidroterapia, meditação, pilates, *yoga* e *tai chi chuan*[5,6,9].

Além de controlar variáveis como pressão arterial e frequência cardíaca durante as sessões de reabilitação, é importante manter a glicemia dos pacientes acima de 100 mg/dL, já que o exercício pode induzir hipoglicemia durante o treinamento. Para os pacientes diabéticos, recomenda-se avaliar a glicemia antes do treinamento e se ela estiver < 100 ou ≥ 250, a atividade deve ser suspensa momentaneamente[9].

As contraindicações à realização de atividades físicas para idosos com IC são: piora progressiva da tolerância aos esforços ou dispneia ao repouso nos últimos 3 a 5 dias; presença de isquemia durante exercício de baixa intensidade (< 2 METs ou 50W); diabetes descompensado; tromboflebite ou embolia recente; novo episódio de fibrilação ou *flutter* atrial[9,10].

Tratamento medicamentoso

O tratamento medicamentoso no idoso não difere daquele do paciente jovem e deve-se tomar cuidado para não deixar de oferecer a melhor terapêutica possível apenas pela idade do paciente, apesar de não haver muitos estudos específicos para faixas etárias mais elevadas, os estudos sobre tratamento de insuficiência cardíaca não excluem essa população.

O tratamento sempre visa aliviar os sintomas, evitar internações, melhorar a qualidade de vida e prognóstico quando possível.

O bloqueio do sistema neuro-hormonal por meio de IECA, bloqueadores dos receptores de angiotensina II (BRA), antagonista da aldosterona e os betabloqueadores foram uma revolução no tratamento da insuficiência cardíaca (Tabela 14.4).

Tabela 14.4
Doses iniciais e doses-alvo dos betabloqueadores, inibidores de ECA, BRA e inibidor de neprilisina no tratamento da IC.

Fármaco	Dose inicial	Dose-alvo	Frequência
Betabloqueadores			
Carvedilol	3,125 mg	25 mg	2 vezes ao dia
Succinato de metoprolol	12,5 mg	200 mg	1 vez ao dia
Bisoprolol	1,25 mg	10 mg	1 vez ao dia
Inibidores da Enzima Conversora da Angiotensina (IECA)			
Captopril	6,25 mg	50 mg	3 vezes ao dia
Enalapril	2,5 mg	10 a 20 mg	2 vezes ao dia
Lisinopril	2,5 a 5 mg	20 a 40 mg	1 vez ao dia
Perindopril	2 mg	8 a 16 mg	1 vez ao dia
Ramipril	1,25 a 2,5 mg	10 mg	1 vez ao dia
Bloqueadores dos Receptores da Angiotensina (BRA)			
Candesartana	4 a 8 mg	32 mg	1 vez ao dia
Losartana	25 mg	50 a 100 mg	1 vez ao dia
Valsartana	40 mg	160 mg	2 vezes ao dia
Inibidor de Neprilisina			
Sacubitril/Valsartana	50 mg	200 mg	2 vezes ao dia

Fonte: Adaptado de: Gravina CF, Franken R, Wenger N, Freitas EV, Batlouni M, Rich M, Liberman A, et al., 2010.

Inibidores da enzima conversora de angiotensina e bloqueadores dos receptores de angiotensina

O bloqueio do sistema renina-aldosterona foi uma revolução no tratamento da insuficiência cardíaca. Os IECA, desenvolvidos para serem vasodilatadores, foram usados na IC e apresentaram uma resposta muito superior aos outros vasodilatadores na IC. As pesquisas revelaram que era o bloqueio do sistema renina-aldosterona que favorecia a melhora do quadro de IC, uma vez que essa classe medicamentosa melhorava o remodelamento cardíaco e promovia menor retenção de sódio e água. Seguiram-se, então, vários estudos para confirmar a eficácia desses medicamentos, demonstrando-se um efeito de classe. A maioria dos estudos não tem por objetivo a população idosa, sendo essa população menos representativa nos estudos por haver limitação da idade nos desenhos desses estudos, mas por não a excluírem por serem a melhor evidência disponível, aplica-se o tratamento também para esse grupo de pacientes.

Os estudos sobre IECA também definiram que a resposta é dependente da dose utilizada, por isso deve-se sempre buscar atingir a dose máxima, atentando-se para a tolerabilidade de cada indivíduo e para os efeitos colaterais como tosse, piora da função renal e hipercalemia.

Esperava-se dos BRA uma superioridade no tratamento da IC, por um bloqueio mais completo do sistema renina-aldosterona. Os estudos comparativos com os IECA revelaram apenas não inferioridade, porém os BRA têm melhor tolerabilidade, principalmente por não apresentarem tosse como efeito colateral[12]. Os efeitos sobre a função renal e os níveis de potássio séricos são semelhantes entre essas classes. Para o uso do BRA, também se deve tentar atingir a dose máxima preconizada, para a melhor resposta terapêutica.

A utilização conjunta de IECA e BRA não apresentou melhor controle da IC, por outro lado, aumentou o risco de piora da função renal e hipercalemia, devendo-se evitar esta associação.

Betabloqueador (BB)

Os BB também mudaram a história natural da IC, apesar de serem inotrópicos negativos – potencialmente piorariam a função cardíaca. Os estudos US-Carvedilol[13], Merit-HF[14], Cibis-II[15] e Copernicus[16] demonstram claramente o oposto. Em todos, os BB foram iniciados com doses muito baixas e aumentadas progressivamente, demonstrando os claros benefícios do bloqueio das ações deletérias da estimulação adrenérgica no miocárdio e periferia.

Nestes estudos, houve uma tendência a menor benefício entre os idosos, mas a diferença não foi estatisticamente significante. Além disso, o estudo Seniores[17], que incluiu apenas pacientes com idade superior a 70 anos, demonstrou uma redução de risco de 14% de morte por todas as causas e de admissão hospitalar, comprovando o benefício do uso dessa classe medicamentosa na população idosa[18].

Como já dito, deve-se iniciar os BB em doses baixas e aumentadas gradativamente, sempre se objetivando atingir a dose máxima tolerada. Devemos atentar ao fato deque os idosos estão mais susceptíveis aos efeitos colaterais, entre os quais bradicardia, evolução para bloqueios atrioventriculares e hipotensão ortostática. Vale ressaltar que o paciente deve estar euvolêmico e sem sinais clínicos de descompensação da IC para o início desse fármaco. Após o seu início, evita-se a retirada da medicação, mesmo diante de descompensação clínica, no entanto, em algumas circunstâncias, pode ser necessária a diminuição da dose. A suspensão só ocorrerá em casos de hipotensão severa.

Todos os pacientes com IC devem receber a terapia com BB, exceto se apresentarem contraindicação ou intolerância à classe. No caso de bradicardia sintomática ou bloqueios atrioventriculares avançados, o tratamento com marca-passo será indicado para poder utilizar o betabloqueador.

Hipotensão arterial com uma pressão sistólica inferior a 90 mm Hg limita o tratamento com esses fármacos. Asma ou bronquite também podem limitar o uso, mas, mesmo assim, deve-se testar a tolerabilidade do uso de BB cardiosseletivo. Muitas vezes, o broncoespasmo é por congestão pulmonar e, nesses pacientes, após a resolução do quadro, o BB é bem tolerado.

Nos pacientes com obstrução arterial periférica, deve-se usar com cautela, mas não representa uma contraindicação absoluta.

Diuréticos

Apesar de os diuréticos não melhorarem a sobrevida na IC, essa classe de medicação tem papel importante para o tratamento da congestão na insuficiência cardíaca.

Efeitos colaterais como hipocalemia, hiponatremia, hipomagnesemia, hipotensão arterial e piora da função renal são mais frequentes nos idosos, sendo importante uma melhor monitorização. Ajustes podem ser necessários, com reposição de eletrólitos, restrição hídrica quando houver uma hiponatremia, e redução de dose quando piora da função renal. Deve-se observar que a piora renal nem sempre ocorre por hipovolemia, mas também pela síndrome cardiorrenal.

Diferentemente das medicações já discutidas, os diuréticos devem ser usados na menor dose necessária para controle da congestão, e não em sua dose máxima.

A maior dificuldade para o uso dos diuréticos é o aumento de incontinência urinária e retenção urinária nos homens com hiperplasia prostática; como essas condições não são contraindicações absolutas, orientar o paciente quanto à importância de seu uso e quanto à finalidade dessa medicação ajuda a melhorar a aderência.

Antagonista da aldosterona

A espironolactona é único fármaco da classe presente no Brasil. É um diurético poupador de potássio, que tem sua ação na IC por um bloqueio do efeito da aldosterona ao competir pela ligação aos seus receptores. A sua utilização junto com IECA ou BRA, pelo estudo Rales (*Randomized Aldactone Evaluation Study*)[19], em pacientes em classe funcional III/IV, associou-se a uma redução significativa da mortalidade em 27% com doses de 25 a 50 mg de espironolactona.

Em razão de seu efeito retentor de potássio, evita-se o uso em pacientes com função renal diminuída, por isso deve-se sempre estimar o *clearance* de creatinina e evitar o uso se < 30 mL/min/1,73 m², pois a maioria dos estudos excluiu essa população. Em pacientes com *clearance* de 30 a 60 mL/min/1,73 m², deve-se monitorizar o nível de potássio sérico e função renal[20]. O uso com o potássio sérico acima de 5 mmol/L não é recomendado, sendo proscrito o uso concomitante de IECA ou BRA e antagonista da aldosterona.

Outros efeitos colaterais da espironolactona são a ginecomastia, dor mamária e irregularidades menstruais, em mulheres jovens.

Vasodilatadores

Os vasodilatadores, como a hidralazina e a isossorbida, ainda têm seu papel no tratamento da IC. Foram os primeiros fármacos testados para essa patologia e demonstraram que seus efeitos vasodilatadores, quando usadas em conjunto, apresentam uma melhora na sobrevida e remodelamento cardíaco por promoverem a diminuição da pré e pós-carga.

A resposta dessa associação ainda foi melhor para a população negra ou que tem alguma contraindicação para uso de IECA ou BRA, mas, podemos associar essa terapia com IECA/BRA, BB e espironolactona quando o paciente se mantém refratário ao tratamento, independentemente de sua etnia.

Nos idosos, sempre vale a pena iniciar-se com dose baixa e aumentá-la lentamente para se atingir as doses máximas que têm melhor resposta no tratamento da IC[4].

Digitálicos

Apesar de os estudos com digitálicos não apresentarem melhora na mortalidade geral, esse fármaco tem sua importância no tratamento dos sintomas de IC, melhorando a tolerância ao esforço e internação hospitalar.

A digoxina é o fármaco utilizado via oral em pacientes com IC crônica e apresenta um nível terapêutico-tóxico muito estreito, o que propicia o aparecimento de efeitos colaterais. Essa medicação deve ser usada com cautela e monitorização frequente de sintomas adversos, principalmente nos idosos, que apresentam pior função renal e diminuição da massa muscular, que, por si só, aumenta os níveis plasmático da digoxina. Assim, esses pacientes usam doses mais baixas de digoxina e devem ter seu nível sérico monitorizado[4].

Mesmo com essas dificuldades, não se deve deixar de usar os digitálicos em pacientes que continuam sintomáticos apesar da terapia-padrão otimizada, uma vez que eles agentes propiciam melhor qualidade de vida.

Ivabradina

Inibidor específico da corrente de marca-passo das células do nó sinoatrial, sua ação leva ao cronotropismo negativo, sem queda da pressão ou depressão miocárdica, como ocorre com os BB; porém, para sua ação efetiva, o coração precisa estar em ritmo sinusal.

Os efeitos relevantes apareceram em pacientes com IC e fração de ejeção diminuída, reduzindo em 17% a mortalidade por causas cardíacas, 39% por todas as causas e 30% de redução nas hospitalizações. Sua indicação, porém, limita-se aos pacientes com frequência cardíaca (FC) acima de 75 batimentos/minuto e que estejam recebendo a terapia com IECA e betabloqueador quando este for tolerado[21].

Sacubitril/Valsatana

Após um longo tempo sem mudanças no tratamento da IC que levasse à melhora do prognóstico, houve o lançamento do sacubitril/valsartana. O sacubitril é um inibidor da neprilisina, que degrada vários peptídeos, entre eles os peptídeos natriuréticos, bradicinina e adrenomedulina. Outro inibidor da neprilisina foi testado em uso concomitante de IECA; entretanto, pela sua meia-vida curta, não trouxe melhoras significativas na IC, além de apresentar um aumento importante de angioedema pelo aumento da bradicinina.

O sacubitril/valsartana foi comparado ao enalapril (IECA) e demonstrou uma redução de 16% na mortalidade geral e de 20% na mortalidade cardíaca. Algumas precauções são necessárias para seu uso, como descontinuar o IECA por 36 horas antes do início da nova medicação, monitorizar a pressão (maior risco de hipotensão) e o aparecimento de angioedema, que é relativamente raro. Nessa classe, também se deve procurar atingir a dose máxima tolerada e não deve ser combinada aos IECA ou BRA. O benefício se manteve nos idosos, porém o número de pacientes > 75 anos era pequeno[22].

Insuficiência cardíaca com fração de ejeção preservada

Os dados aqui apresentados têm como respaldo estudos em IC com déficit sistólico importante. Para o tratamento da IC diastólica ou com fração de ejeção preservada, os estudos ainda são poucos e controversos. Apesar disso, esses pacientes recebem esses fármacos para tratamento de outras patologias como hipertensão arterial, diabetes, fibrilação atrial e doença arterial coronária.

O tratamento dos pacientes com IC diastólica tem como base controlar os fatores fisiológicos que atuam sobre o relaxamento ventricular, como controle da pressão arterial, que pode ser feito com IECA, BRA ou bloqueador de canal de cálcio e apresenta melhora da sintomatologia com o controle da pressão. Controlar a frequência cardíaca e arritmias com uso de BB e, em alguns casos, a digoxina também propicia melhora da sintomatologia, uma vez que na disfunção diastólica o débito cardíaco apresenta uma melhora com tempo de enchimento ventricular mais prolongado e em presença de contração atrial. A volemia deve ser controlada com uso do diurético e a isquemia miocárdica com a revascularização miocárdica quando possível. Tudo isso favorece melhora na sintomatologia da IC com fração de ejeção preservada.

Considerações finais

A prevalência de IC aumenta progressivamente com a idade, sendo a principal causa de internação em idosos. Diante de um paciente idoso com suspeita clínica de IC, deve-se realizar a avaliação clínica e complementar completas, discutir todas as opções com o paciente e familiares, utilizar a terapia modificadora da doença nas doses máximas toleradas e manter sempre o foco na melhora da qualidade de vida. Com esse objetivo, os cuidados paliativos devem ser empregados, principalmente naqueles com doença mais avançada.

O tratamento para IC progrediu muito, mas a melhor abordagem ainda é a prevenção por meio do controle de outras doenças cardíacas como hipertensão arterial, doença coronariana e valvar, até mesmo com emprego de cirurgia se necessário.

Referências

1. Ministério da Saúde. DATASUS. Morbidade hospitalar do SUS [acesso em: 21 abr 2017]. Disponível em: http://www.datasus.gov.br
2. Dharmarajan K, Rich MW. Epidemiology, Pathophysiology, and Prognosis of Heart Failure in Older Adults. Heart Fail Clin 2017; 13(3): 417-26.
3. Petrie MC, Berry C, Stewart S, McMurray JJ. Failing ageing hearts. Eur Heart J 2001; 22(21): 1978-90.
4. Gravina CF, Franken R, Wenger N, Freitas EV, Batlouni M, Rich M, Liberman A, et al. II Diretrizes em cardiogeriatria da Sociedade Brasileira de Cardiologia. Arq Bras Cardio. 2010; 95(3 Supl. 2): e16-76.
5. Bocchi EA, Braga FG, Ferreira SM, Rohde LE, Oliveira WA, Almeida DR, et al. III Diretriz brasileira de insuficiência cardíaca crônica. Arq Bras Cardiol 2009; 93(1 Supl. 1): 3-70.
6. Marcondes-Braga FG, Bacal F, Ferraz AS, Albuquerque D, Rodrigues D, et al. Atualização da diretriz brasileira de insuficiência cardíaca crônica. Arq Bras Cardiol 2012 (1 Supl. 1): 1-33.
7. Dourado DAQS, Gouveia LAG. Condutas dietéticas para idoso com doenças do sistema cardiovascular. In: Silva MLN, Marucci MFN, Roedinger MA. Tratado de nutrição em gerontologia. 1ª ed. Barueri, SP: Manole; 2016. p. 159-63.
8. Gielen S, Laughlin MH, O'Conner C, Duncker DJ. Exercise training in patients with heart disease: review of beneficial effects and clinical recommendations. Prog Cardiovasc Dis 2015; 57(4): 347-55.
9. Ferraz AS, Junior PY. Prescrição do exercício físico para pacientes com insuficiência cardíaca. Rev Soc Cardiol RGS 2006; 9: 1-13.
10. Luo N, Merrill P, Parikh KS, Whellan DJ, Piña IL, Fiuzat M, et al. Exercise Training in Patients With Chronic Heart Failure and Atrial Fibrillation. J Am Coll Cardiol 2017; 69(13): 1683-91.

São Paulo: Criação; 2012

11. Hamm LF, Wenger NK, Arena R, Forman DE, Lavie CJ, Miller TD, et al. Cardiac rehabilitation and cardiovascular disability: role in assessment and improving functional capacity: a position statement from the American Association of Cardiovascular and Pulmonary Rehabilitation. J Cardiopulm Rehabil Prev 2013; 33(1): 1-11.

12. Shiels P, Naas A, Lim P, Leary A, MacDonald T. The ELITE study. Evaluation of Losartan in the Elderly Study. Br J Clin Pharmacol 1998; 45(6): 613-4.

13. Packer M, Bristow MR, Cohn JN, Colucci WS, Fowler MB, Gilbert EM, et al. The effect of carvedilol on morbidity and mortality in patients with chronic heart failure. U.S. Carvedilol Heart Failure Study Group. N Engl J Med 1996; 334(21): 1349-55.

14. Effect of metoprolol CR/XL in chronic heart failure: Metoprolol CR/XL Randomized Intervention Trial in Congestive Heart Failure (MERIT-HF). Lancet 1999; 353(9169): 2001-7.

15. The Cardiac Insufficiency Bisoprolol Study II (CIBIS-II): a randomized trial. Lancet 1999; 353(9146): 9-13.

16. Packer M, Coats AJ, Fowler MB, Katus HA, Krum H, Mohacsi P, et al. Effect of carvedilol on survival in severe chronic heart failure. Carvedilol Prospective Randomized Cumulative Survival Study Group. N Engl J Med 2001; 344(22): 1651-8.

17. Flather MD, Shibata MC, Coats AJ, Van Veldhuisen DJ, Parkhomenko A, Borbola J, et al. Randomized trial to determine the effect of nebivolol on mortality and cardiovascular hospital admission in elderly patients with heart failure (SENIORS). Eur Heart J 2005; 26(3): 215-25.

18. Pereira-Barreto AC, Del-Carlo CH. Insuficiencia cardiaca nos idosos. In: Borges, JL. Manual de cCardiogeriatria. 3ª ed. São Paulo: Criação; 2012. p. 100-17.

19. Pitt B, Zannad F, Remme WJ, Cody R, Castaigne A, Perez A, et al. The effect of spironolactone on morbidity and mortality in patients with severe heart failure. Randomized Aldactone Evaluation Study Investigators. N Engl J Med 1999; 341(10): 709-17.

20. Eschalier R, McMurray JJ, Swedberg K, van Veldhuisen DJ, Krum H, Pocock SJ, et al. Safety and efficacy of eplerenone in patients at high risk for hyperkalemia and/or worsening renal function: analyses of the EMPHASIS-HF study subgroups (Eplerenone in Mild Patients Hospitalization And Survival Study in Heart Failure). J Am Coll Cardiol 2013; 62(17): 1585-93.

21. Müller-Werdan U, Stöckl G, Werdan K. Advances in the management of heart failure: the role of ivabradine. Vasc Health Risk Manag 2016; 12: 453-70.

22. McMurray JJ, Packer M, Desai AS, Gong J, Lefkowitz MP, Rizkala AR, et al. Angiotensin-neprilysin inhibition versus enalapril in heart failure. N Engl J Med 2014; 371(11): 993-1004.

15 Osteoporose

• Fânia Cristina dos Santos • Ana Laura de Figueiredo Bersani
• Karina Kuraoka Tutiya

Introdução

O aumento da expectativa de vida é responsável por maior número de idosos e, também, por maior prevalência de doenças crônicas como a osteoporose (OP). A predispõe a fraturas vertebral e de quadril na OP resulta em grande impacto à saúde da população que envelhece, além de impacto socioeconômico.

Fraturas osteoporóticas de quadril e coluna são responsáveis por mais ou menos 20% da taxa de mortalidade em 1 ano, também por maior número de internações e complicações decorrentes do imobilismo crônico, como doença tromboembólica[1]. As fraturas de quadril causam dor aguda e perda da funcionalidade, com recuperação lenta e, geralmente, reabilitação incompleta, o que acaba sendo um dos grandes determinantes da institucionalização de idosos. Após tal fratura, apenas metade dos pacientes acometidos retorna ao nível funcional pré-fratura[2]. E as fraturas vertebrais são frequentemente recorrentes e geram muita incapacidade, que é maior de acordo com o número de vertebras fraturadas. O estudo *Study of Osteoporotic Fractures* (SOF) recentemente mostrou um grande efeito de fraturas vertebrais em 7.723 mulheres maiores de 65 anos, com acometimento de dor, medo do futuro e impacto na qualidade de vida[3].

Fraturas osteoporóticas em outros locais como clavícula, braço, antebraço, pelve e costela também contribuem para maior morbidade nos idosos.

Um dos maiores desafios no manejo da OP é o diagnóstico precoce, antes do desenvolvimento de fratura. A identificação precoce dos fatores de risco melhora o desfecho dos idosos que estão sob risco de fraturas, incapacidades e quedas. Muitos idosos com alto risco de fratura não são identificados no momento ideal para evitá-las.

O risco de fratura osteoporótica no idoso é multifatorial, envolvendo características biomecânicas dos ossos acometidos. Entre os fatores de risco para fratura estão aqueles inerentes aos indivíduos, sendo não modificáveis, e também aqueles que podem ser prevenidos ou retardados. Por exemplo, os idosos são mais propensos a cair devido a déficits de equilíbrio, efeitos colaterais de drogas e riscos ambientais[4-6]. O risco de queda aumenta com a idade[4,5], quando há menor habilidade do controle postural[6]. Estima-se que 50% dos idosos com 85 anos de idade ou mais cairão pelo menos uma vez ao ano, e metade daqueles que caírem, cairá ainda mais vezes[6], e aproximadamente 5% dessas quedas resultarão em fratura[7].

No envelhecimento existem, ainda, comorbidades capazes de aumentar o risco de fratura, tais como o acidente vascular encefálico (AVE), demência e a doença de Parkinson[7]. Alterações cognitivas e funcionais podem dificultar a adesão de idosos a tratamentos diversos e, ainda, podem constituir-se em fatores de risco para queda[7], sendo uma outra barreira no manejo da OP naqueles indivíduos.

A síndrome de fragilidade também é um preditor independente de fratura de quadril, hospitalização, incapacidade funcional e morte[8]. Há estreita relação entre a OP e sarcopenia, sendo esta última caracterizada por declínio de massa e função muscular relacionado à idade. Além da OP, a osteopenia também é altamente prevalente nos idosos frágeis e pré-frágeis[9]. Sugere-se que a sarcopenia seja um grande contribuinte para o aumento do número de queda e de fratura com o avançar da idade.

Ainda, a polifarmácia e o uso de drogas psicotrópicas, como os benzodiazepínicos, antidepressivos e antipsicóticos, têm sido fortemente associados a queda e fraturas osteoporoticas[10-12].

Definição

A OP é uma doença osteometabólica sistêmica caracterizada pela diminuição da massa óssea e deterioração da microarquitetura do tecido ósseo, o que resulta no aumento da fragilidade dos ossos e, consequentemente, maior suscetibilidade a fraturas. A força óssea resulta da densidade e qualidade ósseas.

Fisiopatologia

Perda óssea decorre de desequilíbrio entre sua reabsorção e formação óssea, que pode resultar tanto de maior atividade dos osteoclastos células responsáveis pela reabsorção, quanto de menor atividade dos osteoblastos, células responsáveis pela formação.

Classificação

A OP primária pode ser do tipo 1 ou pós-menopausa, acometendo mulheres mais jovens, geralmente a partir dos 50 anos, e associada à insuficiência estrogênica do climatério ou a condições que induzem precocemente ao hipoestrogenismo. Caracteriza-se por alta reabsorção óssea e velocidade de perda óssea trabecular maior que cortical, com efeitos mais evidentes na coluna que nos ossos periféricos.

A OP primária do tipo 2 ou senil é mais frequente em idosas, a partir dos 70 anos, acometendo também os homens. Caracteriza-se por reabsorção óssea normal, ou ligeiramente aumentada, e formação diminuída. Tantos os ossos trabeculares quanto os corticais são acometidos, podendo ocorrer fraturas na coluna vertebral, pelve, ossos longos, costelas, quadril e punho.

A OP secundária ocorre quando outras doenças que comprometem a massa óssea são causas do surgimento da osteoporose. Podem ser citadas as doenças endocrinológicas, desordens neuromusculares, gastrintestinais, hematológicas e renais, uso de algumas medicações e deficiências nutricionais, conforme o Quadro 15.1.

Quadro 15.1
Fatores que aceleram a perda óssea.
Doenças endocrinológicas
• Hipertireoidismo
• Hipopituitarismo
• Hipogonadismo
• Doença de Cushing
• Hiperparatireoidismo primário
Desordens gastrintestinais
• Doença celíaca
• Síndrome do intestino curto
Desordens hematológicas
• Mieloma múltiplo
• Mastocitose sistêmica
Desordens renais
• Insuficiência renal crônica
• Hipercalciúria idiopática
Desordens neuromusculares
• Distrofia muscular
• Paraplegia, quadriplegia
• Miopatia proximal
Medicações
• Corticosteroides
• Inibidor da bomba prótons
• Anticonvulsivantes
• Acetato de medroxiprogesterona
• Inibidor seletivo da recaptação de serotonina
• Tiazolidinedionas
• Tiroxina em doses suprafisiológicas
• Excesso de vitamina A
• Inibidores da aromatase
Deficiências nutricionais
• Cálcio, vitamina D e proteína

Fonte: Vondracek SF; Linnebur SA, 2009.

Diagnóstico

É realizado por meio da densidade mineral óssea (DMO) mensurada pela densitometria óssea.

Segundo a Organização Mundial da Saúde (OMS), a OP é definida por T-score ≤ – 2,5 DP na DMO da coluna, quadril e/ou antebraço.

Ainda, o diagnóstico pode ser clínico quando há fratura após trauma de baixa energia (fratura por fragilidade). A Tabela 15.1 traz a classificação diagnóstica da OP.

Osteoporose

Tabela 15.1 Classificação diagnóstica da OP segundo a OMS.	
Categoria	T-score
Normal	≥ –1,0
Osteopenia	Entre –1,0 e –2,5
Osteoporose	≤ –2,5
Osteoporose grave	≤ –2,5 + fratura por fragilidade*

Legenda: *fratura por fragilidade é definida como fratura de baixo impacto ou atraumática. OP: osteoporose; OMS: Organização Mundial da Saúde.

Fonte: Organização Mundial da Saúde.

Indicações para a realização de densitometria óssea

- Mulheres ≥ 65 anos
- Homens ≥ 70 anos
- A partir dos 50 anos, em indivíduos com fatores de risco clínicos para fratura:
  - baixo peso corporal;
  - história de fratura;
  - história familiar de osteoporose;
  - tabagismo;
  - etilismo;
  - uso de determinados medicamentos a longo prazo, como glicocorticosteroides e anticonvulsivantes.

Tratamento

Indicações de terapêuticas

1. T-score ≤ –2,5 na coluna lombar, colo do fêmur, quadril ou 1/3 distal do rádio.
2. Fraturas vertebral ou de quadril de baixos impactos.
3. Presenças de osteopenia e probabilidade em 10 anos de fratura de quadril ≥ 3% ou de fratura maior relacionada à OP ≥ 20%, utilizando UM algoritmo de "Avaliação do Risco de Fratura" (FRAX, do inglês *Fracture Risk Assessment*), versão validada para o Brasil.

Terapêutica no idoso

A abordagem da OP tem como objetivo reduzir o risco de fraturas e, dessa forma, reduzir a morbidade e mortalidade relacionadas com a primeira fratura e prevenir fraturas subsequentes.

Estratégias não farmacológicas

Estas devem ser vistas como ferramentas essenciais na prevenção de fraturas em idosos. Programas de prevenção de queda, estratégias de nutrição, protetores de quadril e os exercícios são importantes medidas não farmacológicas para prevenção de fraturas.

Intervenção em queda e imobilidade

Todos os idosos devem ser avaliados anualmente para quedas e estratégias devem ser implementadas para reduzir o seu risco nesta população13,14. Paciente com histórico de queda deve ser submetido a uma avaliação clínica de marcha e equilíbrio. Perguntar sobre o medo de cair é de suma importância, uma vez que o medo de cair pode ser uma consequência da queda e também um fator de risco psicológico para quedas.

Intervenções importantes para a prevenção de queda em idosos estão descritas no Quadro 15.2[14].

As doenças ou incapacidades que necessitam de repouso absoluto provocam o imobilismo, e isso deve ser evitado nos idosos porque os pacientes em repouso podem perder, em uma semana, a mesma quantidade de osso que perderiam em 1 ano. O ideal é manter algum tipo de atividade física[14], contribuindo para o aumento da DMO.

Quadro 15.2 Recomendações para prevenção de queda no idoso.	
Prevenção de quedas	• atividade física; • modificações ambientais; • correção visual; • uso de dispositivo de marcha; • tratamento das causas cardiovasculares de quedas; • exclusão de medicações desnecessárias; • suplementação de vitamina D.

Fonte: Cumming RG, 1998.

Nutrição

É sempre necessário orientar uma alimentação equilibrada. O papel da ingestão de proteínas ainda é controverso na osteoporose. A ingesta excessiva de proteínas pode ser responsável por um aumento da produção de ácido metabólico e excreção renal de ácidos, com aumento da calciúria que favorece a perda óssea e fratura de quadrll[15,16]. Um estudo observou que o risco de fratura de quadril não foi associado com a ingesta de cálcio ou de vitamina D, mas foi negativamente relacionado com a ingestão de proteína total (risco relativo de redução de fratura de quadril em paralelo com a ingestão de proteína animal)[17]. Ao contrário, os efeitos negativos da ingestão de proteínas, poderiam induzir maior taxa de perda óssea no colo do fêmur e maior risco de fraturas de quadril em mulheres acima de 65 anos[18]. Porém, esse efeito aparentemente deletério da ingestão de proteína animal pode ser contrabalanceado pelo cálcio da dieta ou por suplementação (500 mg como o citrato de cálcio malato e 700 UI de vitamina D/dia)[19]. Uma ingestão inadequada de proteína na dieta associada à ingestão de cálcio adequada parece não conferir proteção contra fraturas[20].

A ingestão adequada de cálcio é de suma importância. O incentivo ao consumo de alimentos ricos em cálcio é uma das melhores maneiras de preservar o cálcio corporal, e, quando o consumo de laticínios for baixo, a suplementação de cálcio deve ser considerada.

Além disso, deve ser recomendada a ingestão adequada de vitamina D que desempenha um papel importante na prevenção de quedas e na resistência óssea[21]. A hipo-

Osteoporose

vitaminose D é decorrente principalmente da baixa exposição solar e da insuficiente síntese de vitamina D na pele dos idosos. A baixa exposição solar em idosos está relacionada ao estilo de vida mais domiciliar e/ou uso de roupas que deixam a pele pouco exposta. Se houver baixa exposição solar e dieta inadequada, é preciso considerar a suplementação de vitamina D[21].

Exercício

Uma revisão sistemática, com indivíduos com alto risco de fratura, concluiu que a resistência óssea é aprimorada com o exercício aeróbico, associado ou não a exercício de fortalecimento muscular, numa intervenção de pelo menos um ano[22]. Para estabelecer um programa de exercício resistido para idosos, necessita-se de uma avaliação cuidadosa. O planejamento de um programa de treinamento de força e de intensidade deve ser adaptado ao corpo progressivamente.

O maior benefício do exercício em pacientes com OP é melhorar a força muscular e a coordenação, o que, por sua vez, diminui a frequência de queda[23]. Os exercícios reduzem fatores de risco para fraturas, pois diminuem a propensão a queda e/ou aumentam a densidade óssea.

Uma metanálise da Cochrane mostrou que as intervenções multifatoriais e intervenções com exercícios individuais supervisionados podem reduzir o risco de queda, e intervenções multifatoriais também reduzem a taxa de quedas (RR = 0,69; 95% CI; 0,49-0,96)[24].

Recomenda-se que os exercícios sejam realizados duas a três vezes/semana e deve incluir 15 a 60 minutos de exercícios aeróbicos e, em conjunto, o treinamento de força. A intensidade do exercício deve ser de 70 a 80% da capacidade funcional ou máxima resistência[23].

Cessação do fumo e álcool

O tabagismo e consumo excessivo de álcool estão associados a um maior risco de fratura[22], e a cessação do fumo e redução do consumo de álcool podem diminuir a taxa de perda óssea. Apesar da falta de dados em idosos e do fato de que os benefícios da cessação do tabagismo para a osteoporose são a longo prazo, os outros benefícios à saúde tornam esse ato importante para todos os idosos[23].

O álcool pode interferir no metabolismo ósseo por meio de efeitos tóxicos diretos sobre osteoblastos e indiretamente no esqueleto mediante efeitos adversos de deficiências nutricionais de cálcio, vitamina D e proteínas frequentes em etilistas[23].

Protetor de quadril

O protetor externo de quadril é usado para reduzir o impacto nessa estrutura durante as quedas. Uma metanálise de ensaios clínicos randomizados não demonstrou nenhum benefício no uso de protetores de quadril em idosos da comunidade[24]. Ao contrário, uma análise de dados sugere que os dispositivos de dois lados podem reduzir o risco de fratura de quadril em idosos institucionalizados[25]. Embora as evidências disponíveis não permitam conclusões ou recomendações, pode não ser apropriado descartar o potencial benefício dessa intervenção em um ambiente de longa permanência. Baixa adesão é a principal desvantagem desses dispositivos, os pacientes tendem a achá-los desconfortáveis e esteticamente desagradáveis.

Estratégias farmacológicas

Em todos os idosos com OP, deve-se considerar o uso de terapêutica medicamentosa (Tabela 15.2).

Tabela 15.2 Terapia farmacológica na OP em idosos.			
Droga	Dose	Redução do risco de fratura	Comentários
Alendronato[30,31]	70 mg/semana	• FV: 38% (≥ 75 anos) • FQ, FV e FP: 40%	• Sem dados para FNV ou FQ[30]. • Efeitos adversos gastrintestinais (p. ex.: náusea, dispepsia, esofagite, úlcera), dor muscular; baixo risco osteonecrose de mandíbula. Relação de fratura atípica com uso prolongado.
Risedronato[29]	35 mg/semana	• FQ: 46% (70 a 100 anos)	• Efeitos adversos gastrintestinais (p.ex.: náusea, dispepsia, esofagite, úlcera), dor muscular; baixo risco osteonecrose de mandíbula.
Ácido zolendrônico[32-35]	5 mg IV infusão em 15 minutos, 1 vez ao ano	• FQ: 41% (65-89 anos; média 73, em 3 anos) • FCQ: 35% • FV: 66% • FNV: 27%	• FQ pouco frequente[35]. • Eventos adversos comuns: sintomas de gripe (mialgia, dor óssea, muscular). Risco de osteonecrose de mandíbula.
Ranelato de estrôncio[38-40]	2 g orais/dia	• FV: 32% (mulher ≥ 80 anos, em 3 anos) • FNV: 31% e FCQ: 22% • FNV: 16% (mulher ≥ 74 anos) • FQ: 36%	• FV: 59% e FNV: 41%, em 1 ano[38]. • Subgrupo de alto risco (≥ 74 anos + T-score < –3 no colo femur)[39]. • Custo benefício em mulheres com osteoporose ≥ 85 anos[40]. • Risco potencial de TEV.
Denosumabe[36]	60 mg SC injeção 2 vezes/ano	• FV: 69% (mulher ≥ 75 anos, em 3 anos) • FQ: 47%	• Subgrupo de alto risco (múltipla e/ou moderada ou fratura vertebral severa e/ou T-score ≤ 2,5 colo fêmur. • Alta taxa de eczema e infecção urinária
Teriparatida (PTH 1-34)[41]	20 mcg SC injeção 1 vez/dia	• FV: 65% • FQ: NS • FNV: 54%	• hipercalcemia, náusea, cefaleia, tontura e câimbra. Contraindicado se história prévia de radioterapia nos ossos ou disfunção renal severa.

Legenda: FV: fratura vertebral monométrica nova; FCQ: fratura clínica qualquer; FNV: fratura não vertebral; FQ: fratura de quadril; FP: fratura de punho; GI: gastrintestinal; TEV: tromboembolismo venoso; SC: subcutâneo; IV: intravenoso.

Fonte: Elaborada pela autoria.

Osteoporose

Suplementação de cálcio e vitamina D

A Sociedade Europeia para os Aspectos Econômicos e Clínicos da Osteoporose e Osteoartrite (ESCEO)[26] estabeleceu recomendações para idosos e mulheres na pós--menopausa quanto à suplementação de vitamina D. Níveis de 25-hidroxivitamina D [25(OH) D3]) < 50 nmol/L estão associados a taxas aumentadas de remodelação óssea, perda de massa óssea e, possivelmente, defeitos de mineralização. Recomenda--se, assim, que níveis séricos de 50 nmol/L (20 ng/mL) seja o valor mínimo de 25(OH) D3 para assegurar uma ótima saúde óssea. Abaixo desse limiar, recomenda-se para aqueles indivíduos a suplementação de vitamina D, dose 800 a 1.000 UI/dia. Se considerado idoso frágil, a recomendação é para níveis séricos de 25(OH)D3 de no mínimo 75 nmol/L (30 ng/mL) pelo maior risco de fraturas.

Uma metanálise sobre a suplementação de cálcio ou cálcio/vitamina D em indivíduos com 50 anos ou mais concluiu haver redução no risco de fratura de quadril com o uso oral de vitamina D, mas somente quando associada ao cálcio. Os suplementos de cálcio/vitamina D, dose de cálcio 1.200 mg e vitamina D 800 UI, reduziram significativamente o risco de qualquer fratura osteoporótica em 12% e, ainda, reduziram a perda mineral óssea (0,54% no quadril e 1,19% na coluna vertebral)[27].

A suplementação de vitamina D também está envolvida com a redução do risco de queda entre os idosos (19%), fato importante considerando-se a terapêutica da OP[28].

Uma outra metanálise mais recente mostrou pouca evidência de benefício da suplementação de vitamina D na densidade mineral óssea[29] e sugeriu tal suplementação nos pacientes com fator de risco para fratura, nos casos de déficits, e naqueles com alto risco de queda, mas sempre associada à exposição solar adequada[29].

Já se sugeriu que a monoterapia com cálcio, associado ou não à vitamina D, aumenta o risco cardiovascular, mas os ensaios clínicos envolvidos não foram essencialmente elaborados para avaliar aqueles riscos, assim tal fato não se pôde comprovar.

Quando necessário suplementar cálcio, a utilização de carbonato de cálcio ou citrato de cálcio deve ser escolhida[14]. O citrato de cálcio pode ser melhor para idosos uma vez que sua absorção não depende de ácido gástrico, como o carbonato de cálcio, além dos idosos apresentarem frequentemente a hipocloridria. Ainda, os pacientes que usam inibidores da bomba de prótons podem beneficiar-se com uso do citrato de cálcio[14].

Bisfosfonatos

Bloqueiam a ativação dos osteoclastos diminuindo a reabsorção óssea, assim melhora a densidade óssea e, consequentemente, reduz o risco de fratura.

Dados demonstraram que o alendronato reduz o risco de novas fraturas vertebrais em 38% em mulheres com 75 anos ou mais, num período médio de 2,9 anos[30,31].

Para o risedronato, observou-se uma redução de 44% no risco de fraturas vertebrais em mulheres com 80 anos ou mais, mas sem diferença significativa quanto a fraturas não vetebrais[32]. Em uma análise *post hoc* do Programa de Intervenção no Quadril (HIP), o risedronato reduziu significativamente o risco de fratura de quadril em 46% nas mulheres com osteoporose estabelecida e idade até 100 anos[33].

O uso de bisfosfonatos por via oral envolve alguns efeitos adversos renais e gastrintestinais que poderiam limitar a sua utilização. São contraindicados naqueles com taxa de filtração glomerular (TFG) < 35 mL/minuto/1,73 m². Ainda, a disfagia, acalasia ou incapacidade de ficar em pé por 30 minutos após ingestão da medicação são contraindicações absolutas. Os bisfosfonatos endovenosos são preferidos nos casos de limitações gastrintestinais, apesar de ter potenciais efeitos adversos como risco de reação *Influenza-like* e ter dor muscular ou articular por tempo prolongado. Os pacientes com disfunção renal apresentam maior risco desses efeitos e o ácido zoledrônico não é recomendado se TFG < 35 mL/minuto/1,73 m².[34]

Um estudo com ácido zoledrônico endovenoso, uma vez por ano, demonstrou eficácia no tratamento da OP com redução do risco de fratura de quadril em mulheres entre 65 e 89 anos[34] (seu uso por mais de 3 anos, reduziu significativamente fraturas de quadril em 41%). Numa análise *post hoc* de um subgrupo do estudo HORIZON, o ácido zoledrônico também reduziu significativamente o risco de qualquer fratura clínica (35%), fratura vertebral clínica (66%) e fratura não vertebral (27%) em mulheres na pós-menopausa com idade maior ou igual a 75 anos[35].

Referente à duração do tratamento com bisfosfonato oral, uma reavaliação em 5 anos deve ser realizada para a decisão de suspender ou não a medicação (para bisfosfonato endovenoso o recomendado são 3 anos, com posterior reavaliação), isso por haver efeitos adversos como osteonecrose de mandíbula (ONM) e fratura atípica de fêmur associados à longa duração daqueles tratamentos. A ONM é mais frequente em pacientes com neoplasia e que receberam doses frequentes de bisfosfonato endovenoso, ou ainda aqueles com história de extração dentária, implantes dentários, doenças periodontais, tabagismo e uso de corticosteroide.

O tratamento com os bisfofonatos devem ser continuados nos pacientes com maior risco de fratura, ou seja, T-score no colo fêmur < –2,5 na ausência de fratura vertebral; T-score no colo fêmur < –2,0 na presença de fratura vertebral ou fratura recente.

Denosumabe

É um anticorpo monoclonal que inibe a reabsorção óssea (diminui a formação e diferenciação dos osteoclastos enquanto aumenta a apoptose dos osteoclastos) que pode ser usado em pacientes com doença renal (contudo, nesses pacientes há maior risco de hipocalcemia)[36]. Em uma análise *post hoc* de 3 anos, o estudo FREEDOM, o uso do denosumabe subcutâneo de 6 em 6 meses em um subgrupo de mulheres na pós-menopausa, idade de 75 anos ou mais, reduziu o risco relativo de novas fraturas vertebrais e de quadril, 69 e 47%, respectivamente[36]. Pode-se notar como efeito adverso associado, um discreto e não significativo aumento na frequência de eczemas e celulites.

Raloxifeno

É um modulador seletivo do receptor de estrogênio que diminui a perda óssea na pós-menopausa. Reduz o risco de fratura vertebral, mas não reduz o risco de fratura não vertebral. É uma alternativa ao uso do bisfosfonato ou denosumabe para mulheres na pós-menopausa, sendo mais apropriado para aquelas mulheres mais jovens e com OP na coluna. Podem aumentar fogachos e risco de tromboembolismo venoso, mas diminuem o risco de neoplasia de mama[37].

Apesar de as mulheres idosas serem incluídas em alguns estudos, os números são pequenos e não há dados publicados em coortes ou subgrupos de idosos.

Osteoporose

Ranelato de estrôncio

Primeiro agente de uma nova classe terapêutica capaz de promover a formação óssea e, em menor extensão, a inibição da reabsorção óssea. Os dados do estudo SOTI (*Intervenção Terapêutica da Osteoporose de Coluna*), com indivíduos de idade média 70 anos (entre 50 e 96 anos), e do estudo Tropos (*Tratamento da Osteoporose Periférica*), idade média de 77 anos (entre 70 e 100 anos), revelaram reduções no risco de 32, 31 e 22% para fraturas vertebrais, não vertebrais e quaisquer fraturas clínicas, respectivamente, após 3 anos de tratamento[38].

Em pacientes com risco de tromboembolismo venoso, o ranelato de estrôncio deve ser usado com cautela e interrompido em caso de uma doença ou uma condição que cause a imobilização[39,40]. É uma opção em pacientes incapazes de tolerar outros fármacos e com baixo risco cardiovascular[37].

Teriparatida

Hormônio sintético da paratireoide com ação formadora óssea, indicado para aqueles com OP grave ou com um alto risco de fratura, aqueles que não toleraram outros tratamentos ou que apresentaram falha terapêutica após 12 meses de uso da medicação de 1ª linha. A administração diária de uma injeção no idoso pode ser um desafio. As contraindicações são doença de Paget, radioterapia óssea previa, hipercalcemia, malignidade, doença renal e hiperparatireoidismo primário. Após no máximo 2 anos do seu uso, deve-se introduzir uma terapêutica antirreabsortiva (raloxifeno, bisfosfonatos, denosumabe ou ranelato de estrôncio) e, assim, aumentar ainda mais a densidade mineral óssea e manter o efeito antifratura[37].

Com o objetivo de descrever a incidência de fraturas clínicas, dor lombar e qualidade de vida durante 18 meses de tratamento com teriparatida e 18 meses de pós-tratamento com teriparatida, foi analisado um subgrupo de 589 mulheres com OP e na pós-menopausa (idade ≥ 75 anos)[41] e observaram-se incidência reduzida de fratura clínica, melhoria na qualidade de vida e redução precoce e significativa na dor lombar cuja melhora durou pelo menos 18 meses após a descontinuação do teriparatida e uso de outra medicação para OP.

Finalmente, considerando o manejo farmacológico da OP EM idosos, há poucos dados observando eficácia clínica e segurança de tratamentos específicos com redução do risco de fraturas, principalmente em idosos ≥ 75 anos[42]. Em razão do impacto positivo dos medicamentos na prevenção de fraturas, baixo risco de interações medicamentosas e baixa incidência de efeitos adversos, esses fármacos não devem ser considerados "medicação inapropriada" para idosos.

É necessário adotar estratégias diferentes para essa população com características particulares em relação aos mais jovens. Nos idosos, implantar estratégias com foco na OP e sarcopenia parece interessante.

Considerações finais

É importante que os profissionais de saúde conheçam os potenciais riscos e benefícios do tratamento da OP em idosos; como identificar aqueles com alto risco de fratura e, também, atentar para as complicações relacionadas e eventos adversos dos tratamentos.

A terapêutica parece segura e eficaz na população geriátrica, podendo reduzir a morbidade, mortalidade e os custos financeiros associados.

A melhor abordagem dos idosos com OP inclui o exercício físico, ingesta adequada de cálcio, suplementação de vitamina D e uso de droga antiosteoporótica. Há evidências para o benefício dos bisfosfonatos (alendronato, risedronato e ácido zoledrônico), denosumabe, teriparatida e ranelato de estrôncio na redução de fratura vertebral. Contudo, dados limitados para redução de fratura não vertebral e quadril com algumas dessas.

Referências

1. Center JR, Nguyen TV, Schneider D, Sambrook PN, Eisman JA. Mortality after all major types of osteoporotic fracture in men and women: an observational study. Lancet 1999; 353: 878-82.

2. Leibson CL, Tosteson AN, Gabriel SE, Ransom JE, Melton LJ. Mortality, disability, and nursing home use for persons with and without hip fracture: a population-based study. J Am Geriatr Soc 2002; 50(10): 1644-50.

3. Nevitt MC, Ettinger B, Black DM, Stone K, Jamal SA, Ensrud K, et al. The association of radiographically detected vertebral fractures with back pain and function: a prospective study. Ann Intern Med 1998; 128: 793-800.

4. Schwartz AV, Nevitt MC, Brown BW, Jr Kelsey JL. Increased falling as a risk factor for fracture among older women: the study of osteoporotic fractures. Am J Epidemiol 2005; 161(2): 180-85.

5. Sambrook PN, Cameron ID, Chen JS, Cumming RG, Lord SR, March LM, et al. Influence of fall related factors and bone strength on fracture risk in the frail elderly. Osteoporos Int 2007; 18(5): 603-10.

6. Melzer I, Benjuya N, Kaplanski J. Postural stability in the elderly: a comparison between fallers and non-fallers. Age Ageing 2004; 33(6): 602-7.

7. Close JC, Lord SL, Menz HB, Sherrington C. What is the role of falls? Best Pract Res Clin Rheumatol 2005; 19(6): 913-35.

8. Rizzoli R, Bruyere O, Cannata-Andia JB, Devogelaer J-, Lyritis G, Ringe JD, Vellas B, Reginster J-. Management of osteoporosis in the elderly. Curr Med Res Opin 2009; 25(10): 2373-87.

9. Frisoli Jr A, Chaves PH, Ingham SJMl, Fried LP. Severe osteopenia and osteoporosis, sarcopenia, and frailty status in community-dwelling older women: Results from the Women's Health and Aging Study (WHAS) II. Bone 2011; 48(4): 952-7.

10. Binkley N, Krueger D, Buehring B. What's in a name revisited: should osteoporosis and sarcopenia be considered components of "dysmobility syndrome?" Osteoporos Int 2013. doi:10.1007/s00198-013-2427-1.

11. Grisso JA, Kelsey JL, Strom BL, Chiu GY, Maislin G, O'Brien LA, et al. Risk factors for falls as a cause of hip fracture in women. The Northeast Hip Fracture Study Group. N Engl J Med 1991; 324(19): 1326-31.

12. Spector W, Shaffer T, Potter DE, Correa-de-Araujo R, Rhona Limcangco M. Risk factors associated with the occurrence of fractures in US nursing homes: resident and facility characteristics and prescription medications. J Am Geriatr Soc 2007; 55(3): 327-33.

13. Cumming RG. Epidemiology of medication-related falls and fractures in the elderly. Drugs Aging 1998; 12(1): 43-53.

14. Vondracek SF, Linnebur SA. Diagnosis and management of osteoporosis in the older senior. Clin Interv Aging 2009; 4: 121-36.

15. Heaney RP, Recker RR. Effects of nitrogen, phosphorus, and caffeine on calcium balance in women. J Lab Clin Med 1982; 99: 46-55.
16. Meyer HE, Pedersen JI, Loken EB, Tverdal A. Dietary factors and the incidence of hip fracture in middle-aged. Am J Epidemiol 1997; 145(2): 117-23.
17. Munger RG, Cerhan JR, Chiu BC. Prospective study of dietary protein intake and risk of hip fracture in ostmenopausal women. Am J Clin Nutr 1999; 69: 147-52.
18. Sellmeyer DE, Stone KL, Sebastian A, Cummings SR. A high ratio of dietary animal to vegetable protein increases the rate of bone loss and the risk of fracture in postmenopausal women. Study of Osteoporotic Fractures Research Group. Am J Clin Nutr 2001; 73: 118-22.
19. Dawson-Hughes B, Harris SS. Calcium intake influences the association of protein intake with rates of bone loss in elderly men and women. Am J Clin Nutr 2002; 75: 773-9.
20. Zhong Y, Okoro CA, Balluz LS. Association of total calcium and dietary protein intakes with fracture risk in postmenopausal women: the 1999-2002 National Health and Nutrition Examination Survey (NHANES). Nutrition 2009; 25: 647-54.
21. National Osteoporosis Foundation (NOF). National Osteoporosis Foundation's Updated recommendations for calcium and vitamin D3 intake. Available from: http://www.nof.org. prevention/calcium_and_vitaminD
22. Kam D, Smulders E, Weerdesteyn V, Smits-Engelsman BC. Exercise interventions to reduce fall-related fractures and their risk factors in individuals with low bone density: a systematic review of randomized controlled trials. Osteoporos Int 2009; 20: 2111-25.
23. Body JJ, Bergmann P, Boonen S, Boutsen Y, Bruyere O, Devogelaer JP, et al. Non-pharmacological management of osteoporosis: a consensus of the Belgian Bone Club. Osteoporos Int 2011; 22(11): 2769-88.
24. Sawka AM, Boulos P, Beattie K, Thabane L, Papaioannou A, Gafni A, et al. Do hip protectors decrease the risk of hip fracture in institutional and community-dwelling elderly? A systematic review and meta-analysis of randomized controlled trials. Osteoporos Int 2005; 16(12): 1461-74.
25. Sawka AM, Ismaila N, Cranney A, Thabane L, Kastner M, Gafni A, et al. A scoping review of strategies for the prevention of hip fracture in elderly nursing home residents. PLoS ONE 2010; 5: e9515. doi:10.1371/journal.pone.0009515.
26. Rizzoli R, Boonen S, Brandi ML, Bruyère O, Cooper C, Kanis JA, et al. Vitamin D supplementation in elderly or postmenopausal women: a 2013 update of the 2008 recommendations from the European Society for Clinical and Economic Aspects of Osteoporosis and Osteoarthritis (ESCEO). Curr Med Res Opin 2013; 29(4): 305-13.
27. Boonen S, Lips P, Bouillon R, Bischoff-Ferrari HA, Vanderschueren D, Haentjens P. Need for additional calcium to reduce the risk of hip fracture with vitamin d supplementation: evidence from a comparative metaanalysis of randomized controlled trials. J Clin Endocrinol Metab 2007; 92(4): 1415-23.
28. Bischoff-Ferrari HA, Dawson-Hughes B, Staehelin HB, Orav JE, Stuck AE, Theiler R, et al. Fall prevention with supplemental and active forms of vitamin D: a meta-analysis of randomized controlled trials. BMJ 2009; 339: b3692.
29. Reid IR, Bolland MJ, Grey A. Effects of vitamin D supplements on bone mineral density: a systematic review and meta-analysis. The Lancet 2013; (13): 61647-5.
30. Ensrud KE, Black DM, Palermo L, Bauer DC, Barrett-Connor E, Quandt SA, et al. Treatment with alendronate prevents fractures in women at highest risk: results from the Fracture Intervention Trial. Arch Intern Med 1997; 157: 2617-24.
31. Hochberg MC, Thompson DE, Black DM, Quandt SA, Cauley J, Geusens P, et al. The FIT Research Group. Effect of alendronate on the age-specific incidence of symptomatic osteoporotic fractures. J Bone Miner Res 2005; 20: 971-6.
32. Boonen S, McClung MR, Eastell R, Fuleihan GE-H, Barton IP, Delmas P. Safety and efficacy of risedronate in reducing fracture risk in osteoporotic women aged 80 and older: implications for the use of antiresorptive agents in the old and oldest old. J Am Geriatr Soc 2004; 52: 1832-39.

33. Masud T, McClung M, Geusens P. Reducing hip fracture risk with risedronate in elderly women with established osteoporosis. Clin Interv Aging 2009; 4: 445-9.

34. Francis RM, Aspray TJ, Hide G, Sutcliffe AM, Wilkinson P. Back pain in osteoporotic vertebral fractures. Osteoporos Int 2008; 19: 895-03.

35. Boonen S, Black DM, Colon-Emeric CS, Eastell R, Magaziner JS, Eriksen EF, et al. Efficacy and safety of a once-yearly intravenous zolendronic acid 5 mg for fracture prevention in elderly postmenopausal women with osteoporosis aged 75 and older. J Am Geriatr Soc 2010; 58: 292-9.

36. Boonen S, Adachi JD, Man Z, Cummings SR, Lippuner K, Torring O, et al. Treatment with denosumab reduces the incidence of new vertebral and hip fractures in postmenopausal women at high risk. J Clin Endocrinol Metab 2011; 96: 1727-36.

37. Grupta A, March Lyn. Treating osteoporosis. Australian Prescriber 2016; 39(2): 40-6.

38. Seeman E, Vellas B, Benhamou C, Aquino JP, Semler J, Kaufman JM, et al. Strontium ranelate reduces the risk of vertebral and nonvertebral fractures in women eighty years of age and older. J Bone Miner Res 2006; 21: 1113-20.

39. Reginster JY, Kaufman JM, Goemaere S, Devogelaer JP, Benhamou CL, Felsenberg D, et al. Maintenance of antifracture efficacy over 10 years with strontium ranelate in postmenopausal osteoporosis. Osteoporos Int 2012; 23:1115-22.43

40. Reginster JY, Seeman E, De Vernejoul MC, Adami S, Compston J, Phenekos C, et al. Strontium Ranelate Reduces the Risk of Nonvertebral Fractures in Postmenopausal Women with Osteoporosis: Treatment of Peripheral Osteoporosis (TROPOS) Study. J Clin Endocrinol Metab 2005; 90: 2816-22.

41. Walsh JB, Lems WF, Karras D, Langdahl BL, Ljunggren O, Fahrleitner-Pammer A, et al. Effectiveness of Teriparatide in Women Over 75 Years of Age with Severe Osteoporosis: 36-Month Results from the European Forsteo Observational Study (EFOS). Calcif Tissue Int 2012; 90: 373-83.

42. Inderjeeth CA, Foo ACH, Lai MMY, Glendenning P. Efficacy and safety of pharmacological agents in managing osteoporosis in the old: review of the evidence. Bone 2009; 44(5): 744-51.

16 Distúrbios cognitivos

• Ivan Hideyo Okamoto

O envelhecimento da população vem trazendo uma preocupação cada vez maior entre os profissionais em virtude das queixas cognitivas crescentes. Estima-se que haja cerca de 45 milhões de pessoas vivendo com demência no mundo. Dados mundiais indicam cerca de 7,7 milhões de casos novos/ano e com perspectivas de dobrar a cada 20 anos, atingindo 135 milhões de pessoas com demência em 2050. No Brasil, existem projeções de quase 1,2 milhão de pessoas sofrendo com esse quadro clínico atualmente e com projeção de 5 milhões de indivíduos em 2050. É necessário tornar a demência uma prioridade mundial, com a inclusão desse tema em programas de saúde pública governamentais e individuais. A preocupação passa evidentemente pelo desenvolvimento de estratégias de prevenção das demências. A ausência de tratamento eficaz para tais doenças reforça a necessidade de prevenção, tanto para diminuição da progressão da doença, quanto para diminuição da incidência[1].

Há uma busca intensa para identificação de fatores de risco para o desenvolvimento dessa patologia e, primordialmente, para fatores de risco modificáveis. O estilo de vida da população vem ganhando cada vez mais atenção, sobretudo por haver a possibilidade de intervenção. Fatores como atividade física, atividade intelectual, doenças crônicas controladas, interação social são importantes variáveis do estilo de vida da população que está envelhecendo. No mesmo contexto, o aspecto nutricional pode ser um fator de risco importante nesse alerta de prevenção das doenças cognitivas.

A principal doença do grupo das demências é a doença de Alzheimer, que, apesar de bem compreendida fisiopatologicamente, carece de medidas de prevenção eficaz, sendo a mais estudada e a mais temida por essa faixa da população.

Neste capítulo, abordaremos o papel da nutrição na cognição das pessoas que estão envelhecendo, tanto em pessoas saudáveis com queixa cognitiva como em pessoas com quadros iniciais de doença e em quadros mais avançados.

Doença de Alzheimer (DA)

A causa mais frequente das síndromes demenciais é responsável por mais da metade dos casos de demência (isolada ou em associação), tem etiologia neurodegenerativa, apresenta características clínicas e patológicas próprias. Certamente não apresenta causa única, e sim uma heterogeneidade de fatores, com variações na apresentação clínica, como taxa de progressão, déficits neuropsicológicos e apresentações de sintomas comportamentais. Atualmente, não há marcadores biológicos definitivos da DA que permitam o diagnostico pré-sintomático ou diagnóstico pré-mórbido definitivo; entretanto o diagnóstico clínico permite diagnóstico correto em cerca de 80 a 90% dos pacientes.

Distúrbios cognitivos

A avaliação anatomopatológica de cérebros de pacientes com DA, mostra um cérebro atrofiado difusamente, mais acentuado em regiões temporais, frontais e parietais, quando observado macroscopicamente. Ao exame microscópico, observar-se-ão perda de neurônios e degeneração sináptica cortical. Além disso, encontraremos dois tipos de lesões características da DA: as placas senis (extracelulares); e os "novelos" neurofibrilares (intracelulares). Essas alterações histológicas muito provavelmente estão relacionadas com o declínio cognitivo observado na DA, e com os demais sintomas que surgem no curso clínico da doença.

O diagnóstico de demência e de DA, em nosso meio, tem sido feito nas últimas três décadas com base nos critérios do National Institute of Neurological and Communicative Disorders and Stroke e Alzheimer's Disease and Related Disorders Association (NINCDS-ADRDA). Esses critérios, muito embora publicados nos Estados Unidos da América, têm sido utilizados em larga escala no mundo todo, desde 1984, ano de sua publicação, inclusive no Brasil. Apresentam confiabilidade para o diagnóstico de DA como sugerido por vários estudos clínicos, que demonstraram sensibilidade de 81% e especificidade de 70%[2], sendo amplamente utilizados em pesquisa clínica e epidemiológica e na prática clínica. Nesse período, o conhecimento dessa área aumentou de maneira expressiva, com significativo conhecimento biológico e das manifestações clínicas da doença, propiciando discussão de alguns pontos do critério anterior que necessitariam de uma revisão, como o fato de a patologia da doença estar presente em fases em que não há manifestação clínica, definição de diversas doenças como diagnóstico diferencial, desenvolvimento de biomarcadores para identificação cada vez mais precoce da doença.

Com isso, foram propostos novos critérios para diagnóstico de demências (todas as causas) e também para DA, incorporando novos conhecimentos na abordagem clínica, de imagem e laboratorial, com o cuidado de que fossem flexíveis o suficiente para serem usados tanto pelo generalista como pelo investigador especializado trabalhando na pesquisa ou em ensaios clínicos. A seguir, os Quadros 16.1 e 16.2 listam as recomendações para diagnóstico de demência e de DA sugeridas pelas Recomendações em Alzheimer da Academia Brasileira de Neurologia – Departamento Científico de Neurologia Cognitiva e Envelhecimento, de 2011[2,3].

Quadro 16.1 I Critérios de demência (todas as causas): principais características clínicas.		
• Interferência no trabalho ou atividades usuais • Declínio em relação a níveis prévios • Excluído *delirium*	Função cognitiva	Dois ou mais domínios comprometidos.
	Memória	
	Funções executivas	
	Habilidades visuespaciais	
	Linguagem	
	Personalidade ou comportamento	
Anamnese e teste de rastreio do estado mental e/ou avaliação neuropsicológica		

Fonte: van de Rest O, Berendsen AAM, Haverman-Nies A, et al., 2015.

Quadro 16.2
II Demência da doença de Alzheimer: critérios clínicos centrais.

Demência da doença de Alzheimer PROVÁVEL

a. Início insidioso (meses ou anos).	• Itens, quando presentes, aumentam o grau de confiabilidade do diagnóstico clínico da demência da DA provável.
b. História clara ou observação de piora cognitiva.	
c. Déficits cognitivos iniciais e mais proeminentes em uma das seguintes categorias:	• Evidência de declínio cognitivo progressivo, constatado em avaliações sucessivas.
• Apresentação amnéstica (deve haver outro domínio afetado).	• Comprovação da presença de mutação genética causadora de DA (genes da PPA e presenilinas 1 e 2).
• Apresentação não amnéstica (deve haver outro domínio afetado).	• Positividade de biomarcadores que reflitam o processo patogênico da DA (marcadores moleculares por meio de PET ou LCR; ou neuroimagem estrutural e funcional).
• Linguagem (lembranças de palavras).	
• Visuespacial (cognição espacial, agnosia para objetos ou faces, simultanagnosia e alexia).	
• Funções executivas (alteração do raciocínio, julgamento e solução de problemas).	
d. Tomografia ou, preferencialmente, ressonância magnética do crânio deve ser realizada para excluir outras possibilidades diagnósticas ou comorbidades, principalmente a doença vascular cerebral.	

Legenda: PPA: proteína precursora de amiloide; PET: tomografia por emissão de pósitrons; DA: doença de Alzheimer; LCR: líquido cefalorraquiano.

Fonte: van de Rest O, Berendsen AAM, Haverman-Nies A, et al., 2015.

Os critérios atuais de DA incluem uma boa porcentagem dos conhecimentos que surgiram nas últimas três décadas. A inclusão de fases pré-clínicas e de comprometimento cognitivo leve resultante de DA abre uma possibilidade importante para o desenvolvimento de consolidação de biomarcadores (LCR e neuroimagem) serem associados à pratica clínica e à chance de avaliação de novas drogas para tratamento de pacientes que se apresentem em um espectro grande da doença.

Os critérios de demência em uso excluem a obrigatoriedade do comprometimento de memória exigido por critérios anteriores, possibilitando incluir outras demências [demência frontotemporal (DFT), demência vascular (DV)] sob a tal designação. No critério atual, o diagnóstico de DA e demência somente necessita de confirmação por meio de avaliação neuropsicológica quando a anamnese e a avaliação cognitiva realizadas pelo médico forem insuficientes para o diagnóstico.

A inclusão de biomarcadores foi recomendada somente para pesquisa, havendo necessidade de padronização para esses testes, apesar de crescente utilização na prática clínica.

Quadro clínico

O quadro clínico da DA costuma ser estudado em três áreas principais, que podem ocorrer de forma concomitante ou como manifestações em fases diferentes.

Distúrbios cognitivos

Cognição

O comprometimento cognitivo na DA ocorre principalmente na memória, mas também linguagem, percepção sensorial, praxias e funções executivas e pode ser evidenciado por meio de testes objetivos neuropsicológicos. A memória está comprometida precocemente na forma de déficit de aprendizado de novas informações, num contexto episódico, ou seja, o aprendizado de eventos e dados biográficos está prejudicado. Apresenta dificuldade em resolver problemas do dia-a-dia e planejar atividades corretamente (secundárias ao déficit de aprendizado de informações). Um déficit em evocar fatos e eventos, principalmente os adquiridos mais recentemente, também está presente, é proporcional ao prejuízo de aprendizado episódico e pode ser percebido na dificuldade dos pacientes em reconhecer locais e a relação das demais pessoas e objetos com esses locais. Isso explica a confusão precocemente notada nos indivíduos quando têm de enfrentar mudanças rápidas de cena e locais.

A linguagem na DA também está precocemente acometida, podendo ser notada na dificuldade em nomear objetos, na análise de discurso, no vocabulário, na capacidade descritiva e na compreensão de leitura. A fala pode se tornar um pouco lenta, podendo haver perseveração, repetição de palavras e frases fora de contexto. Nas demais áreas cognitivas, as funções visuoespaciais estão comprometidas no curso da doença, os pacientes se perdem, têm desorientação espacial e dificuldade em manusear aparelhos complexos. As funções executivas podem estar comprometidas, o que parece ocorrer em estágios iniciais da doença.

Comportamento

Os sintomas não cognitivos ou alterações de comportamento constituem um grande problema na DA, porém frequentemente são ignorados; muito embora produzam mais ansiedade aos cuidadores e causam muito mais institucionalização dos pacientes do que os déficits cognitivos. As alterações de comportamento variam desde uma progressiva passividade até uma marcante hostilidade e agressividade e podem surgir antes das dificuldades cognitivas na evolução da doença. Os delírios, comumente os delírios paranoides, afetam cerca de 50% dos pacientes com DA, impelindo os pacientes a acusações de roubo, de infidelidade conjugal e de perseguição. Muitos dos pacientes com DA desenvolvem perturbações do ciclo sono-vigília, alteração na alimentação (voracidade ou anorexia), mudanças no comportamento sexual (desinibição).

Resumidamente, podemos incluir os distúrbios de comportamento na DA, em sete categorias maiores: sintomas de delírios e/ou paranoides; distúrbios de alucinações; distúrbios de atividade; agressividade; distúrbios de ritmo (sono) diurno; distúrbios afetivos; ansiedade e fobias.

Esses sintomas, muito embora ocorram frequentemente na DA, não estão presentes em todos os pacientes, mesmo durante a progressão da doença, e, quando presentes, atingem um pico de ocorrência e magnitude antes do estágio grave da DA.

O tratamento da DA envolve o controle desses sintomas de alteração de comportamento, com uso de antipsicóticos para os delírios e alucinações, uso de antidepressivos para os quadros depressivos, incluindo-se os inibidores seletivos de recaptação da serotonina e para os distúrbios de ciclo sono-vigília com indutores de sono ou outras drogas associadas.

Funcionalidade

Os pacientes com DA apresentam uma progressiva deterioração em suas capacidades em desenvolver suas atividades de vida diárias (AVD). A perda progressiva dessas funções repercute na qualidade de vida do paciente e de seus cuidadores. Essas perdas parecem ocorrer de forma hierárquica, ou seja, das mais complexas para as mais simples. As perdas funcionais podem estar relacionadas com os déficits que ocorrem na esfera cognitiva, pelo comprometimento que atinge percepção, funções executivas e comportamento. Uma descrição desse declínio pode ser útil no acompanhamento da severidade da doença e no planejamento dos cuidados. Vários questionários funcionais estruturados estão disponíveis na literatura, porém, para a escolha de um em particular, devem ser considerados o propósito dessa escolha, a praticidade, as funções psicrométricas desse instrumento. A avaliação de AVD é essencial para se obter um diagnóstico preciso do nível de autonomia desse paciente[2].

Nutrição na doença de Alzheimer

O cérebro apresenta cerca de 60% de seu peso em gorduras, então nutrientes e componentes da dieta como os ácidos graxos podem ter um papel importante na estrutura e na composição da membrana neuronal. A neurodegeneração e os processos patológicos que ocorrem no cérebro do indivíduo com DA estão inter-relacionados. As hipóteses mais utilizadas para os estudos de intervenção na cognição com fatores nutricionais baseiam-se na agregação de beta-amiloide no tecido cerebral e na formação das degenerações neurofibrilares (hiperfosforilação da proteína tau) de pacientes com DA.

A suplementação de ômega 3 (ácido graxo poli-insaturado) parece estimular a fluidez da membrana celular que, por sua vez, estimula a cadeia metabólica da proteína precursora do amiloide (PPA) em sua metabolização não amiloidogênica, reduzindo a formação de beta-amiloide. Além disso, os ácidos graxos podem inibir a produção de beta-amiloide por aumentar a expressão de proteína LR11 (envolvida na ordenação e no transporte da PPA amiloidogênica). Também reduzem os níveis de pré-senilina 1, importante no mecanismo de produção de beta-amiloide (via da gamassecretase). A intermediação na formação das fibrilas de beta-amiloide, com consequente interrupção do processo de formação das placas senis, pode ser outro mecanismo de ação para atrasar o processo degenerativo.

Esse tipo de ácido graxo pode também interferir no mecanismo da fosforilação da proteína tau, reduzindo a ação de uma proteína quinase (JNK), envolvida na formação das degenerações neurofibrilares, outra marca patológica da DA.

Outro processo envolvido na DA é a perda progressiva de neurônios, mas que ocorre também como parte do envelhecimento cerebral normal. A menor capacidade de criar novas sinapses e as mudanças bioquímicas que influenciam na fluidez da membrana neuronal têm efeito em vários processos sinápticos como a comunicação (sinal de transdução axonal), regulação de enzimas de membrana, estrutura de canais iônicos e equilíbrio de neurotransmissores. A diminuição dessas sinapses está relacionada ao comprometimento cognitivo que ocorre nos pacientes com DA, portanto, combater este declínio pode ser uma abordagem potencialmente eficaz para prevenção do declínio cognitivo na DA.

As sinapses e os neuritos (crescimentos neuronais) são formados por fosfatídeos, que, por sua vez, dependem de precursores nutricionais circulantes no sangue: ácidos graxos [(ácido decosa-hexoenoico (DHA)], uridina e colina. Estes podem ser suplementados e relacionar-se à melhora de formação sináptica e neurítica (pelo menos em modelos animais). Vitaminas do complexo B e antioxidantes também estão envolvidos na formação da membrana celular pelos fosfatídeos, atuando como cofatores no processo. Alguns estudos demonstram que a suplementação desses agentes pode interferir na perda sináptica e na estabilização de membrana neuronal e aumentar as formações neuríticas e sua síntese. Esses processos relacionam-se ao aumento de liberação de neurotransmissores como a acetilcolina e dopamina, que estão intrinsecamente relacionados aos processos de cognição no ser humano.

Os fatores de risco vascular estão relacionados com o comprometimento cognitivo da DA, não apenas como comorbidade, mas como fator de maior gravidade e de piora do quadro clínico. Evidências sugerem que o controle de fatores como hipertensão e dislipidemia, modificáveis pelo tipo de dieta, possam melhorar a função endotelial, reduzindo o número de microangiopatia, e também com melhora das condições da barreira hematoencefálica.

A inflamação e o processo oxidativo que se relacionam com o envelhecimento cerebral e a DA podem sofrer interferência com suplementação de alguns tipos específicos de nutrientes, como ômega 3, vitamina B e fosfatidilserina.

Há um crescente número de publicações contemplando o tratamento e a prevenção da doença por meio de nutrientes e tipo de alimentação. Estudos duplos-cegos, randomizados, placebo-controlados e prospectivos não têm construído evidência para a adoção em larga escala destas dietas e suplementações; muito embora estudos epidemiológicos têm demonstrado que populações de pessoas que aderem a esse tipo de alimentação podem ter menor incidência de alterações cognitivas. Essa controvérsia pode ser discutida em diversos pontos, como se o estado de base nutricional dos indivíduos interfere nos resultados de um estudo de suplementação de determinado nutriente, se esse grupo estudado já tem um nível basal adequado. Adicionalmente, estudos de interação de diversos nutrientes de uma determinada dieta podem ser mais benéficos do que a suplementação isolada; alguns testes de funções cognitivas avaliadas podem não ser representativas das alterações que ocorrem no envelhecimento e na DA.

Dieta do Mediterrâneo

A dieta mais estudada e investigada para alterações cognitivas consiste em alto consumo de cereais, frutas, peixes, legumes e vegetais, estando relacionada a menor risco de doenças cardiovasculares, diabetes tipo 2, alguns tipos de câncer e diminuição de mortalidade com aumento de longevidade. Há indícios de que atua nos três mecanismos descritos e, por isso, mereça atenção ao discutir sua ação no cérebro. Há moderada evidência para a associação de dieta do Mediterrâneo com redução de problemas cognitivos nas demências. O estudo PREDIMED-NAVARRA comparou a dieta do Mediterrâneo a um grupo-controle com dieta de baixa gordura por cerca de 6,5 anos. A adoção da dieta do Mediterrâneo esteve associada com melhora de função cognitiva e menor incidência de comprometimento cognitivo leve, quando comparada à dieta do grupo-controle, principalmente naqueles que utilizaram azeite de oliva extravirgem. Ressalte-se a necessidade de estudos randomizados, placebo-controlados prospectivos para consolidação dessas evidências[5].

Suplementos nutricionais

Dois estudos com formulações mistas, utilizando ácidos graxos, antioxidantes, vitamina B e fosfolipídeos, uridina e colina (Souvenaid®), mostraram alguma ação em memória em pacientes com DA leve, mas não em fases avançadas da doença. Novamente, há necessidade de consolidação dessas evidências[6].

Comprometimento cognitivo leve

Esses critérios de doença de Alzheimer (DA) trouxeram evidências de que há uma fase da DA em que os pacientes apresentam um declínio cognitivo progressivo, lento e gradual, decorrente do acúmulo de alterações patológicas próprias da DA no cérebro. Nota-se, portanto, que a DA é um processo gradual, sem características clínicas definidas de início, tornando-se um desafio para clínicos identificarem pontos de transição em seus pacientes. A transição de fases assintomáticas para fase sintomática de pré--demência, e desta para a fase de demência, é muito difícil de se identificar na prática clínica. É necessário incorporar o conceito de continuidade para o comprometimento cognitivo na prática clínica.

O termo "comprometimento cognitivo leve da DA" (CCL resultante de DA) se refere à fase sintomática da pré-demência da DA. Esse grau do comprometimento cognitivo não é normal para a idade, excluindo-se, portanto, os conceitos de comprometimento cognitivo associado à idade e de perda de memória benigna da senilidade.

O conceito de CCL resultante de DA utilizado, atualmente, é predominantemente para aqueles indivíduos com sintomas não demenciados, mas que podem já apresentar patologia de DA. Assim como a DA, o CCL resultante de DA não pode ser diagnosticado por testes laboratoriais e requer um julgamento clínico, devendo abranger critérios clínicos, cognitivos e funcionais.

Um número crescente de estudos relaciona o uso de ômega 3, ácido graxo polinsaturado (PUFA), como forma de prevenção de alterações cognitivas e também como forma de proteção de conversão de CCL para DA. Uma vez que ele não é sintetizado no ser humano, é elemento essencial de nossa dieta. Desde a fase intrauterina até fases mais tardias da vida, o ômega 3 está envolvido no metabolismo de membrana celular do cérebro. Além disso, age no mecanismo vascular, inflamatório e amiloide das demências relacionado à fisiopatologia da DV, DA e demência mista.

As evidências benéficas de consumo de óleo de peixe para prevenção de demências são controversas, mas um efeito protetivo não parece existir. Os estudos que mostram algum benefício podem ser explicados por condições socioeconômicas e nível educacional mais elevados em população que consome mais peixe. A suplementação de ômega 3 na dieta do indivíduo ainda não é aceito de forma incondicional para prevenir ou tratar demência ou ainda amenizar sintomas. Entretanto, existem recomendações de dieta para o aumento de alimentos ricos em ômega 3, e suplementação para aqueles que apresentem deficiência desses ácidos graxos. A controvérsia ocorre pela necessidade de estudos de longa duração para se detectar benefícios significativos com a sua suplementação, e pela ausência de estudos que incluam a quantidade de dieta rica em peixes no grupo controle[4,7].

Considerações finais

As demências tornar-se-ão um problema de saúde bem maior do que são. Se não adotarmos medidas com potencial de modificação desde já, poderemos enfrentar situações críticas em se falando de saúde pública. Países preocupados com o envelhecimento de sua população já têm preparado medidas de controle e prevenção de doenças que afetam a cognição ao menos parcialmente. O estudo FINGER demonstrou melhora cognitiva em uma população de países escandinavos, que controlou os fatores de risco vascular, realizou atividade física, atividade intelectual e melhorou sua dieta, comprovando que é possível modificar algumas características de estilo de vida.[8,9]

A dieta e a suplementação de nutrientes vêm ganhando destaque cada vez maior como um fator de estilo de vida modificável, com evidências cada vez mais crescentes que a intervenção pode modificar doenças até então tratadas apenas com medicamentos. É certo também que são necessários estudos mais prolongados, com melhor desenho e isentos, para que possamos afirmar com evidência científica que o que comemos interfere no nosso cérebro.

Muito embora a mudança no estilo de vida possa beneficiar a saúde integral do indivíduo, incluindo diminuir o risco de demência, é importante considerar que é necessário tempo para incorporar essas mudanças ao estilo de vida e elas são de difícil acompanhamento.

Referências

1. Van de Rest O, Berendsen AAM, Haverman-Nies A, et al. Dietary Patterns, Cognitive Decline, and Dementia: A Systematic Review. Adv Nut 2015; 6: 154-68.
2. Frota NAF, Nitrini R, Damasceno BP, et al. Critérios para o diagnóstico de doença de Alzheimer. Dement Neuropsychol 2011 June; 5(Suppl 1): 5-10.
3. McKhann GM, Knopman DS, Chertkow H, et al. The diagnosis of dementia due to Alzheimer's disease: recommendations from the National Institute on Aging and Alzheimer's Association workgroup. Alzheimer's & Dementia 2011; 7: 263-9.
4. Monti JM, Moulton CJ, Cohen NJ. The role of nutrition on cognition and brain health in ageing: a targeted approach. Nutr Res Rev 2015; 28: 167-80.
5. Martínez Lapiscina EH, Clavero P, Toledo E, et al. Mediterranean diet improves cognition: the PREDIMED-NAVARRA randomized trial J Neurol Neurosurg Psychiatry 2013; 84: 1318-25.
6. Otaegui-Arrazola A, Amiano P, Elbusto A, et al. Diet, cognition, and Alzheimer's disease: food for thought. Eur J Nutr 2014; 53(1): 1-23.
7. Kamphuisa PJGH, Scheltens P. Can Nutrients Prevent or Delay Onset of Alzheimer's Disease? J Alzheimer's Dis 2010; 20: 765-75.
8. Prince M, Albanese E, Guerchet M, et al. Dementia and Risk Reduction: an analysis of protective and modifiable factors. Azheimer's Disease International. World Alzheimer Report 2014: 6-99.
9. Ngandu T, Lehtisalo J, Solomon A, et al. A 2 year multidomain intervention of diet, exercise, cognitive training, and vascular risk monitoring versus control to prevent cognitive decline in at-risk elderly people (FINGER): a randomized controlled Trial. Lancet 2015; 385: 2255-63.

17 Depressão no idoso

• Florindo Stella • Paulo Renato Canineu

Introdução

A depressão no idoso é um fenômeno de elevada prevalência, com importantes consequências para a qualidade de vida dessa população. Ela tem sido associada a comorbidades médicas, especialmente doenças neurodegenerativas (doença de Parkinson, doença de Alzheimer, degeneração lobar frontotemporal, doença de Huntington, degeneração corticobasal, entre outras), acidente vascular encefálico (AVE), infarto do miocárdio, artrite reumatoide, osteoartrose, quando associadas a limitações da autonomia pessoal, e demais condições incapacitantes.

Ademais, a depressão é uma das principais causas de suicídio ao longo da vida. Nas últimas décadas, tem sido destacado que a depressão aumenta o risco de progressão para demência, como também pode constituir-se em uma condição prodrômica de um processo neurodegenerativo em curso, com tendência a progredir para demência, como na doença de Alzheimer (DA).

A depressão no idoso caracteriza-se por aspectos específicos quanto ao início e à evolução clínica, às comorbidades, ao risco de deterioração cognitiva e às implicações distintas na recuperação. A percepção, pelo clínico, dessas particularidades torna-se crucial para o diagnóstico e tratamento.

Dados epidemiológicos

A depressão tem prevalência anual em torno de 7% em países desenvolvidos, com acentuadas diferenças por faixa etária [Manual de Diagnóstico e Estatístico de Transtornos Mentais (DSM-5)]. Em mulheres, as taxas são proporcionalmente mais elevadas. Na população idosa, especialmente em países pobres ou em desenvolvimento, a depressão constitui uma doença comum, atingindo uma prevalência acima de 20% de acordo com os diferentes níveis de gravidade[17].

O envelhecimento, associado a comorbidades médicas gerais com evolução clínica desfavorável e com incapacidades ou perda da autonomia, consiste em um dos fatores desencadeantes de depressão.

O subdiagnóstico do quadro, tratamento inadequado, resposta parcial ou ausência de remissão do quadro às intervenções psicofarmacológicas e não farmacológicas também são situações relativamente comuns[37]. Cabe destacar que o não reconhecimento da depressão no idoso, enquanto uma condição clínica a ser diagnosticada, atinge entre 40 e 60% dos pacientes[1], fenômeno que eleva substancialmente o grau de resistência ao tratamento quando este vier a ser instituído. A confluência dessas condições contribui para a alta prevalência da doença na população idosa[35].

Diagnóstico da depressão

A depressão no idoso manifesta-se com características clínicas peculiares. O paciente manifesta sintomas de humor congruentes com sofrimento emocional, tristeza, desânimo, anedonia, choro fácil, ruminação perseverativa de fracassos, sintomas intensos de ansiedade, insônia, inapetência com emagrecimento e pensamentos recorrentes de morte. Também demonstra lentificação psicomotora, fadiga e sensação de cansaço.

Além disso, a depressão no idoso frequentemente acompanha-se de lentificação cognitiva global. Declínio de atenção, funções executivas que envolvem planejamento, organização do pensamento e das ações, bem como de memória episódica que implica a recordação de fatos recentes da vida cotidiana, são constatações comuns na depressão no idoso. Quando o declínio cognitivo se acentua e exerce impacto prejudicial nas atividades instrumentais da vida diária, prejudicando o trabalho ou o cumprimento dos compromissos cotidianos, a autonomia na tomada de decisões e a participação nas relações psicossociais, o quadro é designado como pseudodemência. Ou seja, a depressão evolui para uma condição que "aparenta" demência. Em geral, quando o tratamento da depressão é bem conduzido, e o paciente recupera seu estado de humor normal, isto é, volta a estar eutímico, a pseudodemência desaparece e o paciente retoma seu funcionamento cognitivo normal. No entanto, um subgrupo continua progressivamente declinando quanto às suas funções cognitivas e acabam por convergir para o diagnóstico de demência, predominantemente para a DA.

Nesse cenário, algumas questões ainda permanecem intrigantes e sem solução definitiva: se a depressão seria um fator de risco para demência, se seria um preditor de demência, ou se ela já anteciparia um processo neurodegenerativo em curso, como a DA. Essas questões desafiam o clínico e os pesquisadores e têm demandado intensa pesquisa a respeito.

Características clínicas

Segundo o DSM-5[3], eventualmente, o paciente idoso nega a presença de tristeza ou de sofrimento emocional, ocorrência mais frequente entre os homens. O idoso chega a admitir uma "fraqueza" interna, até certo ponto inadmissível na nossa cultura. Por outro lado, não é incomum que tristeza, choro contido, sentimento de desesperança e de ruína sejam "substituídos" por queixas "físicas", do tipo cefaleia, "cabeça pesada", dores inespecíficas principalmente em membros inferiores, precordialgia sem constatação objetiva de patologia e inquietação psicomotora. Nesse cenário, uma das queixas principais que acometem o idoso com depressão refere-se à insônia e à sensação de fadiga durante o dia por, pelo menos, 2 semanas. Muitas vezes, o clínico não detecta esses sintomas como pertinentes ao quadro depressivo e, como consequência, o diagnóstico e o tratamento podem não ser efetivamente efetuados, ou acabam por ser protelados.

Perda do prazer na vida, inclusive em ver os familiares, encontrar-se com os amigos, pode ser um indicador de quadro inicial de depressão. É comum o paciente querer permanecer o tempo todo em casa, às vezes excessivamente na cama durante o dia. Também, frequentemente, ele recusa-se a continuar com os hábitos anteriores de ir à igreja ou participar de atividades da comunidade que anteriormente cultivava. Esse conjunto de manifestações clínicas apontam que a depressão compromete significativamente a qualidade de vida do paciente.

O Quadro 17.1 sintetiza as características clínicas da depressão com base nos critérios do DSM-5[3].

Quadro 17.1 **Resumo das características clínicas da depressão segundo os critérios** **do DSM-5 cujos sintomas são aplicáveis ao idoso.**
Características clínicas da depressão
• Humor deprimido: tristeza, vazio interior, desesperança, sentimento de ruína.
• Humor irritável, com certa frequência.
• Diminuição do interesse ou prazer.
• Sentimentos de inutilidade, baixa autoestima, menos valia e solidão.
• Sentimento de culpa excessiva, inclusive por eventos pelos quais não se é responsável.
• Sentimento de vergonha perante o sentimento de fracasso.
• Perda do apetite com emagrecimento (> 5% em 1 mês).
• Distúrbios do sono: insônia, sono interrompido, acordar precoce, sonolência diurna com sensação de cansaço.
• Inquietação psicomotora.
• Lentificação psicomotora.
• Fadiga ou perda de energia.
• Dificuldade de concentração com reflexos negativos na memorização de eventos novos e de aprendizagem de novas informações e dificuldade de desenvolver o pensamento lógico (no idoso, podem ser compatíveis com "pseudodemência")
• Pensamentos recorrentes de morte, ideação de suicídio, eventualmente, com um plano definido.
• Sofrimento emocional clinicamente significativo e comprometimento da funcionalidade cotidiana.
• Delírios de ruína e alucinações geralmente visuais acompanhados de insegurança e medo.
• No idoso, a depressão costuma estar associada a doenças médicas gerais, especialmente aquelas que geram incapacidades e perda da autonomia, entre elas, doença de Parkinson, acidente vascular encefálico, infarto do miocárdio etc.

Fonte: APA; 2014.

Semiologia – considerações para a entrevista clínica

A abordagem de alguns aspectos específicos, durante a entrevista clínica, pode auxiliar o clínico a identificar a gravidade da depressão, conforme mencionado a seguir, como sintomas psicóticos, risco de suicídio e perda do apetite com emagrecimento.

Alguns pacientes, com episódios leves de depressão, ainda mantêm a funcionalidade preservada. No entanto, a execução das atividades cotidianas exige um esforço acentuadamente aumentado em comparação com a demanda anterior. Usualmente, o paciente com depressão demonstra tristeza intensa, desesperança e falta de coragem para o desempenho das atividades diárias, inclusive as relativamente simples. Não raro, o idoso "nega" seu sofrimento emocional e o atribui a sintomas físicos, do tipo dores inespecíficas, cabeça "pesada", fadiga e aperto no peito.

Contudo, ao longo da entrevista, o clínico deve aprofundar a compreensão do sofrimento do paciente. Mais à vontade, ele tende a relatar com maior clareza suas queixas, como irritabilidade aumentada, ataques de raiva, sentimento de culpa, falta de prazer na vida, "vazio interior", pensamentos recorrentes de morte como solução para o sofrimento.

Ele apresenta perturbação importante do sono. Dificuldade de conciliação do sono, insônia terminal acordando muito antes do período desejável, ou interrupções frequentes do sono, são fenômenos comuns na depressão. O paciente também pode apresentar hipersonia diurna que se adiciona ao sono noturno não reparador.

Sintomas psicóticos

Caracterizam-se por delírios frequentemente de ruína de que o paciente tem uma doença devastadora e incurável, que seus órgãos estão morrendo, ou que se sente "chamado" a dar um fim à própria vida, ou que a comida está envenenada e, por isso, deixa de se alimentar e evolui com emagrecimento importante.

Os delírios estão diretamente relacionados com o comprometimento da capacidade de julgamento dos estímulos do ambiente e das situações. No idoso com depressão grave, as alucinações, quase sempre, são de natureza visual, possivelmente associadas ao comprometimento estrutural ou funcional das regiões corticais (parieto-occipitais) e suas conexões, responsáveis pela organização cognitiva das percepções e do reconhecimento de pessoas, ambientes ou situações. Os delírios, pelo menos em parte, dependem das regiões frontais e suas conexões com outras regiões cerebrais, especialmente, as temporais. No delírio, o paciente não consegue executar o julgamento crítico e lógico do processamento das informações e seus significados.

Risco de suicídio

O risco de suicídio, na depressão, particularmente no idoso, não é desprezível. Inicialmente, o paciente apresente pensamentos recorrentes de morte, de maneira aleatória. Progressivamente, começa a admitir que, de fato, a morte seria uma "solução" viável para seu sofrimento emocional. A etapa seguinte consiste em pensar sobre como poderia provocar a própria morte e a planejar atitudes de autoextermínio. Por fim, o paciente pode proceder às tentativas objetivas de autoextermínio, eventualmente letais por meio de ingesta de medicamentos, atirar-se em frente de um ônibus ou por outro meio.

Assim, o cuidado com o armazenamento de medicamentos e de produtos químicos, o excesso dessas substâncias em casa e sua acessibilidade fácil é fundamental. Também, outros elementos que ofereçam insegurança, ou que possam instigar o paciente a utilizá-los para ferir-se, devem ser cuidadosamente monitorados.

Delírios de ruína e sentimentos de perda da autoestima, desesperança, sensação de abandono e solidão são deflagradores a serem considerados nesse contexto. Eventualmente, o paciente faz planos para o autoextermínio, com certo grau de elaboração, como ingerir uma quantidade elevada de medicamentos ou substâncias letais, atirar-se na frente de um ônibus, e outros. Essas situações extremas costumam ser acompanhadas de sintomas psicóticos, como alucinações e delírios. Ele vê situações de cunho religioso, que geram medo, como diabo, fogo ou objetos que não consegue descrever.

Perda do apetite com emagrecimento

O paciente com depressão grave tem redução acentuada do apetite, com perda de peso. Ele apresenta tanto falta de motivação para se alimentar como perda do sabor dos alimentos. O quadro piora quando ele sofre delírios de que os alimentos e a água estão envenenados e, por isso, não se alimenta e não ingere líquidos.

O emagrecimento está associado à redução de massa muscular, fato que induz à fraqueza muscular e eleva consideravelmente o risco de quedas e fraturas. Ademais, a perda de albumina causa redução da ligação proteica dos medicamentos e predispõe à toxicidade das substâncias em uso, mesmo nas doses recomendadas. Esse é o quadro da fragilidade, constituindo grande risco para o idoso.

Comorbidades incapacitantes

Determinadas patologias têm relação direta com a gravidade da depressão. A perda da autonomia para os cuidados pessoais em virtude do comprometimento motor decorrente de acidente vascular encefálico (AVE), infarto cardíaco, doença de Parkinson, DA (especialmente nas fases avançadas) ou outros processos neurodegenerativos, bem como as limitações impostas pelas demais doenças incapacitantes, contribuem substancialmente para a deflagração de um quadro depressivo grave[3,18].

Doenças reumatológicas, pneumopatias sobretudo de natureza obstrutiva, são condições em que, frequentemente, a depressão está presente[18]. Trauma cranioencefálico e outros acidentes que deixam sequelas também se manifestam ao longo do tempo com depressão.

Além disso, essas condições clínicas tendem a se agravar nos pacientes cuja depressão não é adequadamente diagnosticada e tratada.

Depressão de início tardio e depressão de início precoce

Com relação às manifestações clínicas, as diferenças entre depressão de início tardio e de início precoce são mínimas[37]. Depressão de início tardio tem sido associada ao comprometimento das atividades psicossociais e ao declínio cognitivo mais evidente do que depressão de início precoce.

No entanto, os pacientes com depressão de início tardio mais frequentemente têm associação com comorbidades clínicas gerais, incapacitantes, enquanto aqueles com depressão de início precoce tendem a apresentar um componente genético ou familial.

Se a depressão de início tardio predisporia a um risco maior de desenvolvimento de demência do que à depressão de início precoce é uma questão ainda não suficientemente esclarecida. A seguir, discutimos vários aspectos sobre uma possível associação entre depressão e demência.

Depressão e risco de demência

A depressão no idoso, quando envolve a ocorrência de alterações cognitivas, há risco cumulativo de progressão para demência, inclusive doença de Alzheimer, mesmo naqueles pacientes que manifestam apenas queixa cognitiva subjetiva[36].

São comuns, no idoso com depressão, as alterações cognitivas predominantemente relacionadas com disfunções em regiões frontais, como disfunções executivas (planejamento, organização do pensamento e das ações, tomada de decisões, resolução de problemas, automonitoramento e inibição de ações não apropriadas), comprometimento da atenção sustentada, da memória de trabalho e da produção da fluência verbal, além de alterações da memória episódica e da compreensão[8].

Em alguns pacientes, mesmo cognitivamente preservados, a depressão de início tardio representa um risco de progressão para comprometimento cognitivo leve e subsequente demência, ou pode constituir-se em uma condição prodrômica da doença de Alzheimer[13]. Esse risco de progressão para demência agrava-se quando o paciente tem doença cerebrovascular[19].

Em decorrência de constatações de que a depressão tem associação com atrofia frontal, parietal e temporal – áreas usualmente comprometidas na DA – o paciente com essa doença afetiva e sintomas cognitivos concomitantes têm um risco substancialmente elevado de progredir para a demência. Admite-se que pacientes com essas características já tenham as evidências neuropatológicas da doença de Alzheimer muitos anos antes do início da demência, ou seja, da deterioração clínica[27]. Essa ocorrência torna-se mais evidente quando se detectam, no LCR do paciente, redução do peptídeo amiloide e aumento da proteína tau total, especialmente por conta da elevação da proteína tau fosforilada. O risco torna-se ainda maior se esses pacientes são carreadores do alelo ε-4 da apolipoproteína E[31].

Novas técnicas de neuroimagem, que capturam o depósito de amiloide cerebral, podem antecipar uma forte suspeita de DA em pacientes com depressão de início tardio e com comprometimento cognitivo, mesmo na ausência de um quadro demencial evidente[7].

Uma questão intrigante consiste na possível associação entre o tratamento da depressão e a redução do risco de progressão para demência. Esse é um problema a ser solucionado por meio de estudos longitudinais.

Correlatos neurobiológicos da depressão

Nos últimos anos, tem havido uma crescente preocupação em se compreender os mecanismos neurobiológicos envolvidos na depressão de início tardio. Assim, tem-se buscado informações referentes aos componentes neuroendócrinos, correlatos cerebrovasculares, processos inflamatórios e neurotrofinas.

Do ponto de vista neuroendócrino, disfunções do eixo hipotálamo-hipófise-adrenal têm sido associadas à depressão. O aumento da concentração plasmática de cortisol está bem documentado em pacientes com depressão. Os mecanismos envolvidos nesse processo são atribuídos à hiperatividade do eixo hipotálamo-hipófise-adrenal, por seu turno considerado um regulador fisiológico relevante da resposta emocional em pacientes que vivenciam estresse agudo com sofrimento emocional[22]. Alterações do receptor de aldosterona e o *feedback* disfuncional do receptor de glicocorticosteroide fazem parte dos mecanismos fisiopatológicos da depressão[30].

Do ponto de vista genético, os familiares de 1º grau de pacientes com depressão têm risco de duas a quatro vezes mais elevado de desenvolver a doença em comparação com o risco da população geral[3].

Também, a utilização de recursos de neuroimagem funcional, estrutural e microestrutural tem permitido maior aprofundamento desses mecanismos neurobiológicos. Essas técnicas contribuiriam para maior acurácia na identificação daqueles pacientes com maior risco de progredirem para um quadro de DA. Também auxiliariam quanto à possibilidade de se conhecer se a depressão no idoso poderia representar uma condição prodrômica da doença de Alzheimer em curso, antes mesmo da instalação definitiva da deterioração cognitiva e funcional, ou seja, do quadro demencial. Entretanto, as propostas preconizadas pelos estudos a respeito dessa questão ainda carecem de confirmação definitiva.

Vários estudos têm constatado atrofia cortical e subcortical em pacientes com depressão, incluindo-se o córtex do cíngulo anterior, córtex pré-frontal, núcleos da base, hipocampo e amígdala[16]. Na depressão, ocorrem disfunções da conectividade cerebral confirmadas por meio da "rede de modo padrão" – *default mode network* (DMN) nos sistemas responsáveis pelo processamento afetivo e controle cognitivo[12]. Interessantemente, o tratamento do paciente com antidepressivos propicia melhora da conectividade cerebral[12].

Pacientes com doença cerebrovascular, comumente resultante do controle inadequado de hipertensão arterial, diabetes *mellitus*, dislipidemia, cardiopatia arrítmica, obesidade e sedentarismo, têm risco maior de depressão vascular e demência vascular[2].

Pacientes com depressão podem apresentar, ainda, desregulação das citocinas inflamatórias, que, por seu turno, interferem nos mecanismos de neurotransmissão cerebral, especialmente, no núcleo *accumbens*, amígdala e hipocampo – estruturas diretamente implicadas no processamento emocional[43]. Concentrações elevadas do fator de necrose tumoral-alfa (TNF-α) e interleucina 6 (IL-6) têm sido constatadas em vários estudos[10]. Em idosos com depressão, pode se observar um aumento da espessura cortical, provavelmente associado à proliferação de astrócitos no contexto de atividade inflamatória[34].

Outro aspecto interessante diz respeito às neurotrofinas. Pacientes com história de depressão de início tardio apresentam redução significativa dos mecanismos reguladores de neurotrofinas, entre elas a diminuição do fator neurotrófico derivado do cérebro (BDNF), fenômeno relacionado com a manutenção da neuroplasticidade e sobrevida dos neurônios[11].

Com base nesses estudos, hipoteticamente pode-se supor a existência de associação entre a gravidade da depressão, o aumento da resposta inflamatória e a redução da atividade das neurotrofinas (Figura 17.1).

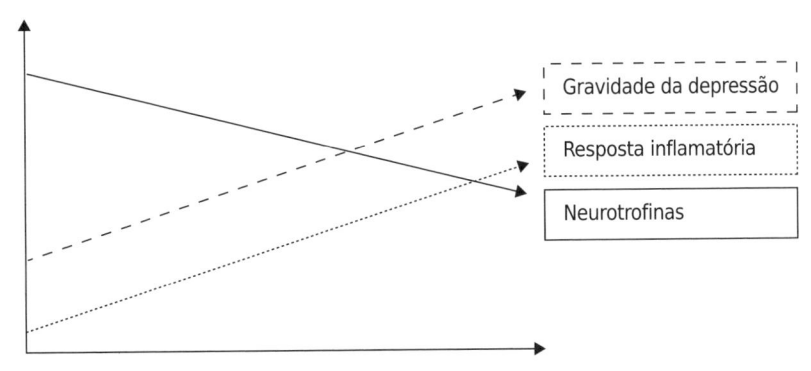

Gravidade da depressão

Resposta inflamatória

Neurotrofinas

Figura 17.1 – Modelo hipotético que mostra a redução das neurotrofinas e o aumento da resposta inflamatória associadas à gravidade da depressão.

Fonte: Duman RS; Monteggia LM, 2006.

Depressão e nutrogeriatria

Clinicamente, perda do apetite e emagrecimento ou desnutrição são sintomas clássicos da depressão. No idoso, em especial, essas condições podem representar uma depressão grave, uma vez que a perda de peso traz riscos de atrofia muscular, lentificação motora, aumento da frequência de quedas e neurotoxicidade por medicamentos em virtude da ligação proteica diminuída pela perda de albumina. O isolamento social, também um dos sintomas da depressão, quando presente no paciente idoso, sobretudo se ele vive sozinho, contribui para uma dieta pobre ou desbalanceada, com redução do índice de massa muscular e as consequências que advêm dessa situação.

Com o envelhecimento, a desnutrição pode ser um fator agravante da qualidade de vida do idoso, frequentemente comprometida por outras condições biológicas comuns, como piora da acuidade visual, redução da propriocepção e instabilidade do equilíbrio, diminuição da secreção salivar, pancreática e das enzimas hepáticas responsáveis pelo processamento da digestão e do metabolismo e lentificação motora global, entre outros fatores. A desnutrição é um agravante que pode acelerar as disfunções biológicas[5].

Existem evidências de que a depressão é sinal de risco nutricional segundo a Nutrition Screening Initiative's Level II, pois afeta o apetite e a ingestão alimentar. Dessa forma, dieta e suplementos dietéticos oferecem ao idoso a oportunidade para prevenção e tratamento da depressão[42].

Há estudos que demostraram que pacientes com ingesta reduzida de vitamina B estão mais propensos a desenvolverem sintomas depressivos[4], enquanto aqueles com dieta elevada de vitamina B6 e B12 apresentaram redução do risco de desenvolverem depressão[14]. Baixos níveis de vitamina D também têm sido encontrados em pacientes com depressão, quando comparados a sujeitos controles[26]. Por outro lado, a suplementação de vitamina D em pacientes obesos, com sintomas depressivos, propiciou melhora dos sintomas afetivos[24].

Vários nutrientes parecem exercer impacto favorável, com redução dos sintomas depressivos, especialmente a ingesta de ômega 3, ácidos graxos, ácido fólico, vitamina D3, selênio e cálcio[33]. Uma metanálise evidenciou que níveis apropriados de ácido eicosapentaenoico (EPA) associados a ácido docosa-hexaenoico (DHA) podem ser benéficos na redução dos sintomas afetivos em pacientes com depressão[15]. Os ômega 3 dos peixes são importantes para o cérebro e seu desenvolvimento funcional. Também eles podem ser encontrados em cereais, castanhas e no óleo de canola. No entanto, nestes, o ácido gorduroso é o ácido alfalinoleico (ALA) diferentemente do encontrado no óleo de peixe que é convertido em EPA e DHA. A depressão pode estar relacionada à baixa ingestão de ômega 3. Um estudo finlandês mostra baixa ingestão de peixes em mulheres portadoras de depressão, mas não em homens[42]. Também um estudo chinês mostrou baixos níveis de ômega 3 em pessoas com maior risco de suicídio[23]. Diversos estudos a respeito da ingesta de outros nutrientes também têm demonstrado benefícios em pacientes com depressão.

Um estudo publicado em 2015 mostra que um padrão dietético caracterizado por elevada ingestão de vegetais, cogumelos, algas marinhas, soja, chá verde, batata, frutas e peixes (os pequenos, inclusive com seus ossos) e baixa ingestão de arroz associa-se à baixa prevalência de sintomas depressivos[28]. Ademais, pacientes com depressão, com propensão à dificuldade de controle alimentar, tendem a ter uma dieta não saudável, propícia à obesidade e aos riscos cardiovasculares decorrentes do quadro. O sofrimento emocional dificultaria a ingesta de uma dieta balanceada e do controle da alimentação, uma vez que haveria uma associação entre transtornos afetivos e distúrbios do comportamento alimentar[33].

Estudos australianos recentes evidenciaram a relação da ingestão de zinco e alterações do humor. Tiveram como objetivo investigar o zinco da dieta e a relação entre zinco e ferro como preditores de incidência de depressão. Fizeram parte do *Australian Longitudinal Study on Womens Health* e do *Hunter Community*. Esses estudos denotaram uma associação inversa entre a ingesta de zinco da dieta e o risco de depressão. Houve redução de cerca de 30 a 50% desse risco. Por outro lado, a baixa ingestão de zinco associou-se à maior incidência de depressão tanto em homens como em mulheres[39].

Em resumo, uma dieta saudável, que ofereça uma nutrição balanceada e dirigida particularmente a idosos com depressão, constitui uma estratégia a ser incluída no tratamento não farmacológico desses pacientes.

Tratamento da depressão no idoso

Tratamento psicofarmacológico

O tratamento da depressão no idoso, *per se*, não difere em relação à intervenção no adulto jovem, a não ser quanto à escolha dos medicamentos com características farmacológicas peculiares e quanto à dosagem.

O idoso, em geral, apresenta comorbidades médicas do tipo cardiopatia, doença cerebrovascular, doenças reumatológicas, dor neuropática, síndrome metabólica e outros quadros, além do risco de declínio cognitivo. Assim, a intervenção psicofarmacológica requer a escolha daquele medicamento que menor risco oferece ao agravamento de doenças preexistentes.

Em razão de alterações fisiológicas, entre elas, a lentificação do metabolismo hepático, as doses dos psicofármacos devem ser menores do que aquelas preconizadas para os adultos. Com frequência, o idoso faz uso de polifarmácia, e a introdução de um psicofármaco sempre exige a avaliação do risco de interação medicamentosa.

Os inibidores seletivos de recaptura de serotonina (ISRS) têm sido as drogas mais utilizadas no idoso por seu melhor perfil de tolerabilidade em comparação com os antidepressivos tricíclicos. Entretanto, eles não estão isentos de efeitos adversos. Do ponto de vista prático, a prescrição de qualquer antidepressivo necessita ser acompanhada de uma rigorosa monitorização quanto aos efeitos adversos, tais como sedação, sonolência, hipotensão ortostática, elevação da pressão arterial, prejuízo cognitivo e anormalidades da atividade cardíaca, como aumento do intervalo QTc.

Os pacientes com os sintomas clássicos da depressão podem ser tratados com um ISRS, como sertralina, citalopram ou escitalopram. Os pacientes com ansiedade associada à depressão podem beneficiar-se da trazodona retard, e os que têm insônia, com a trazodona retard ou a convencional. Aqueles que apresentam inapetência e emagrecimento tendem a melhorar com mirtazapina. Para os pacientes com hipobulia e lentificação cognitiva, os antidepressivos com ação noradrenérgica, como venlafaxina, desvenlafaxina e duloxetina, são úteis. A duloxetina também é benéfica em pacientes com dor neuropática ou fibromialgia. Para os pacientes com depressão e sintomas apáticos, e que têm doença de Parkinson, a bupropiona constitui uma opção. Eventualmente, há a necessidade da prescrição da nortriptilina, um antidepressivo tricíclico com um perfil de tolerabilidade e de efeitos anticolinérgicos melhor do que os tricíclicos tradicionais.

Regra geral, recomenda-se iniciar o tratamento com doses baixas, em torno da metade da dose que seria prescrita ao adulto, e titular gradativamente. Isso pode garantir maior adesão ao tratamento. Lembrando, o uso de qualquer antidepressivo sempre requer a observação cuidadosa dos efeitos adversos. Cabe lembrar, ainda, que o antidepressivo é um medicamento cuja ação inicial não é imediata, mas que demora algumas semanas. Por isso, o clínico deve aguardar esse período para efetuar a titulação da droga e obter a confirmação dos benefícios terapêuticos, obviamente evitando-se a manutenção do tratamento em subdosagem por tempo indeterminado.

Intervenção não farmacológica

Existem várias modalidades de psicoterapia que podem contribuir para o tratamento da depressão, principalmente quando associada à intervenção psicofarmacológica.

A modalidade designada de psicoterapia breve é uma estratégia útil, particularmente quando se quer abordar sofrimento existencial circunscrito a uma situação específica, como a elaboração do luto pela perda de alguém da família. Para situações de ansiedade aguda, não infrequente na depressão, a terapia cognitivo-comportamental constitui uma estratégia pertinente.

Atividade física regular também auxilia na remissão dos sintomas depressivos. Contextos favoráveis à valorização da vida, incluindo-se, aqui, a vivência da espiritualidade e o respeito às opções e experiências religiosas de cada paciente, exercem influência favorável à sua recuperação.

Programas de atividade física sistemática e personalizada, principalmente de natureza aeróbia, podem promover melhora no estado de humor em idosos[9,41]. Além disso, podem reduzir uma resposta fisiológica menos prejudicial em situações de estresse, melhorar os níveis de envolvimento psicossocial e de satisfação com a vida. Esses fenômenos contribuem para o bem-estar emocional. Alguns estudos realçam que a atividade física regular encoraja a interação social, estimula as funções corporais globais e reduz os sintomas depressivos[6]. A associação entre nível de atividade física e redução de sintomas depressivos em adultos e idosos tem sido consistentemente estabelecida[6,29,41].

Quando o exercício físico é integrado ao tratamento psicofarmacológico com antidepressivos, o resultado tende a ser superior a um padrão único de intervenção, principalmente, com melhora da autoestima e da autoconfiança[21].

Vários trabalhos têm sugerido que os benefícios de programas de atividade física, entre eles os de natureza aeróbia, guardam associação com componentes neurobiológicos, tais como a redução da atividade inflamatória e a elevação das concentrações de neurotrofinas, ao exemplo do fator neurotrófico derivado do cérebro (BDNF, do inglês *brain-derived neurotrophic factor*)[29]. Ademais, em adição aos efeitos farmacológicos dos antidepressivos, o exercício físico induz à neurogênese por meio do aumento dos níveis de BDNF[29]. Esse fenômeno, observado na zona subgranular do giro denteado do hipocampo, em estudos experimentais, tem sido associado a um melhor desempenho de aprendizagem e memória[38]. Além da estimulação de neurotrofinas, o exercício físico aeróbio propicia impacto favorável no padrão de ondas elétricas corticais do tipo alfa, possivelmente, exercendo ação protetora ao funcionamento.

Uma dieta saudável é imprescindível para a preservação das condições fisiológicas do organismo, particularmente para a preservação das conexões sinápticas, manutenção da atividade fisiológica e sobrevida dos neurônios. Também é necessária para a produção e funcionamento dos neurotransmissores cerebrais responsáveis pela atividade mental, incluindo-se humor e cognição, conforme comentado anteriormente.

Recomenda-se a suplementação de vitaminas, de ômega 3 e 6 e de oligoelementos, presentes nos alimentos ingeridos com orientação, não sendo obrigatória a utilização na forma de fármacos, a menos que constatada uma redução específica de algum deles[33]. Os alimentos naturais especialmente ricos em vegetais, frutas frescas, os do costume oriental (algas marinhas, cogumelos, soja, chá verde), peixes de águas profundas e frias (salmão, atum, sardinha, arenque, cavalinha e bacalhau), além de nozes, avelãs e castanha do Brasil, podem exercer influência positiva nas atividades emocionais e cognitivas. Nesses alimentos, estão contidas as principais vitaminas (do complexo B, folato e D) e ômega 3, além dos oligoelementos como magnésio e zinco[28]. Considerar-se que deve haver um equilíbrio entre as quantidades de ômega 3 e 6 na dieta, pois não deve haver predomínio de ômega 6. Lembrar-se, também, que a conversão de precursores de EPA e DHA existentes nos vegetais são mais difíceis em seres humanos.

Estimulação magnética transcraniana repetitiva, uma técnica de indução de correntes elétricas no cérebro, parece ser uma intervenção promissora para o tratamento de pacientes com depressão[37].

Em algumas circunstâncias especiais, em que o risco de suicídio é iminente, ou em que há uma perda substancial e progressiva da qualidade de vida, sem resposta aos psicofármacos ou a outras modalidades de intervenção, a eletroconvulsoterapia é uma opção a ser discutida com o paciente e com a família. Obviamente, há riscos de efeitos adversos que devem ser ponderados, como declínio cognitivo, alterações cardíacas e quadro confusional[25].

O Quadro 17.2 resume as diversas opções de tratamento psicofarmacológico do idoso com depressão.

Quadro 17.2 Tratamento psicofarmacológico do paciente idoso com depressão.				
Medicamento	Particularidades relacionadas com o mecanismo de ação	Dosagem	Efeitos adversos mais comuns	Comentários
Sertralina, citalopram, escitalopram, fluoxetina	ISRS	• Sertralina: 50 a 250 mg • Citalopram: 20 a 40 mg • Escitalopram: 5 a 20 mg • Fluoxetina: 20 a 40 mg	Desconforto gástrico	Entre os ISRS, a escolha recai sobre sertralina, citalopram ou escitalopram. Pela meia-vida muito longa (acima de 14 dias), a fluoxetina não é a 1ª escolha para idosos. Monitorar o ECG devido ao risco de aumento do intervalo QTc, particularmente, com citalopram.

(continua)

Depressão no idoso

(continuação)

Medicamento	Particularidades relacionadas com o mecanismo de ação	Dosagem	Efeitos adversos mais comuns	Comentários
Quadro 17.2 **Tratamento psicofarmacológico do paciente idoso com depressão.**				
Venlafaxina Desvenlafaxina Duloxetina	IRSN	• Venlafaxina: 37,5 a 225 mg • Desvenlafaxina: 50 a 100 mg • Duloxetina: 30 a 90 mg	Elevação da pressão arterial	Monitorar o risco de hipertensão arterial com venlafaxina. Duloxetina tem sido associada também à melhora da dor neuropática.
Mirtazapina	Antagonista α-2 adrenérgico, antagonista histaminérgico H-1	• 15 a 45 mg	Sedação, sonolência diurna, hipotensão ortostática, risco de quedas, ganho de peso	Mirtazapina é uma boa opção também para pacientes com inapetência ou insônia. Monitorar o risco de sonolência diurna e hipotensão ortostática.
Trazodona Retard Trazodona de liberação imediata	Inibidor do SERT, antagonista α-1 adrenérgico, antagonista histaminérgico H-1	• 50 a 300 mg	Sonolência diurna, hipotensão ortostática, risco de quedas	Trazodona é uma opção para depressão com ansiedade e insônia. Monitorar sedação e hipotensão ortostática. Se necessário atingir a dose de 300 mg, fazê-lo em duas tomadas.
Bupropiona	Ação dopaminérgica e noradrenérgica	• 150 a 225 mg	Insônia, ansiedade	Benefício adicional na depressão na doença de Parkinson e na demência com corpúsculos de Lewy. Evitar em pacientes com epilepsia.
Vortioxetina	Modulação do receptor serotoninérgico e Inibição do transportador de serotonina	• 5 a 10 mg	Desconforto gastrintestinal	Estudos ainda recentes em idosos.
Nortriptilina	Tricíclico com predomínio da inibição de serotonina e noradrenalina	• 50 a 150 mg	Sonolência, obstipação intestinal, alterações cognitivas	Benefício também na dor neuropática e insônia. Monitorar risco anticolinérgico, como declínio cognitivo, obstipação intestinal, retenção urinária, turvamento visual, e aumento do intervalo QTc.

Legenda: ISRS: inibidor seletivo da recaptação de serotonina; IRSN: inibidor da recaptação de serotonina e noradrenalina; SERT: transportador de serotonina.

Fonte: Elaborado pela autoria.

Conclusão

A depressão no idoso é uma condição médica de elevada prevalência e que requer intervenção farmacológica e não farmacológica integradamente. A escolha do psicofármaco exige o monitoramento rigoroso dos efeitos adversos. Preconiza-se que a titulação da dosagem seja efetuada de maneira lenta e gradativa, porém deve-se chegar a doses terapêuticas eficazes. Obviamente, a eficácia e a tolerabilidade são parâmetros imprescindíveis da abordagem psicofarmacológica.

A intervenção não farmacológica constitui um recurso necessário a ser integrado ao tratamento psicofarmacológico. Atividade física regular, psicoterapia e outras estratégias são sempre necessárias. Nesse contexto, cabe destacar os benefícios da intervenção nutricional, uma estratégia que propicia uma condição biológica de suporte fisiológico global. Ademais, a nutrição apropriada permite um aporte de proteínas e de outros nutrientes necessários às conexões sinápticas e à preservação e ao funcionamento neuronal.

Referências

1. Alamo C, López-Muñoz F, García-García P, García-Ramos S. Risk-benefit analysis of antidepressant drug treatment in the elderly. Psychogeriatrics 2014; 14(4): 261-8.
2. Alexopoulos GS, Meyers BS, Young RC, Campbell S, Silbersweig D, Charlson M. 'Vascular depression' hypothesis. Arch Gen Psychiatry 1997; 54(10): 915-22.
3. APA – American Psychiatric Association. Manual diagnóstico e estatístico de transtornos mentais – DSM-5. Tradução: Maria Inês Corrêa Nascimento, et al.; revisão técnica: Aristides Volpato Cordioli, et al. Porto Alegre: Artmed; 2014, 948p.
4. Astorg P, Couthouis A, de Courcy GP, Bertrais S, Arnault N, Meneton P, et al. Association of folate intake with the occurrence of depressive episodes in middle-aged French men and women. Br J Nutr 2008; 100(1): 183-7.
5. Bartoszek A, Drzewicka RD, Kachaniuk H, Kocka K, Muzyczka K. The state of nutrition and the self-assessment of symptoms of depression in the group of seniors living in the countryside of Lublin province – preliminary report. Prz Gastroenterol 2015; 10(4): 208-14.
6. Benedetti TR, Borges LJ, Petroski E, Gonçalves LH. Atividade física e estado de saúde mental de idosos. Rev Saúde Públ 2008; 42: 302-7.
7. Chung JK, Plitman E, Nakajima S, et al. Alzheimer's Disease Neuroimaging Initiative. Lifetime History of Depression Predicts Increased Amyloid-β Accumulation in Patients with Mild Cognitive Impairment. J Alzheimer's Dis 2015; 45(3): 907-19.
8. Cotrena C, Branco LD, Shansis FM, Fonseca RP. Executive function impairments in depression and bipolar disorder: association with functional impairment and quality of life. J Affect Disord 2015; 190: 744-53. doi:10.1016/j.jad.2015;11.007.
9. Deslandes AC, Moraes H, Alves H, Pompeu FA, Silveira H, Mouta R, et al. Effect of aerobic training on EEG alpha asymmetry and depressive symptoms in the elderly: a 1-year follow-up study. Braz J Med Biol Res 2010; 43(6): 585-92.
10. Dowlati Y, Herrmann N, Swardfager W, et al. A meta-analysis of cytokines in major depression. Biol Psychiatry 2010; 67: 446-57.
11. Duman RS, Monteggia LM. A neurotrophic model for stress-related mood disorders. Biol Psychiatry 2006; 59(12): 1116-27.
12. Dutta A, McKie S, Deakin JF. Resting state networks in major depressive disorder. Psychiatry Res 2014; 224(3): 139-51.

13. Geda YE, Knopman DS, Mrazek DA, et al. Depression, apolipoprotein E genotype, and the incidence of mild cognitive impairment: a prospective cohort study. Arch Neurol 2006; 63: 435-40.

14. Gougeon L, Payette H, Morais JA, Gaudreau P, Shatenstein B, Gray-Donald K. Intakes of folate, vitamin B6 and B12 and risk of depression in community-dwelling older adults: the Quebec Longitudinal Study on Nutrition and Aging. Eur J Clin Nutr 2016; 70(3): 380-5.

15. Grosso G, Pajak A, Marventano S, Castellano S, Galvano F, Bucolo C, et al. Role of omega-3 fatty acids in the treatment of depressive disorders: a comprehensive meta-analysis of randomized clinical trials. PLoS One 2014; 9(5): e96905.

16. Gudayol-Ferré E, Peró-Cebollero M, González-Garrido AA, Guàrdia-Olmos J. Changes in brain connectivity related to the treatment of depression measured through fMRI: a systematic review. Front Hum Neurosci 2015; 9: 582.

17. Guerra M, Prina AM, Ferri CP, et al. A comparative cross-cultural study of the prevalence of late life depression in low and middle income countries. J Affect Disord 2016; 190: 362-8.

18. Fiske A, Wetherell JL, Gatz M. Depression in older adults. Ann Rev Clin Psychol 2009; 5: 363-89.

19. Flicker L. Vascular factors in geriatric psychiatry: time to take a serious look. Curr Opin Psychiatry 2008; 21: 551-4.

20. Fukukawa Y, Nakashima C, Tsuboi S, et al. Age differences in the effect of physical activity on depressive symptoms. Psychol Aging 2004; 19: 346-51.

21. Guimarães JMN, Caldas CP. A influência da atividade física nos quadros depressivos de pessoas idosas: uma revisão sistemática. Rev Bras Epidemiol 2006; 9(4): 481-92.

22. Holsboer F. The corticosteroid receptor hypothesis of depression. Neuropsychopharmacology 2000; 23: 477-501. doi:10.1016/S0893-133X(00)00159-7.

23. Huan M, Hamazaki K, Sun Y, et al. Suicide attempt and n-3 fatty acid levels in red blood cells: a case control study in China. Biol Psychiatry 2004; 56: 490-6.

24. Jorde R, Sneve M, Figenschau Y, Svartberg J, Waterloo K. Effects of vitamin D supplementation on symptoms of depression in overweight and obese subjects: randomized double blind trial. J Intern Med 2008; 264(6): 599-609.

25. Kelly KG, Zisselman M. Update on electroconvulsive therapy (ECT) in older adults. J Am Geriatr Soc 2000; 48(5): 560-66.

26. Kjærgaard M, Waterloo K, Wang CE, Almas B, Figenschau Y, Hutchinson MS, et al. Effect of vitamin D supplement on depression scores in people with low levels of serum 25-hydroxyvitamin D: nested case-control study and randomized clinical trial. Br J Psychiatry 2012; 201(5): 360-8.

27. Lee GJ, Lu PH, Hua X, et al. Alzheimer's Disease Neuroimaging Initiative. && Depressive symptoms in mild cognitive impairment predict greater atrophy in Alzheimer's disease-related regions. Biol Psychiatry 2012; 71: 814-21.

28. Miki T, Kochi T, Kuwahara K, Eguchi M, Kurotani K; Tsuruoka H, et al. Dietary patterns derived by reduced rank regression (RRR) and depressive symptoms in Japanese employees – The Furukawa nutrition and health study. Psychiatry Res 2015; 229(1-2): 214-19.

29. Mura G, Carta MG. Physical activity in depressed elderly. A systematic review. Clin Pract Epidemiol Ment Health 2013; 9: 125-35.

30. Murck H, Buttner M, Kircher T, Konrad C. Genetic molecular and clinical determinants for the involvement of aldolsterone and its receptors in major depression. Nephron Physiol 2014; 128(1-2): 17-25.

31. Qiu WQ, Zhy H, Dean M, et al. Amyloid-associated depression and ApoE4 allele: longitudinal follow-up for the development of Alzheimer's disease. Int J Geriatr Psychiatry 2015; 31(3): 316-22.

32. Rethorst CD, Toups MS, Greer TL, Nakonezny PA, Carmody TJ, Grannemann BD, et al. Proinflammatory cytokines as predictors of antidepressant effects of exercise in major depressive disorder. Mol Psychiatry 2013; 18(10): 1119-24.

33. Roca M, Kohls E, Gili M, Watkins E, Owens M, Heger U, et al. 4and on behalf of the MooDFOOD Prevention Trial Investigators. Prevention of depression through nutritionals strategies in high-risk persons: rationale and design of the MooDFOOD prevention trial. BMC Psychiatry 2016; 16: 192. doi:10.1186/s12888-016-0900-z.

34. Szymkowicz SM, McLaren ME, Kirton JW, et al. Depressive symptom severity is associated with increased cortical thickness in older adults. Int J Geriatr Psychiatry 2015; 31(4): 325-33.

35. Tedeschini E, Levkovitz Y, Iovieno N, Ameral VE, Nelson JC, Papakostas GI. Efficacy of antidepressants for late-life depression: a meta-analysis and meta-regression of placebo-controlled randomized trials. J Clin Psychiatry 2011; 72(12): 1660-8.

36. Tomita T, Yasui-Furukori N, Sugawara N, Takahashi I, Sawada K, Nakamura K. The association between the subjective memory complaints scale and depressive state and cognitive impairment: a factor analysis. Neuropsychiatr Dis Treat 2015; 11: 2935-41. doi:10.2147/NDT.S93539.

37. Valiengo LCL, Stella F, Forlenza OV. Mood disorders in the elderly: prevalence, functional impact, and management challenges. Neuropsychiatr Dis Treat 2016; 12: 2105-14.

38. Van Praag H. Neurogenesis and exercise: past and future directions. Neuromolucular Med 2008; 10(2): 128-40.

39. Vashum KP, McEvoy M, Milton AH, McElduff P, Hure A, Byles J, Attia J. Dietary zinc is associated with a lower incidence of depression: findings from two Australian cohorts. J Affect Disord 2014; 166: 249-57.

40. Vasques PE, Moraes H, Silveira H, Deslandes AC, Laks J. Acute exercise improves cognition in the depressed elderly: the effect of dual-tasks. Clinics 2011; 66(9): 1553-7.

41. Vital TM, Hernandez SSS, Stein AM, Garuffi M, Corazza DI, Andrade LP, Costa JLR, Stella F. Depressive symptoms and level of physical activity in patients with Alzheimer's disease. Geriatr Gerontol Int 2012; 12: 637-42.

42. Yen PK. Depression: the diet connection. Geriatr Nurs 2005; 26: 143-4.

43. Zunszain PA, Anacker C, Cattaneo A, Carvalho LA, Pariante CM. Glucocorticoids, cytokines and brain abnormalities in depression. Prog Neuropsychopharmacol Biol Psychiatry 2011; 35(3): 722-9.

18 Declínio renal no idoso

• Lara Miguel Quirino Araújo

Introdução

As mudanças na função renal que ocorrem nos idosos são, em geral, o resultado do envelhecimento normal e do efeito acumulado ao longo do tempo de fatores de risco como hipertensão, diabetes e aterosclerose. Assim, alguns idosos são portadores de doença renal enquanto outros apresentam puramente declínio da função renal associado ao envelhecimento; em outras palavras, redução da reserva fisiológica renal. Na maioria das vezes, existe uma sobreposição dessas duas condições.

O declínio da função renal associado ao envelhecimento cursa com dificuldade em equilibrar mudanças abruptas no aporte de sódio e água, em acidificar a urina e em compensar os distúrbios do potássio. Assim, o idoso fica mais sujeito à hiponatremia, hipercalemia e dificuldade em compensar tanto a hiper como a hipovolemia. Existe maior sensibilidade do rim envelhecido à isquemia e às drogas nefrotóxicas e, portanto, maior susceptibilidade à insuficiência renal aguda (IRA). Do ponto de vista estrutural, o rim idoso tem nefroesclerose, com redução no número de glomérulos, atrofia tubular, fibrose intersticial e arteriosclerose. Os cistos renais são mais comuns.

As vias moleculares do envelhecimento também estão ativadas no envelhecimento renal – aumento do estresse oxidativo, inflamação persistente, menor expressão da proteína klotho, estímulo das vias IGF-1 e TOR – de acordo com inúmeras pesquisas experimentais. As doenças crônicas compartilham desses mecanismos num estado persistentemente hiper-reativo conhecido como "sobrecarga alostática". Marcadores de saúde cardiovascular e metabólica e inflamatórios, como a pressão arterial, frequência cardíaca, índice de massa corpórea (IMC), hemoglobina glicada, colesterol, proteína C-reativa (PCR) e albumina, são indicadores indiretos da carga alostática[1]. Na doença renal crônica, a sobrecarga alostática está presente em sua etiopatogenia e a própria doença renal participa acelerando o envelhecimento tanto por aumentar a sobrecarga alostática como por gerar fatores promotores do envelhecimento e danificar alguns dos fatores protetores[2].

A doença renal crônica (DRC) é marcada clinicamente pelo declínio na taxa de filtração glomerular (TFG) associada a sinal de lesão no parênquima renal, como hematúria, anormalidades no sedimento urinário, proteinúria ou alteração em exame de imagem, por no mínimo 3 meses, com prejuízo à saúde. O estágio da DRC é classificado pela TFG e pela relação da albumina-creatinina medida na urina (Tabela 18.1)[3-4].

O principal marcador de declínio da função renal é a TFG, que exprime em termos práticos a capacidade de filtração renal. Tanto o envelhecimento como a doença renal propriamente dita comprometem a TFG, cujo declínio está associado a aumento da mortalidade e doença renal em estágio avançado. A idade é um importante modulador dessa associação – para cada estágio de declínio da TFG, diferentemente do que ocorre com os adultos, nos idosos (principalmente aqueles com mais de 75 anos) existe o maior risco de morrer do que de evoluir para doença renal em estágio avançado[5].

Tabela 18.1 Estágios da doença renal crônica.		
Categoria	TFG (mL/minuto/1,73 m²)	Declínio
1	≥ 90	Sem declínio
2	60 a 89	Leve
3a	45 a 59	Leve a moderado
3b	30 a 44	Moderado a grave
4	15 a 29	Grave
5	≤ 14	Insuficiência renal
Categoria	Albumina/Creatinina – urina (mg/g)	Descrição
A1	< 30	Leve aumento
A2	30 a 300	Moderado aumento
A3	> 300	Grave aumento

Legenda: TFG: taxa de filtração glomerular.

Fonte: KDIGO; 2013.

A avaliação da função renal no indivíduo idoso apresenta alguns desafios. A medida direta da TFG esbarra em várias dificuldades técnicas para seu uso clínico. Assim, a creatinina e a cistatina C são dosadas no sangue e usadas como marcadores indiretos da função renal. No entanto, esses marcadores também têm algumas limitações significativas para o uso em pacientes idosos. A creatinina sérica varia em função da massa muscular, do estado nutricional e inflamatório, o que a torna um marcador sujeito a viés e exige interpretação cautelosa em idosos. Além disso, recomenda-se que sua dosagem seja com *kits* que tenham calibração rastreável para referências internacionais pela metodologia espectrometria de massa de diluição isotópica (IDMS). Porém, no Brasil, os *kits* não calibrados são largamente usados[6]. Apesar de sofrer menos influência do estado muscular, a cistatina C ainda não é usada com frequência na prática clínica como substituto da creatinina pelo custo e por também sofrer influência de fatores extrarrenais, muitos dos quais não completamente esclarecidos. Considerando essas limitações, equações matemáticas baseadas na creatinina ou na cistatina C são recomendadas para se estimar a filtração renal, ou seja, apresentam a taxa de filtração glomerular estimada (TFGe).

Existem várias equações de TFGe. Inicialmente, consideraram-se a medida sérica da creatinina e a equação de Cockcroft-Gault. No entanto, essa equação dá grande peso à idade – possivelmente por não diferenciar envelhecimento renal e doença – e subestima a função renal do idoso que está em boas condições de saúde. Por esse motivo, não é recomendada para uso clínico. Nos últimos anos, equações derivadas dos estudos *Chronic Kidney Disease Epidemiology Collaboration* (CKD-EPI) [7] e *Berlin Initiative Study* (BIS)[8] foram validadas para o uso em idosos. As fórmulas baseadas em creatinina e cistatina C apresentaram a melhor acurácia. Lembrando que foi usada a dosagem padronizada de creatinina. Para classificar o estágio de DRC, a fórmula CKD-

-Epi creatinina-cistatina apresenta melhor desempenho nos idosos com idade acima de 80 anos. Se a cistatina C não está disponível, tanto as equações BIS-creatinina como a CKD-EPI-creatinina podem ser usadas[9] e o uso é facilitado por calculadoras disponíveis nos meios digitais.

A taxa de envelhecimento renal de uma pessoa para outra tem uma grande variabilidade. Portanto, somente em função da idade não se pode prever com exatidão o declínio da TFGe. Alguns estudos sugerem que a taxa esperada desse declínio pelo envelhecimento seja de 6,3 a 7,5 mL/minutos/1,73 m²/década de idade[10,11]. A depender do gênero, da etnia e do marcador sérico – creatinina ou cistatina C –, a taxa de declínio varia de 0,4 mL/minuto/1,73 m²/ano (equação baseada na creatinina) a 1,8 mL/minuto/1,73 m²/ano (equação baseada na cistatina C)[12]. A cada década de idade após os 40 anos, há um aumento de 2,36 vezes na chance de se ter TFGe inferior a 60 mL/minuto/1,73 m² [13].

Impacto do declínio da função renal

A percepção da importância do declínio da função renal na prática clínica geralmente ocorre no momento da prescrição medicamentosa e nos eventos que expõem o paciente ao risco da insuficiência renal aguda. No entanto, outras situações têm sido apontadas, como a associação com mortalidade, a possibilidade de ser um fator acelerador do envelhecimento e a relação com as síndromes geriátricas.

A dificuldade em diferenciar claramente o envelhecimento renal de doença em estágio inicial é esperada visto que importantes vias etiopatogênicas são compartilhadas. Em termos práticos, a TFGe é o fator que ancora as considerações a respeito das consequências da disfunção renal, seja por envelhecimento ou doença. A partir do momento em que o idoso passa a ter TFGe inferior a 45 mL/minuto/1,73 m², o impacto da disfunção renal tende a ser perceptível. Além disso, a TFGe é um fator modulador da decisão terapêutica. Sua associação com a mortalidade deve ser considerada no momento em que o benefício da terapêutica de uma doença esbarra na expectativa de vida.

Na prescrição médica, o uso de medicações que tem eliminação renal precisa de cautela para se obter o melhor benefício possível com o menor efeito adverso. Algumas medicações têm orientações para uso em idosos ou recomendações específicas da posologia de acordo com a TFGe, como os antibióticos. Em geral, essas recomendações não consideram situações de multimorbidade, polifarmácia, estado nutricional e síndromes geriátricas. As mudanças associadas ao envelhecimento nos diferentes órgãos podem levar a efeito clínico diferente do esperado de várias drogas. Assim, a TFGe influencia a prescrição médica, mas também, ao prescrever, o médico deve fazer o julgamento clínico. A TFGe deve ser considerada em conjunto com outras situações que potencialmente modificam a eficácia e segurança das drogas, lembrando que uma dose pode ser insuficiente para o efeito terapêutico e, mesmo assim, causar efeitos adversos. Nesse sentido, recomenda-se "começar com dose baixa, aumentar a dose devagar, mas continuar a aumentá-la até se obter o melhor efeito possível" (*start low, go slow, but keep going forward*).

Medidas para proteção renal, como a hidratação adequada e a suspensão de metformina 48 horas antes do uso de contrastes radiológicos, são importantes para os idosos na medida em que as alterações renais associadas ao envelhecimento aumentam o risco de dano renal. Considerando o declínio renal com o envelhecimento, a abordagem do paciente nas doenças agudas e nas descompensações das doenças crônicas deve contemplar a avaliação clínica do estado de hidratação, sinais de congestão e avaliação laboratorial dos eletrólitos com suas respectivas medidas para correção.

A prevalência das síndromes geriátricas aumenta com o declínio da TFGe ou o aumento da relação albumina creatinina na urina[14]. Alguns desses problemas, como a sensação de exaustão, dificuldades cognitivas (particularmente a função executiva) e polifarmácia também ocorrem em doentes renais mais jovens. No entanto, no idoso, a doença renal tem sinergismo com disfunções ou outras doenças concomitantes que contribuem para esses e outros problemas complexos e multifatoriais, como quedas, sarcopenia, fragilidade, sintomas depressivos, comprometimento da mobilidade. Essas condições são associadas não somente a indicadores tradicionais de saúde com a hospitalização e mortalidade, mas também a indicadores em geral valorizados pelos próprios idosos: pior autopercepção de saúde, menor engajamento social, maior dependência para atividades de vida diária e pior qualidade de vida. Contudo, o declínio da TFGe não deve ser considerado critério para insucesso da reabilitação funcional. Mesmo os mais idosos, após internação hospitalar por doença aguda, mantêm benefício de serem reabilitados, independentemente da TFGe[15]. Devemos salientar que estudos que abordam o envelhecimento renal como causa ou marcador de dependência, disfunção cognitiva e outras síndromes geriátricas estão em franco desenvolvimento, procurando esclarecer melhor quem são os idosos de maior risco e alguns resultados conflitantes.

Recomendações

As intervenções que reduzem os estados de inflamação crônica e estimulam o anabolismo muscular têm os melhores resultados para o envelhecimento fisiológico. É um tripé de alimentação equilibrada, exercício físico e medidas para controle das doenças crônicas. Portanto, com efeito na saúde cardiovascular e metabólica, possivelmente por reduzir a inflamação sistêmica crônica, o estresse oxidativo – reduzir a sobrecarga alostática – e melhorar o anabolismo muscular. Manter a saúde muscular é um desafio em idosos não portadores de doenças crônicas e mais difícil ainda naqueles que têm doença crônica evidente, como a DRC.

O exercício físico regular tem melhores resultados quando supervisionado por um profissional e com carga adequada de exercício resistivo. Esse contexto ideal para o exercício tem, na prática, impedimentos relacionados ao não hábito de se exercitar ao longo da vida, falta de meios de transporte e locais apropriados para a prática do exercício, a indisponibilidade de profissionais treinados e de equipamentos adequados – principalmente para se evitar lesões – e o alto custo.

A alimentação equilibrada tem como objetivo evitar a desnutrição e atenuar a evolução da perda da função renal. E, em todos os casos, é fundamental manter a adequada ingestão de calorias. Assim, é um plano terapêutico individualizado ao paciente, avaliando se existe declínio renal sugestivo de DRC, adequando a ingestão de calorias, de proteínas e a redução da ingestão de sódio e fosfato[16]. A alimentação equilibrada como um todo e, particularmente adequada em qualidade e quantidade de proteína, esbarra na dificuldade prática de contemplar alimentos perecíveis e de estocagem mais difícil que o carboidrato; nos problemas com apetite e dentição; nas preferências do paciente; na dificuldade do preparo; no baixo suporte social; na maior facilidade de acesso ao carboidrato; e no custo. O idoso com DRC é de alto risco para a desnutrição.

A orientação ao paciente idoso precisa ser individualizada para se evitar iatrogenias. Casos selecionados podem ser beneficiados pela restrição proteica, porém é comum que a ingestão proteica habitual já seja menor e, mesmo em idosos portadores de DRC, não seja necessário restringi-la. As necessidades energéticas também podem ser menores, principalmente naqueles com comorbidades, algum grau de dependência funcional, mulheres e sedentários. O estágio da DRC influencia na decisão de restrições mais enfáticas de alimentos contendo sódio, fosfato e potássio. A vigilância do estado nutricional é prática comum em geriatria, independentemente do idoso ser portador de comorbidades. Naquele com DRC e restrições alimentares, o ideal é acompanhar seu estado nutricional a cada 3 meses com avaliação clínica, medidas antropométricas [(peso, índice de massa corpórea (IMC)] e marcadores séricos (como albumina e colesterol total)[17].

Em idosos portadores de DRC com impacto clínico evidente, as cascatas fisiopatogênicas contribuem para a inapetência e a adequação alimentar esbarra na dificuldade prática em equilibrar ingestão proteica adequada com o equilíbrio do fósforo e potássio. Os estudos dos possíveis efeitos benéficos de medicamentos anabolizantes como a testosterona, nandrolona, hormônio do crescimento ainda não mostraram segurança e eficiência que permitam seu uso fora das indicações tradicionais na prática clínica. O estimulante do apetite, acetato de megestrol, é associado com efeitos colaterais como hipogonadismo e tromboembolismo[18].

Naqueles casos em que a DRC se apresenta em seus aspectos mais críticos, como anemia, acidose metabólica, congestão e distúrbio eletrolítico, a abordagem precisa atender essas demandas sem abandonar o principal: qualidade de vida; capacidade funcional; independência; e conforto[19]. Os Inibidores da enzima de conversão da angiotensina (IECA) ou bloqueadores de receptores de angiotensina (BRA) são anti-hipertensivos muito usados para idosos, com sua indicação mais precisa naqueles com albuminúria para evitar a progressão da doença renal. Além disso, estudos experimentais sugerem que a angiotensina II participa de uma cascata envolvida com sarcopenia e que os IECA têm efeito benéfico para a força muscular. Recomendam-se os cuidados habituais pelo risco de hipercalemia.

O estudo das vias moleculares do envelhecimento tem apresentado plausibilidade biológica para o desenvolvimento de pesquisa de terapias para modular o envelhecimento. Essa abordagem é semelhante àquela sugerida pelos estudos sobre DRC e envelhecimento acelerado. Assim, restrição, calórica, ácido acetilsalicílico, substâncias anti-inflamatórias, antioxidantes, quelantes de fósforo, metformina e rapamicina (inibidores da mTOR), IECA, BRA, vitamina D, testosterona, resveratrol (ativador das sirtuínas), pioglitasona (agonista do PPARs gama) são alguns dos agentes estudados com o objetivo de ação "antienvelhecimento", porém seus efeitos em humanos ainda são especulações[2,20].

A abordagem orientada para as preferências e prioridades do paciente e a individualização da prevenção e tratamento conforme o contexto de cada paciente são a base da geriatria. Recomendamos que as diferentes especialidades médicas e profissionais da saúde incorporem esses princípios, ainda que os idosos mais idosos, aqueles com múltiplas doenças, polifarmácia ou síndromes geriátricas devam preferencialmente ser cuidados por geriatras, são essas as situações que mais desafiam a abordagem tradicional voltada para os mecanismos fisiopatológicos das doenças. Portanto, a abordagem deve ser orientada ao paciente, considerando a prevenção da dependência, reabilitação ou adequação ambiental para preservar a capacidade funcional.

Ressaltamos

- A função renal muda com o envelhecimento.
- A TFG declina com o envelhecimento.
- Existem fórmulas de TFG melhores para idosos.
- A DRC é declínio na TFG e dano renal.
- Outras funções renais se alteram com o envelhecimento.
- A progressão da DRC no idoso é diferente da no jovem.
- Idosos são mais sensíveis à isquemia renal e propensos à IRA.
- Fatores de risco se acumulam ao longo dos anos: hipertensão arterial sistólica (HAS), diabetes *mellitus* (DM).
- Fatores desencadeantes de IRA: anti-inflamatórios não hormonais (AINH).
- As síndromes geriátricas têm maior prevalência em idosos com doença renal.
- O benefício da reabilitação funcional independe da TFGe.
- A prevenção de declínio da TFG é feita pelas medidas de saúde geral.
- Apesar de alguns idosos se beneficiarem das abordagens tradicionais (IECA, BRA, restrição proteica), existe pouca evidência para essas medidas na maioria dos idosos.
- A DRC é associada ao envelhecimento prematuro.
- Alimentação equilibrada, exercícios físicos e controle das doenças crônicas são as medidas mais eficientes para modular o envelhecimento e também para evitar desnutrição e progressão de DRC.
- Várias substâncias estão sendo estudadas em virtude do possível efeito "antienvelhecimento", mas não são indicadas para uso clínico com esse objetivo.
- a abordagem desejável considera o paciente em vez da doença.

Referências

1. Howard JT, Sparks PJ. Does allostatic load calculation method matter? Evaluation of different methods and individual biomarkers functioning by race/ethnicity and educational level. Am J Hum Biol 2016 Sep 10; 28(5): 627-35.
2. Kooman JP, Kotanko P, Schols AM, Shiels PG, Stenvinkel P. Chronic kidney disease and premature ageing. Nat Rev Nephrol 2014 Dec; 10(12): 732-42.
3. Kidney Disease: Improving Global Outcomes (KDIGO) CKD Work Group. KDIGO 2012 Clinical Practice Guideline for the Evaluation and Management of Chronic Kidney Disease. Kidney Int (Suppl) 2013; 3: 1-150.
4. Kirsztajn GM, Filho NS, Draibe SA, Netto MV, Thomé FS, Souza E, et al. Fast reading of the KDIGO 2012: guidelines for evaluation and management of chronic kidney disease in clinical practice. J Bras Nefrol 2014 Jan-Mar; 36(1): 63-73.
5. O'Hare AM, Choi AI, Bertenthal D, Bacchetti P, Garg AX, Kaufman JS, et al. Age affects outcomes in chronic kidney disease. J Am Soc Nephrol 2007 Oct; 18(10): 2758-65.
6. Oliveira RB, Kirsztajn GM, Alcantara FFP. Doença renal e calibração da dosagem de creatinina no Brasil: onde estamos? J Bras Nefrol 2015; 37(4): 431-2.

7. Levey AS, Stevens LA, Schmid CH, Zhang YL, Castro AF, Feldman HI, et al. CKD-EPI (Chronic Kidney Disease Epidemiology Collaboration). A new equation to estimate glomerular filtration rate. Ann Intern Med 2009 May 5; 150(9): 604-12.

8. Schaeffner ES, Ebert N, Delanaye P, Frei U, Gaedeke J, Jakob O, et al. Two novel equations to estimate kidney function in persons aged 70 years or older. Ann Intern Med 2012 Oct 2; 157(7): 471-81.

9. Lopes MB, Araújo LQ, Passos MT, Nishida SK, Kirsztajn GM, Cendoroglo MS, et al. Estimation of glomerular filtration rate from serum creatinine and cystatin C in octogenarians and nonagenarians. BMC Nephrol 2013 Dec 2; 14: 265.

10. Rule AD, Amer H, Cornell LD, Taler SJ, Cosio FG, Kremers WK, et al. The association between age and nephrosclerosis on renal biopsy among healthy adults. Ann Intern Med 2010 May 4; 152(9): 561-7.

11. Lindeman RD, Tobin J, Shock NW. Longitudinal studies on the rate of decline in renal function with age. J Am Geriatr Soc 1985 Apr; 33(4): 278-85.

12. Shlipak MG, Katz R, Kestenbaum B, Fried LF, Newman AB, Siscovick DS, Stevens L, Sarnak MJ. Rate of kidney function decline in older adults: a comparison using creatinine and cystatin C. Am J Nephrol 2009; 30(3): 171-8.

13. Fox CS, Larson MG, Leip EP, Culleton B, Wilson PW, Levy D. Predictors of new-onset kidney disease in a community-based population. JAMA 2004 Feb 18; 291(7): 844-50.

14. Bowling CB, Booth JN, Gutiérrez OM, Kurella Tamura M, Huang L, Kilgore M, et al. Nondisease-specific problems and all-cause mortality among older adults with CKD: the REGARDS Study. Clin J Am Soc Nephrol 2014 Oct 7; 9(10): 1737-45.

15. Doyle EM, Sloan JM, Goodbrand JA, McMurdo ME, Donnan PT, McGilchrist MM, et al. Association Between Kidney Function, Rehabilitation Outcome, and Survival in Older Patients Discharged From Inpatient Rehabilitation. Am J Kidney Dis 2015 Nov; 66(5): 768-74.

16. Bellizzi V, Cupisti A, Locatelli F, Bolasco P, Brunori G, Cancarini G, et al. "Conservative Treatment of CKD" study group of the Italian Society of Nephrology. Low-protein diets for chronic kidney disease patients: the Italian experience. BMC Nephrol 2016 Jul 11; 17(1): 77.

17. D'Alessandro C, Piccoli GB, Calella P, Brunori G, Pasticci F, Egidi MF, et al. "Dietaly": practical issues for the nutritional management of CKD patients in Italy. BMC Nephrol 2016 Jul 29; 17(1): 102.

18. Ikizler TA, Cano NJ, Franch H, Fouque D, Himmelfarb J, Kalantar-Zadeh K, et al. International Society of Renal Nutrition and Metabolism. Prevention and treatment of protein energy wasting in chronic kidney disease patients: a consensus statement by the International Society of Renal Nutrition and Metabolism. Kidney Int 2013 Dec; 84(6): 1096-107.

19. Bowling CB, O'Hare AM. Managing older adults with CKD: individualized versus disease-based approaches. Am J Kidney Dis 2012 Feb; 59(2): 293-302.

20. López-Otín C, Blasco MA, Partridge L, Serrano M, Kroemer G. The hallmarks of aging. Cell 2013 Jun 6; 153(6): 1194-217.

19 Degeneração macular relacionada com a idade

• Marcela Cypel

A retina e o processo degenerativo

O globo ocular, na sua parte posterior, é recoberto internamente pela retina, estrutura extremamente delicada, formada por finas camadas celulares: cerca de 120 milhões de fotorreceptores e 1 milhão de células ganglionares; os fotorreceptores são os denominados "cones", que distinguem as cores e percebem os detalhes, e bastonetes que são mais sensíveis à luz. Outras estruturas como neurônios bipolares, células horizontais e células amácrinas também estão presentes nas camadas da retina. Essa região é denominada "porção neurorretiniana"[1].

Os estímulos luminosos que entram pela pupila são enviados para a neurorretina que seleciona e agrupa essas informações transformando-as em estímulos nervosos e encaminhando-as ao córtex cerebral através do nervo óptico[1,2] (Figuras 19.1 e 19.2).

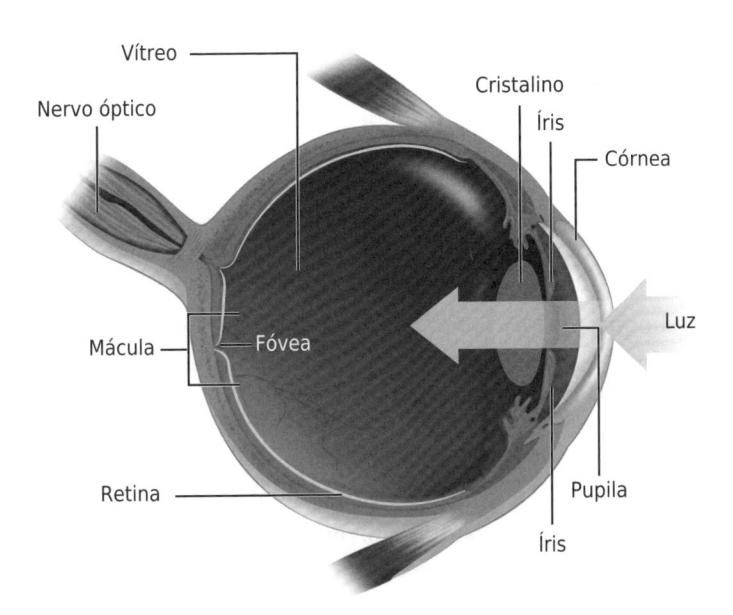

Figura 19.1 – Desenho ilustrativo do globo ocular com suas estruturas anatômicas básicas e indicação do trajeto da luz em direção ao centro da retina (mácula) e do nervo óptico.

Fonte: Adaptada de <https://sites.google.com/site/crvoquickstart/oclusao-da-veia-central-da-retina-ovcr-forum>.

Sistema visual central

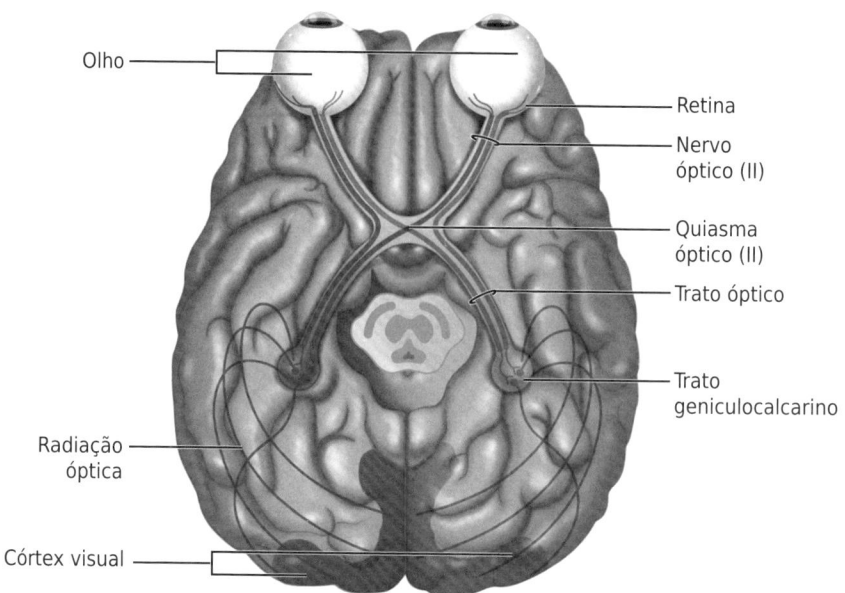

Figura 19.2 – Desenho ilustrativo do trajeto do estímulo luminoso após entrar no globo ocular, sendo transformado em estímulo nervoso alcançando o córtex cerebral.

Fonte: Adaptada de <http://www.fatosdesconhecidos.com.br/12-coisas-sobre-seus-olhos-que-voce-nunca-imaginou-serem-verdade/>.

No centro da retina está localizada a mácula, rica em fotorreceptores (o dobro que o restante da retina) e responsável pela visão de maior nitidez. A porção central da mácula recebe o nome de "fóvea" (formada apenas por cones) descrita muitas vezes como a região de máxima acuidade visual[1] (Figura 19.1). A mácula tem alta concentração de luteína e de zeaxantina que são pigmentos amarelos: a zeaxantina é dominante no centro da fóvea; já a luteína predomina na perifóvea. Esses pigmentos carotenoides são responsáveis por filtrar a luz azul que chega aos fotorreceptores atuando como antioxidantes e permitindo a manutenção da boa qualidade visual[3].

Na retina existe outra porção denominada "epitélio pigmentado da retina" (EPR), uma barreira hematorretiniana externa que evita que o líquido extracelular vaze da coroide (camada de coriocapilares fenestrados localizada abaixo da retina) para o espaço retiniano. O EPR bombeia fluido para fora do espaço sub-retiniano e regula o tráfico de células do complexo imunológico, também auxilia na manutenção dos fotorreceptores por fagocitose e degradação lisossomal[2].

Entre o EPR e a coroide/coriocapilar, encontra-se a membrana de Bruch cuja integridade impede e suprime a invasão de vasos da circulação da coroide para a retina[2] (Figura 19.3).

A coroide, em decorrência da sua rica rede vascular, e a retina, com seus fotorreceptores, estão entre os tecidos metabolicamente mais ativos do corpo humano. A camada de fotorreceptores contém grande concentração de ácidos graxos poli-insaturados e é mantida em altas tensões de oxigênio; esse ambiente é suscetível ao risco

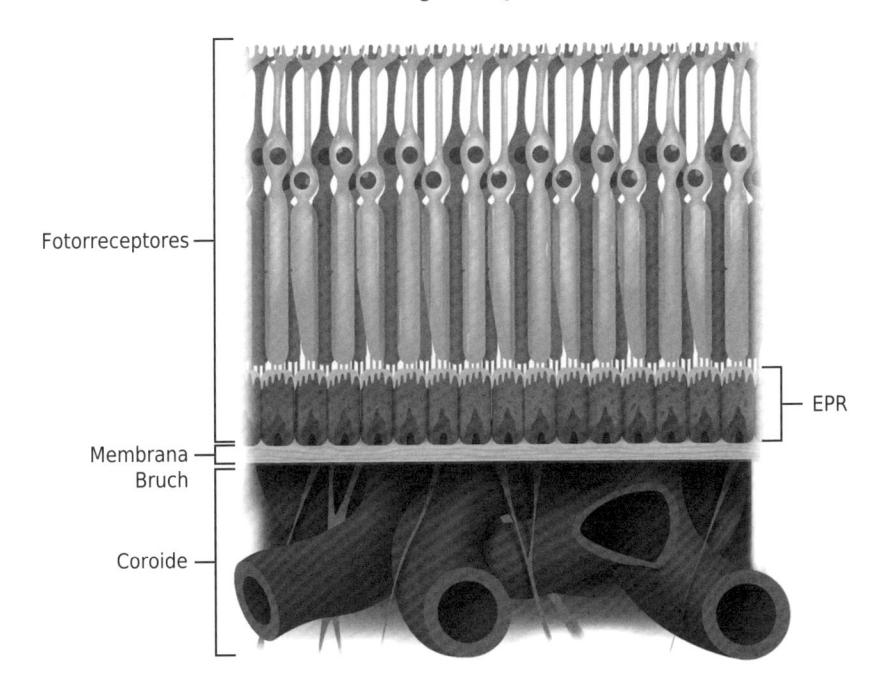

Fotorreceptores

EPR

Membrana Bruch

Coroide

Legenda: EPR: epitélio pigmentado da retina; Memb. Bruch: membrana de Bruch.

Figura 19.3 – Desenho ilustrativo das duas porções da retina: neurossensorial (fotor-receptores); e epitélio pigmentado, separadas da coroide (camada de coriocapilares fenestrados) pela membrana de Bruch.

Fonte: Adaptada de <https://www.optivista.com.br/static/media/images/olho-humano/corte-transversal-retina.jpg>.

de dano tecidual proveniente principalmente de fontes luminosas (luz incidente e absorvida). O dano tecidual estimula reações químicas locais provocando liberação de espécies reativas de oxigênio (ânion superóxido, radicais livres hidroxilas e radicais hidroperóxidos) favorecendo o estresse oxidativo[3,4]. A formação de oxigênio reativo causa a oxidação do ácido docosa-hexaenoico (DHA) que resulta em dano celular e degeneração do fotorreceptor[4,5]. Todo esse processo aqui descrito tem sua frequência aumentada com o envelhecimento; é o início do processo degenerativo.

O processo degenerativo causa falhas no bom funcionamento da retina neurossensorial e do epitélio pigmentado da retina. Com o passar da idade, detritos celulares se depositam entre o epitélio pigmentado e a membrana de Bruch e/ou entre o epitélio pigmentado e a retina neurossensorial decorrente da perda de capacidade do epitélio pigmentado em eliminá-los, por exemplo, o acúmulo de lipofuccina (produto da oxidação dos ácidos graxos insaturados e relacionado a danos celulares). Como resultado, tem-se a mobilização de pigmento do epitélio pigmentado e a formação das chamadas drusas (resíduos celulares não eliminados). As drusas são lesões amareladas, arredondadas e localizadas no plano do epitélio pigmentado da retina; podem ser moles (limites imprecisos) ou duras (pequenas e bem localizadas), as drusas moles podem coalescer[2,4,6] (Figura 19.4). Essa é a denominada "fase inicial da degeneração macular relacionada à idade" (DMRI) e pode ser assintomática ou resultar em queixas inespecíficas como turvação visual ou discreta piora na leitura[2,6,7] (Figura 19.5).

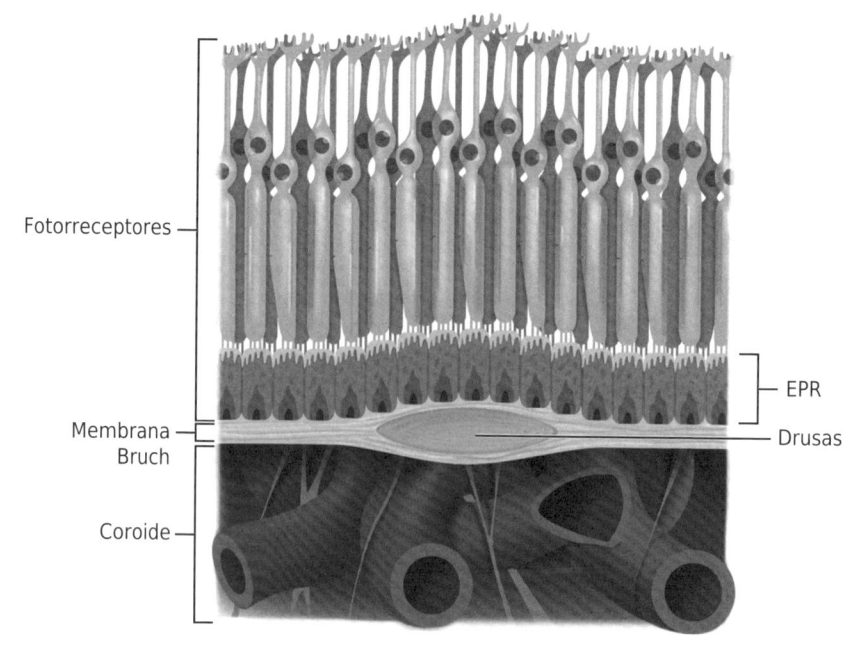

Figura 19.4 – Desenho ilustrativo da presença de drusas (depósitos de resíduos celulares não eliminados) alterando a estrutura original da retina.

Fonte: Adaptada de <http://mblogthumb1.phinf.naver.net/20160804_224/holyfeeling_1470287877416mcBgh_ PNG/ Fig-12-Drusen-example-within-Bruch%27s-membrane-5.png?type=w2>.

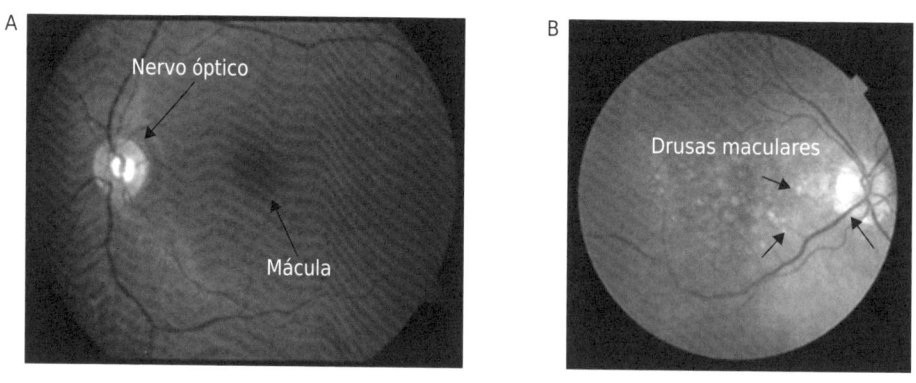

Figura 19.5 – A: Retinografia olho esquerdo com aspecto normal do fundo de olho; B: Retinografia olho direito com presença de drusas maculares, moles, duras, isoladas e coalescentes (depósitos branco/amarelados – setas).

Fonte: Retinaclinic e arquivo pessoal do autor.

Degeneração macular relacionada à idade (DMRI)

Definição

A DMRI, como o nome mesmo diz, é um processo degenerativo e crônico que acomete a mácula. As lesões podem resultar na perda da visão central para longe e para perto:

diminuição da capacidade de dirigir; limitação para leitura; e dificuldades para escrever[6,8]. A doença não tem cura, mas pode ter controle. Uma vez estabelecida a DMRI, ocorrem alteração irreversíveis das estruturas retinianas descritas anteriormente; mediante prevenção e tratamento (disponível para algumas formas), pode-se, em alguns casos, amenizar as alterações e obter ganho de linhas de visão, embora o primeiro e principal objetivo seja inibir a progressão da doença e evitar perda de linhas de visão[6,9].

Incidência

Considerada a maior causa de perda visual irreversível em idosos nos países desenvolvidos, costuma acometer indivíduos após os 50 anos de idade e aumenta a sua incidência com o passar dos anos. Descrita com maior predominância em mulheres, idosos de origem caucasiana e com íris menos pigmentada (olhos claros)[4,6,7].

Principal causa de baixa visão/cegueira em indivíduos após os 75 anos de idade; acometendo 2 em cada 3 indivíduos com mais de 90 anos e praticamente 100% dos idosos centenários[10]. Nos Estados Unidos, segundo dados do *Age-Related Eye Disease Study Research Group*, há cerca de 8,5 milhões de pessoas (9%) com mais de 55 anos com DMRI inicial ou intermediária, todos com risco de evoluírem para a forma avançada e já vivenciando moderada perda da acuidade visual; a expectativa é de que pelo menos 1 milhão evoluirá para a forma avançada nos próximos 5 anos[4,5,7]. No Brasil, segundo o *São Paulo Eye Study*, as alterações da retina foram a principal causa de cegueira uni e bilateral em uma amostra acima de 3 mil pessoas com mais de 50 anos de idade; entre as alterações de retina, a DMRI foi a primeira causa, acometendo cerca de 20% da amostra[11].

Patogênese

A patogênese da DMRI não é totalmente conhecida, envolve uma complexa interação de múltiplos fatores que incluem estresse oxidativo, inflamação, alteração nos vasos da coroide, predisposição genética e senescência[9,6,12].

Estudos sugerem uma inadequada regulação no sistema do complemento (fatores pró-inflamatórios e anti-inflamatórios) associada a diferenças no sistema imunológico resultam em danos teciduais. Explicam que um estímulo leve de inflamação pode ser uma resposta protetora, buscando ajudar os tecidos a se adaptarem a estímulos nocivos e restaurar a homeostase; no entanto, esse estímulo leve à inflamação pode tornar-se crônico, passando a ser prejudicial e causando alterações disfuncionais no sistema imunológico que repercutem em alterações da espessura da membrana de Bruch e numa disfunção das células da camada do EPR[2,4].

Outros trabalhos também reforçam o papel importante na patogênese da DMRI que a ocorrência do dano oxidativo acumulativo presente no envelhecimento exerce[12].

O processo degenerativo impede que as substâncias resultantes do metabolismo celular sejam eliminadas, acumulando-se entre a coroide e a retina; são as drusas, descritas anteriormente. As drusas prejudicam a oxigenação local e a integridade da retina[4,6].

Dessa forma, a DMRI ocorre mediante a interação da predisposição genética, da idade avançada e de insultos do ambiente à retina. Um desequilíbrio entre dano dos tecidos, induzidos por radicais livres e os processos reparadores do hospedeiro favorece a intalação do processo degenerativo. No entanto, parecem existir diferenças na expressão proteica, níveis de vitaminas e genes envolvidos nesse processo, o que pode justificar a adversidade fenotípica da DMRI e de seus diversos subtipos[2,4].

Classificação

A degeneração macular relacionada à idade é considerada instalada quando na região macular, tem-se a formação das drusas (resíduos celulares não eliminados) não muito pequenas ($\geq$ 63 μm), associadas à mobilização de pigmento e que podem evoluir basicamente para duas formas descritas na Figura 19.5B.

As drusas e o seu aumento geram significativa alteração da estrutura original local da retina, o que pode estimular a atrofia do tecido retiniano da mácula, resultando numa cicatriz macular atrófica. A essa forma de evolução da DMRI se denomina "forma seca" ou "não exsudativa". Cerca de 90% dos casos de DMRI são desse tipo[6].

A presença das drusas também pode gerar outro tipo de estímulo: em decorrência da diminuição da oxigenação local, há a produção de fatores de crescimento endotelial vascular (VEGF) que estimulam o crescimento de vasos sanguíneos anormais na coroide. A descontinuidade na membrana de Bruch, favorecida pelas drusas, permite que vasos da coroide passem para o espaço sub-retiniano; nesses casos, temos a formação da membrana neovascular e o acúmulo de líquido sub e intrarretiniano. Essa forma de DMRI é denominada "DMRI úmida", "exsudativa" ou "neovascular", responsável por cerca de 10% dos casos de DMRI[6].

A classificação a seguir é a mais usada tanto nos estudos científicos como na rotina clínica[7,8,13].

- DMRI inicial: drusas intermediárias ($\geq$ 63 e $\leq$ 124 μm), mobilização de pigmento.
- DMRI intermediária: drusas grandes ($\geq$ 125 μm) associadas ou não à atrofia focal ou geográfica do epitélio pigmentado da retina central ou paracentral.
- DMRI avançada seca: a presença das drusas moles pode causar atenuação ou atrofia das células do epitélio pigmentado, resultando em áreas de atrofia; quando essas áreas são contíguas, temos a denominada atrofia geográfica (Figura 19.6). A visão de forma gradual e insidiosa vai sendo afetada, resultando em escotomas centrais ou paracentrais.

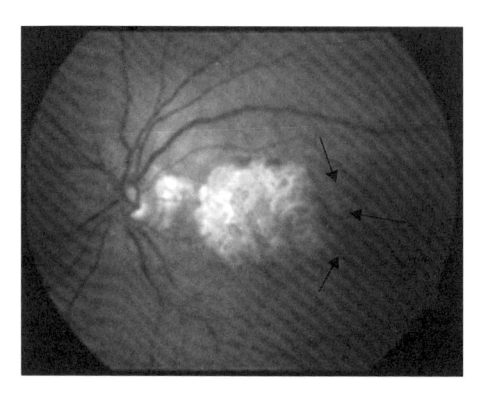

Figura 19.6 – Retinografia do olho esquerdo mostra DMRI seca, presença de cicatriz atrófica acometendo toda a mácula e a região perimacular (setas).

Fonte: Retinaclinc.

- DMRI avançada úmida ou neovascular: forma mais grave da doença, de evolução mais rápida que a seca e com possibilidade de perda acentuada da acuidade visual. A membrana neovascular e suas consequências podem destruir a arquitetura dos fotorreceptores e da retina externa, causando cicatrizes (cicatriz disciforme), descolamento do EPR, membrana neovascular sub-retiniana, cicatriz disciforme ou atrofia geográfica: lesão central de atrofia geográfica na mácula[7,8,13] (Figura 19.7).

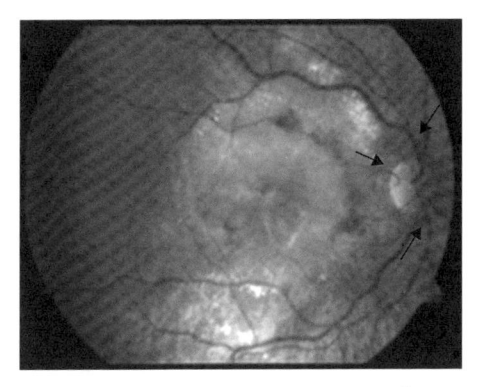

Figura 19.7 – Retinografia do olho direito mostra DMRI úmida, presença de membrana neovascular grande em atividade com áreas de hemorragia, líquido sub-retiniano e perda do brilho macular (setas).

Fonte: Retinaclinc.

O fator determinante para a evolução ou não de um paciente normal ou com as fases iniciais da doença para as formas graves seria a resposta do tecido ao estímulo inicial associada ao resultante genético e ambiental (genótipo-fenótipo)[3,4,8].

Sinais e sintomas

Em decorrência do acometimento macular, a lesão causada no campo visual repercute no centro da visão, atrapalhando atividades de leitura, ver o celular e dificuldade para ver o rosto das pessoas. As queixas costumam ser uma mancha fixa central (mais ou menos densa), perda parcial de nitidez central da imagem, distorção da imagem ou linhas tortas (metamorfopsia)[6].

Fatores de risco

Dos fatores de risco descritos para DMRI, o histórico familiar, o tabagismo e o alto índice de massa corpórea (obesidade) mostram associação comprovada; além do fator mais significativo que é a idade avançada. Já a exposição aos raios solares ultravioletas, a presença de diabetes e o uso de medicações anti-inflamatórias não hormonais e a reposição hormonal da menopausa são considerados fatores de risco questionáveis e em investigação[4,5,13,14].

O tabagismo aumenta em duas a três vezes o risco de desenvolver DMRI[4,8,15].

A interferência significativa de componentes genéticos da DMRI (p. ex.: os genes: *CFH*, *BF*, *LOC387715* e outros) que fazem a associação entre história familiar positiva e o envolvimento de polimorfismos de um único nucleotídeo também estão em estudo, mas ainda sem conclusões específicas[3,4,8].

Segundo o *US National Health and Nutrition Examination Survey*, entre 2005 e 2008, a prevalência estimada de DMRI inicial e intermediária em pessoas acima de 40 era de 5,7% contra 0,8% de prevalência de DMRI avançada. Nos europeus, a prevalência foi maior: 11,2% para DMRI inicial e intermediária contra 0,5% de DMRI avançada. Estima-se que mesmo que a população atual consiga melhor controle de alguns dos fatores de risco, como a hipertensão arterial sistêmica e o tabagismo, isso não conseguirá repercutir na diminuição do volume de casos e é esperado para as próximas décadas o dobro do número de casos de DMRI inicial e intermediária[8,15].

Vale ressaltar que os fatores de risco modificáveis (tabagismo, obesidade, altos níveis de colesterol, doenças sistêmicas) atuariam como moduladores do processo, favorecendo ou acelerando sua evolução ou inibindo no caso de um estilo de vida "saudável". Os antioxidantes atuariam como um fator inibidor na tentativa de retardar ou impedir processo evolutivo da doença em indivíduos geneticamente predispostos[3,8].

Diagnóstico

A suspeita diagnóstica e, muitas vezes, a confirmação do quadro de DMRI são feitos durante o exame oftalmológico de rotina, no qual se avalia a acuidade visual e se realiza o exame de fundo de olho e biomicroscopia de fundo. A biomicroscopia de fundo é realizada na lâmpada de fenda e permite avaliação mais detalhada e em maior aumento da região macular. Normalmente, também são utilizados exames complementares, como a tomografia de coerência óptica da região macular (OCT da mácula) e a angiofluoresceinografia (exame com uso de contraste) para a confirmação de alguns quadros iniciais ou pouco característicos assim como acompanhamento e definição da forma de DMRI instalada[6].

Prevenção

Uma vez que não existe cura para a DMRI, a busca por prevenção é intensa e inúmeras pesquisas foram feitas na área. Trabalhos atuais sugerem que determinados alimentos, vitaminas e/ou componentes orgânicos podem ajudar a prevenir ou retardar o processo de evolução da degeneração macular relaciona à idade.

Ácidos graxos

Componentes orgânicos que contêm carbono e hidrogênio em suas moléculas, ácidos produzidos quando as gorduras são quebradas, pouco solúveis em água e podem ser usados como energia para as células. Os ácidos graxos do tipo poli-insaturados ou ácidos graxos essenciais conferem ao organismo uma série de benefícios como ajudar na manutenção das estruturas das membranas celulares e nos processos metabólicos, auxílio nas funções cerebrais e transmissão de impulsos nervosos[4,16].

As gorduras ômega 3 (ácido linolênico), os ácidos docosa-hexaenoico (DHA) e eicosapentaenoico (EPA) são ácidos graxos do tipo essenciais, que nosso corpo não é capaz de produzir, sendo necessária a sua ingestão por meio de alimentos como o óleo de peixe, frutos do mar e peixe[4,16].

O EPA é importante na ação anti-inflamatória, atua na produção de prostaglandinas E3 e também como antiagregante plaquetário. Não é encontrado diretamente na retina, mas é um precursor do DHA e há teorias de que seus metabólitos poderiam afetar de forma positiva os processos patogênicos da DMRI[8].

O DHA, ácido ômega 3 de cadeia longa, está relacionado com o bom funcionamento cerebral, da memória e dos processos cognitivos, estando presente nas membranas celulares de órgão como o cérebro e a retina. Dessa forma, protege o cérebro contra doenças neurodegenerativas: Alzheimer: Parkinson; e esclerose lateral amiotrófica. Na retina, o DHA encontra-se ligado aos fosfolipídeos associados à rodopsina (a rodopsina é uma proteína presente nos bastonetes que participa do processo de absorção da luz), provavelmente aumentando a sua eficiência na transdução da luz e regeneração da própria rodopsina. A sua concentração está diretamente relacionada com a dieta ingerida. O processo de envelhecimento tende a causar um aumento do estresse oxidativo e redução dos níveis de DHA, favorecendo no cérebro o aparecimento das doenças neurodegenerativas e, no olho, a diminuição da acuidade visual e a evolução da DMRI[4,8,16].

Trabalhos recentes também sugerem que o DHA e o EPA têm a capacidade de auxiliar como mediadores pró-inflamatórios, ajudado no término da inflamação; além das propriedades antiangiogênicas em que estão envolvidos, modulando o processo inflamatório dentro da parede do vaso sanguíneo, alterando a composição estrutural e celular da placa aterosclerótica em estado avançado e reduzindo o risco de ruptura ou ulceração da placa. Com relação ao DHA e EPA e à neuroinflamação, as pesquisas sugerem que retardam o estresse oxidativo e a morte de células apoptóticas. Com base nesses achados e aplicando-se essas ações à retina, acredita-se que o DHA e o EPA tenham papel importante em proteger o olho da DMRI[4,8,16].

Carotenoides

Substâncias químicas amplamente difundidas na natureza relacionadas ao caroteno e que compreendem pigmento. Não podem ser sintetizados pelo organismo e, por isso, devem ser ingeridos na alimentação. São mais de 600 tipos, contêm pigmentos que vão do amarelo, alaranjados até o vermelho encontrados nas plantas, frutas e legumes[3,5,12,15].

Alguns carotenoides são muito importantes para alimentação humana. Quatro tipos de carotenoides são precursores da vitamina A: betacaroteno; alfacaroteno; gamacaroteno; e betacripoxantina. A vitamina A tem participação importante na manutenção da visão (participa do processo de regeneração da rodopsina no fotorreceptor). Na retina, os únicos carotenoides encontrados são a luteína e a zeaxantina e seus metabólitos são carotenoides de pigmento amarelo presentes na região foveal. Entre suas funções, auxiliam na absorção da luz azul (comprimento de onda curto) e na síntese de pigmentos na retina; neutralizariam espécies reativas de oxigênio liberadas tanto por dano luminoso como pelo próprio metabolismo retiniano interno. Outras funções descritas são a participação na respiração celular e estabilização das membranas celulares; além de estimularem o sistema imunológico e serem agentes antioxidantes reagindo com oxigênio singleto, radicais livres e também prevenindo a peroxidação lipídica[3,5,12,15].

A luteína e a zeaxantina são encontradas em grandes concentrações em determinados alimentos como verduras verdes escuras (couve, espinafre e salsa verde) e na gema do ovo.

Estudos em pacientes com dieta rica em luteína e zeaxantina ou com suplementação por três ou mais meses resultaram em aumento na densidade dos carotenoides retinianos na maioria dos pacientes. Entretanto, a resposta interindividual à suplementação foi bastante variável, sugerindo que outros fatores influenciem sua biodisponibilidade, capacidade de absorção e transporte aos tecidos em que se acumulam[3]. Outros estudos promissores mostraram que a ingestão de luteína e zeaxantina em determinadas quantidades podem reduzir em até 40% o risco de evolução para a forma avançada de DMRI[15]. Suspeita-se também que a genética teria um papel fundamental na presença desses pigmentos maculares, pois já se sabe que a densidade destes é variável de indivíduo para indivíduo, sendo descrita em menor quantidade em pessoas com olhos azuis, verdes e cinzas do que em pessoas com íris escuras[3]. O tabagismo também é associado à baixa densidade de pigmentos maculares em vários estudos[3].

Vitamina D

Foi muito estudada e a sua importância já está estabelecida com relação a determinadas áreas, por exemplo, a manutenção dos ossos e dentes. Atualmente, tem sido investigada a sua participação na modulação imunológica e eventual papel na prevenção de doenças com etiologia inflamatória; a sua deficiência ou insuficiência parece se relacionar com o risco do desenvolvimento de câncer e doenças crônicas ligadas ao envelhecimento[17].

Nesse contexto, foram levantadas hipóteses de associação protetora entre o *status* da vitamina D, refletida pelas concentrações séricas de 25-hidroxivitamina D (25 [OH] D), e a prevalência de DMRI precoce; no entanto, os achados são controversos, a maioria tende a sugerir que uma associação causal não pode ser apoiada por evidências[2,9,17,18].

Vitamina C

A vitamina C (ácido ascórbico), vitamina hidrossolúvel, é considerada um dos mais eficientes antioxidantes no sangue humano, sendo essencial para proteção contra o processo degenerativo e desordens causadas pelo estresse oxidativo[12].

Especificamente em relação à retina, a vitamina C parece auxiliar na preservação do segmento externo dos bastonetes que se altera no processo de absorção da luz. No entanto, não está comprovada uma relação direta com o risco de progressão da DMRI[4,12].

Encontrada em grande quantidade nas frutas como acerola, laranja, kiwi e morango e em também em outros alimentos como brócolis, couve-flor e pimentão[12].

Vitamina E

Lipossolúvel, é um importante antioxidante responsável pela quebra de cadeia das membranas celulares. Dividida em quatro formas: alfatocoferol, betatocoferol, gamatocoferol e deltatocoferol; destes o alfatocoferol é considerado o mais eficiente eliminador de radicais livres, sendo predominante no plasma e na retina[12].

Especificamente em relação à retina, o alfatocoferol é encontrado em altas quantidades no segmento externo dos bastonetes e no epitélio pigmentado da retina. Estudos mostram que a vitamina E pode ter uma ação sinergética com os carotenoides eliminando radicais livres; a manutenção das suas concentrações em bons níveis protege a retina do processo degenerativo e de danos fotoquímicos[4,12].

Encontrada em alimentos de origem vegetal; óleos vegetais, cereais; e sementes (amêndoas, avelã, amendoim, pistache, semente de girassol e castanha-do-pará).

Minerais

O ferro, o zinco, o cobre e o selênio são minerias essenciais com papel fundamental na fisiologia retiniana.

O ferro é o mais abundantemente encontrado na retina e, quando a DMRI está instalada, seus níveis encotram-se ainda mais elevados. Embora não tenha sido comprovada nenhuma associação direta, há teorias de que os altos níveis de ferro na retina favoreçam danos ao fotorreceptor[4].

O zinco é o segundo mineral mais abundante na retina e a sua depleção causa dificuldade na adaptação claro/escuro (resposta escotópicas e fotópicas)[4].

O selênio é um micronutriente que parece auxiliar e complementar a função antioxindante da vitamina E[12].

O cobre é necessário para a síntese de melanina. A melanina é uma proteína importante para o armazenamento do ferro, cobre e zinco no epitélio pigmentado da retina e nos melanócitos[4].

Assim, todos os minerais descritos estão interligados na participação da manutenção da retina para um funcionamento saudável. Qualquer desequilíbrio em um deles pode causar acúmulo ou deplessão de outro ou de outras substâncias[4].

Suplementos nutricionais oculares

A ingestão das devidas quantidades de nutrientes como os carotenoides, vitaminas e ácidos graxos não é tão fácil, pois as quantidades não são baixas e o ideal seria a ingestão diária para manter níveis adequados de concentração corpórea. Nesse sentido, a suplementação com ingestão desses componentes específicos agrupados torna-se uma boa opção. Lembrando que não deve ser feita de forma indiscriminada, afinal já foi comprovado, por exemplo, em relação às vitaminas A e E, que concentrações excessivas podem ser prejudiciais à saúde. A recomendação é de que a suplementação nutricional seja indicada e orientada por um profissional da saúde com conhecimento na área[5,14].

Pesquisas recentes mostraram que o uso de suplementos nutricionais, incluindo minerais e vitaminas com ação antioxidante, podem prevenir ou retardar o aparecimento da DMRI. Entre eles, incluem-se a luteína e a zeaxantina, as vitaminas C e E e os minerais selênio e zinco[5,7,13,14].

O estudo que preconizou as dosagens específicas desses complementos para pacientes com moderado a alto risco de progressão para a forma avançada da DMRI é denominado AREDS (*Age-Related Eye Dissease Study*)[13], publicado em 2005. As dosagens descritas neste primeiro estudo consistiam de: vitamina C (500 mg); E (400 UI); betacaroteno (15 mg); zinco (80 mg). No entanto, o estudo seguiu e, em 2013, publicou-se o AREDS2[7], no qual foi alterada a fórmula inicial, sendo retirado o betacaroteno e introduzida a luteína (10 mg), zeaxantina (2 mg) e os ácidos graxos DHA (350 mg) e EPA (650 mg). A substituição do betacaroteno por caroteno luteína e zeaxantina foi baseada em estudos que mostraram maior risco de câncer de pulmão e maior taxa de mortalidade em fumantes que receberam betacaroteno; também, em teoria, a administração simultânea de betacaroteno, luteína e zeaxantina leva a uma sobrecarga e competição no momento da absorção desses nutrientes pelo tecido baixando sua absorção[4,5,7]. Os benefícios da suplementação nutricional com ambas as versões do AREDS falam de uma redução de cerca de 25% do risco de evolução da doença nos grupos com DMRI intermediária e 18 a 43% nos grupos com DMIR mais avançada[4,5,7,13]. Preconiza-se que, para pacientes com drusas intermediárias extensas, pelo menos uma drusa grande, atrofia geográfica não central em um ou ambos os olhos, DMRI avançada ou perda de visão resultante da DMRI em um olho e sem contraindicações como fumar, deva-se prescrever o suplemento AREDS2 de antioxidantes, lembrando que, no caso desse estudo AREDS, a suplementação foi testada direcionada para indivíduos que apresentavam DMRI intermediária ou avançada[3,4,5,7].

Vale lembrar que alguns estudos explicam e sugerem que a resposta aos suplementos nem sempre é a mesma, podendo esse fato decorrer da influência dos genótipos de risco para DMRI, talvez no futuro estudos adicionais na área das variações genéticas relacionadas à DMRI nos tragam resultados melhorados de terapia genotipo-dirigida[5].

Embora a ingesta em quantidades e doses adequadas não seja fácil de ser atingida, é válido descrever os alimentos em que são encontrados os nutrientes contidos na fórmula do AREDS2: espinafre; couve, agrião e abacate (luteína e zeaxantina); laranja, limão e acerola (vitamina C); óleos vegetais, azeite e soja (vitamina E); gérmen de trigo (selênio); cereais, frutos do mar e ovos (zinco), afinal a ingestão associada a um estilo de vida saudável, traz benefícios para o organismo como um todo[14].

Embora o AREDS tenha algumas limitações e questionamentos, a prescrição do suplemento nutricional com a fórmula do AREDS2 é hoje a opção de escolha para prevenção da DMRI[4]. Os suplementos nutricionais oculares disponíveis no mercado podem ser comprados diretamente na farmácia, a ingestão varia de 1 a 2 comprimidos/dia. Reforçando novamente que o ideal é que um oftalmologista ou profissional da saúde com conhecimento adequado faça a indicação e a orientação da suplementação medicamentosa para DMRI.

Tratamento

Embora não haja tratamento definitivo ou a cura para a DMRI e o uso de suplementos nutricionais mostrem certa eficiência para retardar a progressão da doença, o tratamento mais efetivo é o uso de Anti-VEGF para a forma exsudativa. Para a forma de DMRI seca, os tratamentos propostos envolvem uso de auxílios ópticos de baixa visão e visão subnormal (lupas, telelupas e telessistemas) e auxílios não ópticos como iluminação e contraste[6,7].

O tratamento com anti-VEGF para a forma exsudativa pretende inibir e secar os vasos anômalos que proliferaram e invadiram inadequadamente o espaço sub-retiniano. As medicações disponíveis no mercado são o bevacizumabe, ranibizumabe e anflibercept e são injetadas através da esclera no vítreo na parte posterior do olho em direção à mácula. O medicamento tem um custo alto, mas já foi determinada a obrigatoriedade da cobertura do tratamento pelos convênios. Normalmente são necessárias algumas aplicações para estabilização do quadro com intervalo mínimo de 30 dias e devendo ser seguida de monitoramento com tomografia de coerência óptica (OCT)[6].

A prevenção e o diagnóstico precoce ajudam a diminuir os efeitos da doença. O exame oftalmológico de rotina, anual ou semestral, dependendo do caso, permite um bom monitoramento da retina. O mais difícil para o idoso é a percepção das alterações inicias no primeiro olho acometido, especialmente se a visão do segundo olho estiver preservada, pois, com a boa visão em conjunto, a instalação da doença pode não ser notada[6,7].

Um recurso que vem sendo usado e divulgado para monitoramento e suspeita de alteração na visão macular é o autoexame da mácula; exame este que pode ser feito pelo próprio idoso, por um familiar ou profissional da área da saúde. Consiste em periodicamente, por exemplo, uma vez/mês, usando sua melhor visão (com óculos, se eventualmente usar), fechar um olho e observar com o outro a chamada "tela de Amsler" posicionada a uns 30 cm (Figura 19.7A); depois, repetir o processo com o outro olho. Importante avaliar cada olho em separado e observar se as linhas horizontais e/ou verticais estão nítidas e retas, alterações na forma das linhas e falhas no campo visual são sinais que devem ser investigados pelo oftalmologista.

A tela de Amsler é o nome dado à tabela indicada para esse tipo de investigação (Figura 19.8), ela pode ser encontrada nos consultórios oftalmológicos ou na internet; no entanto, um quadriculado de palavra cruzada do jornal também pode ser usado com o mesmo objetivo e quase com a mesma eficiência[6].

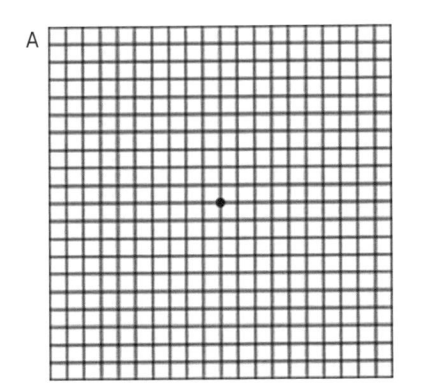 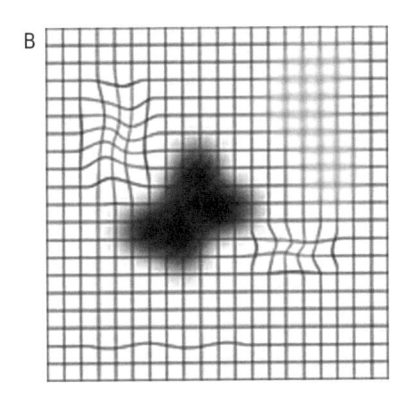

Legenda: *Imagens ilustrativas. Variações podem ser observadas na visão no dia a dia.

Figura 19.8 – A: Simulação de visão normal na tela de Amsler. B: Simulação de alterações que podem ocorrer ao olhar para a tela de Amsler. As alterações ilustradas (escotomas, metamorfopsia, perda de nitidez) podem existir em conjunto ou isoladamente.

Fonte: Arquivo pessoal do autor.

A DMRI é uma doença complexa que impacta e piora as atividades da vida diária, interferindo na independência do idoso e podendo resultar em isolamento e depressão. A DMRI com as diferentes manifestações clínicas, participação de perfis genéticos e complexas propensões para progressão ainda tem importantes questões a serem elucidadas para que se possa caminhar na sua prevenção[8]. De todo modo, aconselhar um estilo de vida saudável e vigoroso, evitar o tabagismo, estimular atividades físicas e manutenção de uma dieta rica em frutas, verduras, cereais, peixes traz benefícios para o ser humano como um todo, ressalvando-se que excessos podem ser prejudiciais.

Referências

1. O olho humano e suas funcionalidades: a anatomia ocular (acesso em: 19 fev. 2015). Disponível em: http://www.cbo.com.br/novo/publico_geral/noticias/2663

2. Singh A. Systemic Changes in Neovascular Age-Related Macular Degeneration (PHD Thesis). Dan Med J 2014; 61(6): B4872.

3. Canovas R, Cypel M, Farah ME, Belfort R. Macular Pigments. Arq Bras Oftalmol 2009 Nov-Dec; 72(6): 839-44.

4. Gorusupidi A, Nelson K, Berstein P. The Age-Related Eye Disease 2 Study: Micronutrients in the treatment of macular degeneration. Adv Nutr 2017; 8: 40-53.

5. Hobbs RP, Bernstein PS. Nutrient Supplementation for Age-Related Macular Degeneration, Cataract, and Dry Eye. J Ophthalmic Vis Res 2014; 9(4): 487-93.

6. Cypel MC, Belfort RJr. Oftalmogeriatria. São Paulo: Roca; 2008.

7. Age-Related Eye Disease Study 2 Group (AREDS2). Lutein +Zeaxanthin and Omega-3 fatty acids for Age-Related Macular Degeneration. JAMA Ophthalmol 2013 May; 309(19): 2005-15.

8. Wu J, Cho E, Giovannucci EL, Rosner BA, Sastry SM, Willett WC, et al. Dietary Intakes of Eicosapentaenoic Acid and Docosahexaenoic Acid and Risk of Age-Related Macular Degeneration. Ophthalmology 2017: 1-10 [article in press].

9. Millen AE, Voland R, Sondel S, Niyati P, Horst R, Wallace RB, et all. Vitamin D Status and Early Age-Related Macular Degeneration in Postmenopausal Women. Arch Ophthalmol 2011; 129(4): 481-9.

10. Cypel MC, Palácio G, Dantas PEC, Lottenberg CL, Belfort RBJ. Achados oculares em pacientes com mais de 99 anos. Arq Bras Oftalmol 2006; 69(5): 665-9.

11. Salomão SR, Cinoto RW, Berezovsky A, Araújo-Filho A, Mitsuhiro MRKH, Mendieta L, et al. Prevalence and Causes of Vision Impairment and Blindness in Older Adults in Brazil: The São Paulo Eye Study. Ophthal Epidemiology 2008; 15(3): 167-75.

12. Beatty S, Koh HH, Henson D, Boulton M. The Role of Oxidative Stress in the Pathogenesis of Age-Related Macular Degeneration. Surv Ophthalmol 2000; 45(2): 115-34.

13. Age-Related Eye Disease Study Research Group (AREDS). Risk Factors for the incidence of Advanced Age-Related Macular Degeneration in the Age-Related Eye Disease Study (AREDS). Ophthalmology 2005 April; 112(4): 533-9.

14. Chew EY, Clemons TE, Agrón E, Sperduto RD, SanGiovani JPS, Kurinij N, et al. Age-Related Eye Disease Study Research Group. Long-Term Effects of Vitamins C and E, β-Carotene, and Zinc on Age-Macular Degeneration. Ophthalmology 2013 Aug; 120(8): 1604-11.

15. Wu J, Cho E, Willett WC, Sastry SM, Schauberg DA. Intakes of Lutein, Zeaxanthin, and other Caroteinoids and Age-Related Macular Degeneration during 2 decades of prospective follow-up. JAMA Ophthalmol 2015 Dec; 133(12): 1415-24.

16. Martin CA, Almeida VV, Ruiz MR, Visentainer JEL, Matshushita Makoto, Souza NE, et al. Ácidos graxos poliinsaturados ômega-3 e ômega-6: importância e ocorrência em alimentos. Rev Nutr 2006; 19(6): 761-70.

17. Coungnard-Grégoire A, Merle BMJ, Koroblenik JF, Rougier MB, Delyfer MN, Feart C, et al. Vitamin D Deficiency in Community-Dwelling Early is not associated with Age-Related Macular Degeneration. J Nutr 2015; 145: 1865-72.

18. Mackay GJ, Young IS, McGinty A, Bentham GCG, Chakravarthy U, Rahu M, et al. Associations between serum Vitamin D and Genetic Variants in Vitamin D pathways and Age-Related Macular Degeneration in the European Eye Study. Ophthalmology 2017; 124(1): 90-6.

20 Sarcopenia e obesidade sarcopênica

• Clineu de Mello Almada Filho • Nelson Iucif Jr.

Introdução

O termo sarcopenia foi inicialmente introduzido por Irwin Rosenberg, em 1989, para descrever a perda da massa muscular que ocorre com o envelhecimento. Novos conhecimentos científicos ao longo dos últimos anos sugerem ser importante considerar, além da perda da massa muscular, a redução de sua função, isto é, a força e o desempenho muscular[1].

A massa magra, particularmente a massa muscular esquelética (MME), é um dos principais componentes da composição corporal e os desvios em seus parâmetros de normalidade são frequentemente associados a condições patológicas. A MME contribui em mais de 60% para o peso de um adulto jovem não obeso. A partir dos 30 anos de idade perde-se, anualmente, aproximadamente 0,5 a 1% da MME, sendo essa perda mais acentuada após os 65 anos[2]. Essa redução da massa muscular pode comprometer a função muscular caracterizando a sarcopenia, cujos fatores de risco incluem desde fatores adversos na infância, alimentação inadequada, idade avançada, sedentarismo e doenças crônicas. A sarcopenia encontra-se associada à: síndrome da fragilidade; redução da mobilidade e maior dependência funcional; hospitalização; osteoporose; obesidade; e ao diabetes *mellitus* tipo 2. Tem sido demonstrado que o declínio da função muscular pode ser um preditor da mortalidade nas idades mais avançadas[1].

Paralelamente à redução da massa muscular, tem sido observado nas últimas décadas, aumento acentuado na prevalência de obesidade entre os idosos. Tradicionalmente, indivíduos obesos são considerados "fortes" por apresentarem mais massa muscular do que os magros de mesma idade e gênero, havendo uma correlação positiva entre o índice de massa corporal (IMC) e a massa muscular (MM), aparentemente porque tais obesos tendem a deslocar uma massa maior e mais pesada. Todavia, estudos recentes têm demonstrado que a obesidade pode se acompanhar de redução da massa muscular, notadamente em idosos. Uma somatória de fatores contribui para esse quadro, como a redução muscular acima descrita, a alteração na composição corporal com maior acúmulo de gordura abdominal e intravisceral, inclusive intramuscular e hepática, aumentando a resistência à insulina e causando maior inflamação, o que contribui para o comprometimento da massa muscular e da sua qualidade. Ainda, a resistência anabólica, ou seja, menor síntese de miofibrilas ao estímulo dos aminoácidos por parte dos idosos, em relação aos jovens. A junção desses dois quadros, obesidade com sarcopenia, é denominada "obesidade sarcopênica" (OS), a qual é nitidamente pior que a sarcopenia de forma isolada. Evidências convincentes demonstraram que os idosos com OS têm mais riscos de imobilidade e incapacidade funcional, de diabetes *mellitus* tipo 2, de dislipidemias, de hipertensão arterial, de doenças cardiovasculares e de mortalidade por todas as causas, o que também está relacionado aos custos de saúde significativamente mais elevados[3]. Vários estudos indicam que todos esses fatores podem melhorar com a adequação da composição corporal, ou seja, idosos com boa massa muscular, mesmo se moderadamente obesos, têm melhor qualidade de vida e maior sobrevida em relação aos seus pares com baixa massa muscular[4].

A redução da massa e da função muscular é um processo inerente ao envelhecimento, porém não uniforme e com grande variação de intensidade entre os indivíduos[2]; assim, faz-se mister identificar as pessoas nas quais esse processo atinge um grau comprometedor, atingindo risco para sarcopenia, de forma a se poder planejar medidas terapêuticas e principalmente preventivas.

Definição

Embora ainda não haja uma definição universalmente aceita, vários grupos de trabalho elaboraram consensos bastante similares que permitem uma avaliação de forma a identificar pessoas em risco. O primeiro deles e o mais referendado foi o European Working Group on Sarcopenia in Older People (EWGSOP) que publicou artigo intitulado *Sarcopenia:* European consensus on definition and diagnosis, no qual propõe a definição de sarcopenia como uma síndrome caracterizada pela perda progressiva e generalizada da massa e da força muscular, com risco de consequências adversas como incapacidade física, piora da qualidade de vida e morte. Para o EWGSOP, o diagnóstico da sarcopenia deve ser feito mediante constatação da massa muscular reduzida combinada com a função muscular reduzida, medindo-se a massa, a força e a performance física. Também definiu três etapas para a sarcopenia: pré-sarcopenia (perda de massa muscular); sarcopenia (perda de massa muscular acompanhada de perda de força ou de desempenho); e sarcopenia grave (os três componentes presentes)[5,6].

Vários outros consensos foram publicados, havendo concordância em relação ao conceito principal, porém com algumas diferenças quanto à metodologia ou pontos de corte para o diagnóstico e o rastreio populacional. Entre os principais, destacam-se o International Working Group on Sarcopenia (IWGS) e o Foundation of the National Institute of Health (FNIH)[1].

Recentemente, o European Working Group on Sarcopenia in Older People publicou uma revisão sobre a definição e o diagnóstico da sarcopenia (EWGSOP2). Nessa revisão, classifica a sarcopenia como uma doença muscular e aponta a baixa força muscular como o principal critério diagnóstico e já suficiente para a tomada de conduta na prática clínica. A baixa massa muscular ou a baixa qualidade muscular, essa última ainda de difícil identificação no cotidiano, seriam a confirmação diagnóstica e, se a isso se associar o baixo desempenho físico, estará configurada a sarcopenia grave[7].

Quadro 20.1   **Definição operacional de sarcopenia proposta pelo EWGSOP2.**
1) Baixa força muscular;   2) Baixa massa ou qualidade muscular;   3) Baixo desempenho físico.
Sarcopenia é provável e clinicamente suficiente pelo critério **1**   Sarcopenia é confirmada pela documentação do critério **2**   Se os 3 critérios são preenchidos, a sarcopenia é considerada severa.

Fonte: Cruz-Jentoft AJ, et al., 2019.

Epidemiologia

Existe uma variabilidade significativa na prevalência relatada de sarcopenia. Um recente estudo realizado no Reino Unido, com idosos residentes na comunidade e idade média de 67 anos, mostrou prevalência de 4,6% nos homens e 7,9% nas mulheres, usando os critérios do EWGSOP. Outro estudo, realizado nos Estados Unidos em idosos com idade média de 70,1 anos, indicou que a prevalência de sarcopenia variou de 2,5 a 28% nos homens e de 2,3 a 11,7% nas mulheres. Numa coorte de 2.867 idosos em Taiwan, a prevalência de sarcopenia variou de 3,9 a 7,3%, com prevalência de 13,6% entre homens com 75 anos ou mais. Grande parte da diferença encontrada nessas estimativas pode ser decorrente da falta de critérios uniformes para o diagnóstico da sarcopenia[6]. Todavia, a população de idosos está crescendo e cada vez mais pessoas têm atingido faixa etária mais elevada. A sarcopenia acomete, hoje, aproximadamente 50 milhões de pessoas e se estima que esse número possa crescer cerca de 10 vezes até 2050[2].

Fisiopatologia

Uma importante alteração relacionada ao envelhecimento é a redução da massa muscular e sua expressão clínica, a sarcopenia; um importante problema de saúde pública por acarretar redução da mobilidade, fraqueza, baixa qualidade de vida e maior mortalidade. Sua fisiopatologia é multifatorial e ainda não totalmente elucidada, compreendendo alterações mitocondriais, inflamatórias, hormonais, resistência à insulina, susceptibilidade genética, baixa atividade física, anorexia e deficiências nutricionais, todas envolvidas na fisiopatologia das alterações musculares. A sarcopenia é caracterizada por alterações estruturais, bioquímicas, moleculares e funcionais. Um desequilíbrio entre as vias intracelulares de sinalização anabólicas e catabólicas, associadas a aumento no estresse oxidativo, desempenham papéis importantes nas anormalidades musculares. A redução na massa muscular é acompanhada de aumento do tecido adiposo e, assim, muitas vezes, o peso do indivíduo permanece inalterado enquanto há significativa mudança na composição corporal, com importante repercussão metabólica[8,9].

A manutenção fisiológica da massa muscular esquelética depende de um delicado equilíbrio entre fatores anabólicos e catabólicos. A perda muscular resulta de uma diminuição da síntese de proteínas musculares e possivelmente de um aumento da desagregação proteica. Há evidências substanciais de que a unidade anabólica é reduzida no envelhecimento. Uma via anabólica importante que induz a síntese proteica, envolve ativação da fosfatidilinositol 3-quinase (PI3K) e da serina treonina quinase (Akt), que estimulam a proteína-alvo da rapamicina dos mamíferos, *mammalian target of rapamycin* (mTOR). A maioria dos estimulantes anabólicos, tais como a insulina, o fator de crescimento insulina símile-1 (IGF-1), o exercício e a testosterona, atuam por intermédio dessa via. Como o envelhecimento está associado a um estilo de vida sedentário, à resistência à insulina e à IGF-1, além de a níveis séricos mais baixos de testosterona, essa via é inibida e a síntese de proteína muscular, prejudicada. Um ciclo vicioso pode ser observado no envelhecimento, à medida que a perda muscular prejudica a capacidade física e a imobilidade reduz a massa muscular. Além disso, a testosterona também pode estimular mioblastos e células satélites enquanto a IGF-1 estimula a proliferação de células satélites e inibe a degradação de proteínas. Todos esses mecanismos que atuam na reparação de miócitos e na preservação da massa muscular estão prejudicados no envelhecimento[8,10].

A acentuação do catabolismo muscular é menos compreendida. Com a idade, há redução numérica e funcional do neurônio motor, responsável por enviar estímulos do cérebro aos músculos para que estes iniciem o movimento; também há um decréscimo no número e na eficiência funcional das células satélites musculares. Essas células são a maior fonte de regeneração e de reparação do tecido muscular quando este se encontra lesionado e também induzem a resposta da fibra muscular aos estímulos, sejam eles sensoriais, endócrinos ou parácrinos. As mitocôndrias integram vários sistemas celulares, incluindo o fornecimento de energia, a geração de espécies reativas de oxigênio (EROS) e a apoptose. Uma diminuição no conteúdo e na função mitocondrial foi observada durante o envelhecimento e pode contribuir para a redução da formação energética mitocondrial, o aumento da produção de EROS e a morte celular por apoptose. Adicionalmente, o músculo esquelético consome grande quantidade de oxigênio, o que ocasiona vasta produção de EROS. A menor eficiência dos sistemas antioxidantes pode produzir um acúmulo dessas espécies e, com efeito, um aumento do estresse oxidativo tem sido observado no músculo durante o envelhecimento, podendo contribuir para alterações musculares e a sarcopenia. No envelhecimento, há um estado orgânico pró-inflamatório de evolução crônica que também pode contribuir para esse processo. Recentemente, o papel do ferro nas alterações musculares tem atraído grande interesse científico e sua deficiência tem sido associada a várias disfunções mitocondriais e metabólicas, como redução da mioglobina, da mitocôndria e das cristas mitocondriais, redução do metabolismo oxidativo e atividade glicolítica aumentada, resultando em diminuição da capacidade física e da massa muscular [8,10].

Estruturalmente, idosos sarcopênicos apresentam uma desorganização na micro e na macro arquitetura muscular, bem como na subpopulação de miofibrilas. Há uma substancial redução nas fibras do tipo II (de contração rápida), que são substituídas pelas do tipo I (de contração lenta) ou por gordura. O resultado dessas alterações é a redução no número total de fibras musculares que pode chegar a 50% por volta da 8ª década de vida. A perda da massa afeta diretamente a função muscular no idoso, sendo a principal responsável pela sarcopenia[10].

Aspectos nutrológicos

O agravamento da redução da massa muscular por ingestão inadequada de nutrientes é apontado como um dos fatores fisiopatológicos da sarcopenia [5]. A redução do apetite presente no envelhecimento, na ausência de outra condição clínica, constitui-se num sintoma principal de uma síndrome geriátrica denominada "anorexia do idoso". Ela acomete aproximadamente 21% da população com mais de 65 anos, é mais frequente em homens do que em mulheres e apresenta fisiopatologia multifatorial e complexa, da qual parte pode ser considerada uma resposta adaptativa à redução do gasto energético metabólico e à perda de massa muscular. Contribuem ainda na fisiopatologia da anorexia do idoso, fatores ligados ao trato gastrintestinal (TGI) e aos centros cerebrais de regulação de fome. No TGI, ocorrem alterações da motilidade gástrica, causando saciedade precoce em virtude da redução da elasticidade do fundo gástrico e a dilatação antral, associada à lentidão de esvaziamento gástrico. Além disso, a produção de hormônios sinalizadores da fome e da saciedade se alteram no TGI dos idosos: os sacietógenos glucagon-like peptide 1 (GLP-1) e a colecistoquinina (CCK) se elevam, enquanto a grelina, orexígena, diminui. Já o controle central do apetite envolve a interação dos núcleos hipotalâmicos ventromedial (centro da saciedade), lateral (centro da fome) e núcleo arqueado – com outras áreas cerebrais como a amígdala e o núcleo do trato solitário. Embora com múltiplos neurotransmissores envolvidos, o mecanismo central da anorexia do idoso decorre de um conjunto de modificações redutoras da concentração ou mesmo da expressão de neurotransmissores orexígenos (norepinefrina, neuropeptídeo gama, orexina, dimorfina, ácido gama aminobutírico (GABA) e óxido nítrico) e que aumentam os níveis ou a resposta dos anorexígenos hormônio estimulante de alfamelanócitos (alfa-MSH), fator de liberação das corticotrofinas (CRF) e serotonina). Além dos fatores relacionados ao TGI e aos centros cerebrais, contribuem para a anorexia do idoso os declínios funcionais do olfato, do paladar e da visão ao lado da inflamação crônica de baixa intensidade que acompanha a senescência[11].

Assim, a anorexia e a sarcopenia são síndromes geriátricas inter-relacionadas em que a redução do aporte calórico e, notadamente, do aporte proteico, induz ao estado sarcopênico e, por sua vez, a menor massa muscular reduz a necessidade calórica, intensificando a anorexia.

Embora muitas vezes imiscuída, a sarcopenia difere da caquexia. Nesta última, as perdas estão relacionadas ao alto grau de inflamação e ao elevado gasto metabólico de doenças como o câncer, a síndrome da imunodeficiência adquirida, a artrite reumatoide e outras, havendo uma depleção geral e especialmente do tecido adiposo, o que não ocorre na sarcopenia e na obesidade sarcopênica[12].

Inter-relação massa muscular e massa óssea

Ossos e músculos estão fortemente conectados e, quando a idade afeta um sistema, a funcionalidade do outro também fica comprometida[1,2]. Assim, sarcopenia e osteoporose estão frequentemente associadas no idoso. As propriedades do osso podem ser influenciadas pela força muscular. As células ósseas como osteoblastos, osteoclastos, osteócitos, condroblastos e condrócitos atuam sob controle muscular. A remodelação óssea é um processo dinâmico de renovação no qual osteoclastos e osteoblastos trabalham simultaneamente, cada qual em seu papel, em resposta ao mesmo estímulo. Juntas, essas células formam a unidade multicelular básica. Essas unidades ativam a sequência iniciação-reabsorção-formação, que promove a renovação do tecido ósseo em aproximadamente 3 meses. Quando a massa muscular é normotrófica, o estímulo mecânico aplicado ao osso consegue atingir a unidade multicelular básica e, dessa forma, a carga muscular mantém o processo no modo conservador e o equilíbrio na relação reabsorção–formação, promovendo a retenção da massa óssea. Quando a tensão muscular é inferior ao limite mínimo efetivo para estimular a remodelação, fato que ocorre nos idosos sarcopênicos, a remodelação óssea forma menos osso do que reabsorve e gera perda óssea. A queda no estímulo mecânico é seguida por alterações em sinais sistêmicos como os hormônios sexuais estrógeno e testosterona, além de hormônios que atuam no metabolismo como paratormônio, calcitonina, tiroxina, IGF-1, hormônio do crescimento e insulina. Osteoblastos e fibras musculares são positivamente influenciados pelos hormônios sexuais, IGF-1 e hormônio do crescimento.

A redução na produção desses hormônios provoca elevação na síntese das citocinas inflamatórias (interleucina-1, interleucina 6, fator de necrose tumoral), aumentando a atividade osteoclástica e a degradação das fibras musculares no idoso. O desequilíbrio entre a atividade osteoclástica e a osteoblástica afeta o remodelamento ósseo, produzindo desordens como a osteoporose[10].

Avaliação da Massa Muscular (MM)

Há vários métodos para avaliação da composição corporal[5]. Alguns com limitações de imprecisão como a antropometria em idosos, outros por limitações de tempo e de equipamento como a pletismografia, a imersão em água e as técnicas de diluição[1]. De maior uso são a ressonância magnética (RM), a tomografia computadorizada (TC), a absorciometria por dupla emissão de raios X (DXA) e a bioimpedância corporal (BIA). Destes, sem dúvida, a RM e a TC são os de maior precisão, pois podem mensurar a área muscular transversal e o volume muscular, além de estimar a densidade muscular e a infiltração gordurosa, fatores independentes de eventos adversos. Contudo, esses métodos encontram limitação em razão de seus custos e do excesso de radiação (TC)[1]. Na prática clínica, DXA e BIA são os mais utilizados[1], mas a maioria dos estudos utiliza a DXA pela sua boa precisão, facilidade e segurança de uso[13,14]. A DXA de corpo inteiro pode mensurar massa gordurosa, conteúdo mineral ósseo e massa magra. A musculatura esquelética de pernas e braços, denominada "musculatura esquelética apendicular" (MEA), é a mais utilizada nos estudos de sarcopenia. Embora possa ser tomada como um valor absoluto, na maioria dos casos a MEA é relacionada à superfície corporal, dividindo seu valor pelo quadrado da altura (MEA/altura^2–kg/m^2), conferindo, assim, proporcionalidade entre a musculatura esquelética e a estrutura corporal. Esse índice é denominado "índice da massa muscular esquelética" (IMME). Recentemente, o consenso elaborado pela FNIH fez uma relação interessante da MEA com o IMC, podendo facilitar o diagnóstico de obesidade sarcopênica[13,14]. Outro método bastante utilizado para avaliação da massa muscular é a BIA. Esta se baseia no fato de que os diferentes tecidos apresentam diferentes resistências ou impedâncias à passagem de uma corrente elétrica. Assim, uma corrente elétrica fraca é direcionada ao corpo e os dados de impedância auferidos são utilizados para extrapolar a composição corporal como água e massa magra. É um método prático e de baixo custo, porém com limitações, sendo mais preciso em indivíduos saudáveis. Suas medidas são afetadas por fatores como desequilíbrio hidreletrolítico, relativamente de maior comprometimento em idosos[1,13]. Nos consensos supracitados, a DXA é a referência em todos e a BIA aceita no EWGSOP.

Avaliação da função: força muscular

Vários métodos podem auxiliar na avaliação da força muscular[1]. A forma mais comumente utilizada na prática clínica diária é a mensuração da força de preensão palmar, obtida por um dinamômetro de mão, metodologia simples e com boa relação custo-benefício, pois apresenta uma correlação com a força dos demais seguimentos[7]. Adicionalmente, dinamômetros são portáteis e, assim, podem ser transportados facilmente para o campo de pesquisa ou domicílio. Os protocolos recomendam duas ou três medidas, realizadas de forma rápida e precisa. Apenas indivíduos com dores nas mãos ou no pulso, consequente à osteoartrite, poderão sentir algum desconforto[13]. Baixa força de preensão palmar está associada a um pior desfecho de saúde e, embora seja uma medida aplicada exclusivamente no membro superior, seus resultados correlacionam-se bastante com achados clínicos e prognóstico[13]. A aferição da força em membro inferior é mais complicada e onerosa. É obtida por meio de máquinas específicas para esse fim, não portáteis e caras, além de existirem vários modelos que testam diferentes grupos musculares, dificultando a comparação de resultados[13]. Uma opção é o teste de levantar-se e sentar-se da cadeira sem apoio cinco vezes, o que deve ser feito em tempo ≤ 15 segundos. É um bom teste, embora para sua execução não baste apenas ter força[7]. A revisão do EWGSOP2 reviu os valores antes indicados pelo EWGSOP e delimita como baixa força muscular para medidas aferidas pelo dinamômetro manual, quando abaixo de 27 kg para homens e 16 kg para mulheres. Já a FINH coloca o corte em 26 e 16 kg, respectivamente[1]. A baixa força muscular de forma isolada tem sido denominada "dinapenia", conceitualmente diferente de sarcopenia[1,13], porém agora conceitualmente identificada como a maior expressão ou mesmo a própria sarcopenia na prática clínica[7].

Avaliação da função: desempenho

É bastante utilizada nos estudos. A mensuração da velocidade da marcha em curta distância, usualmente 3 a 6 metros, é a mais utilizada. Geralmente, é realizada com duas ou mais tentativas, tomando-se, então, a maior velocidade ou a média delas. O teste, aparentemente simples, é complexo, abrangendo múltiplos sistemas[13]. A velocidade da marcha é um forte e independente preditivo da mortalidade, após ajustes para comorbidades ou deficiências que podem afetar a marcha[13]. Há vários pontos de corte para a definição de baixa velocidade de marcha cuja maioria considera inadequada a velocidade < 1 m/s ou < 0,8 m/s. O EWGSOP recomenda o teste de 4 metros e o corte em < 0,8 m/s. Não há diferença entre os gêneros[1,13]. Outro teste bastante utilizado é o *Timed Up and Go Test*, no qual o indivíduo deve levantar-se de uma cadeira sem braços, caminhar 3 metros, fazer meia volta e sentar-se novamente. Esse teste,

Tabela 20.1 Resumo das avaliações de massa e função muscular.			
Grupo de estudo	Massa muscular – DXA	Força	Desempenho
EWGSOP*♂	MEA/h^2 ≤ 7,0 kg/m^2	< 27 kg	< 0,8 m/s
♀	MEA/h^2 ≤ 6,0 kg/m^2	< 16 kg	< 0,8 m/s
IWGS ♂	MEA/h^2 ≤ 7,23 kg/m^2	–	< 1,0 m/s
♀	MEA/h^2 ≤ 5,67 kg/m^2	–	< 1,0 m/s
FINH ♂	MEA/IMC < 0,789	< 26 kg	< 0,8 m/s
♀	MEA/IMC < 0,512	< 16 Kg	< 0,8 m/s

Legenda: *Admite outros métodos de avaliação da MM além do DXA. MEA: massa esquelética apendicular; IMC: índice de massa corporal.

Fonte: Edwards MH, Buehring B, 2015 e Cruz-Jentoft AJ, et al., 2019.

além da velocidade da marcha, também indica risco de queda quando executado em tempo maior que 20 segundos. Uma pequena bateria de testes de desempenho físico (*the short physical performance battery*) incorpora o desempenho em três testes: velocidade da marcha em curta distância; habilidade para levantar-se e sentar-se em uma cadeira por cinco vezes; e testes de equilíbrio, cada parte recebendo de 0 a 4 pontos. Para idosos, pontuação igual ou acima de 9 a 10 é um bom resultado, embora não haja uma evidência para separar entre os de bom e os de excelente resultado. Finalmente, outra forma de avaliar o desempenho são as caminhadas mais longas como andar por 400 metros. Quem não consegue finalizar ou o faz em tempo maior do que 15 minutos, é considerado portador de dificuldade de mobilidade. Pela praticidade, os de curta distância são mais utilizados[1,13].

Abordagem preventiva e terapêutica

As estratégias preventivas acompanham as intervenções terapêuticas e devem ser iniciadas o mais cedo possível, tentando evitar que ocorra a perda da massa e de função do músculo esquelético. Atualmente, as terapias não farmacológicas, alicerçadas no exercício físico e no suporte nutricional, são consideradas as bases da prevenção e do tratamento da sarcopenia.

Exercício físico

A atividade física é definida como qualquer movimento produzido pela contração dos músculos esqueléticos que aumenta o gasto energético. O termo "atividade física" compreende todos os tipos de atividades, inclusive as cotidianas, enquanto o exercício é caracterizado como um movimento planejado, estruturado e repetitivo para melhorar ou manter os componentes da função e aptidão física. Portanto, o exercício é uma forma de atividade física com um propósito específico, tipicamente descrito por tipo, intensidade, frequência e duração[15]. O exercício aumenta a massa e a força muscular, além de melhorar o desempenho[10]. Evidências mostram que exercícios de resistência progressiva combinados com aeróbicos são mais benéficos para a prevenção e para o tratamento da sarcopenia[6].

Tanto as vias musculares anabólicas como as catabólicas são fortemente influenciadas pelo exercício físico. O treinamento regular melhora a massa e a força muscular, aumentando a síntese proteica, o número de miofibrilas e a área transversal da fibra. O exercício aumenta os níveis de IGF-1 com a subsequente ativação da via de sinalização da mTOR para induzir a síntese de proteínas. Adicionalmente, o exercício aumenta a proteína miofibrilar mediante ativação das células satélites e diminui a infiltração de gordura muscular. Paralelamente ao estímulo anabólico, o exercício inibe a degradação proteica, um efeito provavelmente mediado pelos níveis mais baixos de estresse oxidativo com o condicionamento físico. Com efeito, o exercício regular e constante encontra-se associado a níveis diminuídos dos marcadores de estresse oxidativo e também ao aumento da capacidade antioxidante enzimática e não enzimática, tanto em indivíduos jovens como nos de meia-idade e idosos. Finalmente, as mitocôndrias são intensamente influenciadas pelo exercício, que age para preservar o seu conteúdo e função, durante o envelhecimento, sendo o nível de atividade física um importante determinante da função mitocondrial no envelhecimento muscular[8].

Todavia, embora os estudos concordem com a melhora da massa e da função muscular, ainda não se conhecem o tipo, a frequência e a intensidade ideais de exercício para se prevenir ou tratar a sarcopenia[8]. Estudos recentes indicam que os exercícios de resistência são mais efetivos, mas, preferencialmente, devem ser acompanhados de exercícios aeróbicos. Nos idosos, o exercício de resistência deve ser realizado em 2 ou 3 dias não consecutivos/semana, com pelo menos um conjunto de 8 a 12 repetições e uma média de três séries, havendo recomendações que variam de 1 a 5 séries com êxito de resultado. A carga deve estar entre 50 e 80% de uma repetição máxima. O exercício de resistência é uma intervenção eficaz para melhorar a força e o funcionamento físico em pessoas mais velhas[8,16].

O exercício aeróbio não produz a mesma magnitude de melhoria na massa e na força muscular como o exercício de resistência, mas é recomendado para pacientes com sarcopenia, pois melhora o controle metabólico, reduz o estresse oxidativo e melhora a sensibilidade à insulina do músculo esquelético. Os dados das publicações médicas sugerem que o treinamento aeróbico ótimo pode ser alcançado com intensidades entre os dois limiares ventilatórios (50 a 80% do VO_2 máx.) e com a frequência de duas a três sessões/semana. Assim, as frequências semanais recomendadas para exercícios resistidos e aeróbicos permite uma programação semanal de ambas as modalidades, respeitando a capacidade e as preferências individuais[8].

Aporte nutrológico

A combinação de atividade física com o aporte adequado de nutrientes, notadamente proteínas, parece ser a conduta ideal para prevenção e tratamento da sarcopenia[17]. Dados o alto risco de desnutrição ou subnutrição nos idosos[11] e a grande dificuldade de indivíduos desnutridos ganharem massa muscular, o cuidado com a dieta é essencial para otimizar o resultado. A massa muscular esquelética está em constante processo de síntese e degradação, controlada por complexa interação de fatores cuja resultante determina manutenção, perda ou ganho de massa muscular. Atividade física, proteínas e aminoácidos têm papel fundamental nesse processo, além do aporte adequado de energia e outros nutrientes[17].

A síntese proteica muscular (SPM) se eleva após a ingestão alimentar, superando a degradação da proteína muscular (DPM), enquanto na fase pós-absortiva essa relação se inverte. Ao longo do tempo, a massa muscular depende do balanço entre a SPM e a DPM. A magnitude da SPM é dependente da quantidade e da qualidade da proteína ingerida, bem como da frequência e da relação com a atividade física. O teor de aminoácidos das proteínas dietéticas tem um impacto significativo sobre o seu poder anabólico, e os aminoácidos essenciais (AAE) são o principal estímulo nutricional para a síntese proteica. O aminoácido leucina é considerado o principal regulador dietético do anabolismo da proteína muscular em razão de sua capacidade estimular a SPM mediante a mTOR. Essa via de sinalização é responsável por promover alterações na transcrição dos genes envolvidos na SPM, resultando na remodelação muscular. É interessante o fato de que a leucina estimula a via de sinalização mTOR de forma diferente da realizada pelo exercício resistido, o que realça a importância da combinação desses dois fatores. Assim, quanto maior o nível de AAE da fonte proteica, particularmente de leucina, maior a sua capacidade de estimular a SPM. Derivados do leite são considerados as melhores fontes, particularmente a proteína derivada do soro do leite (PSL) conhecida como *whey protein*. Outros fatores como estilo de vida, tabagismo, abuso de álcool, estado hormonal, doenças e inflamação podem influenciar significativamente a SPM. A insulina desempenha um papel particularmente relevante no metabolismo das proteínas. Os aminoácidos e a insulina têm um efeito sinérgico sobre a estimulação do anabolismo da proteína muscular. Em condições fisiológicas, o anabolismo máximo de proteína ocorre quando os níveis de insulina e de aminoácidos são mais elevados. Assim, no período pós-prandial, quando a concentração de ambos está elevada, quanto maior a disponibilidade de aminoácidos maior o estímulo da insulina para a o anabolismo muscular. Todavia, muitos idosos não respondem da mesma forma que os jovens em relação ao estímulo de AAE para a síntese proteica, o que é denominado "resistência anabólica"[18].

Essa resistência anabólica ainda não está completamente esclarecida, mas parece estar relacionada à resistência insulínica, à menor sensibilidade aos níveis de AAE e de leucina, ao estresse oxidativo, à inflamação crônica e à maior retenção esplâncnica de aminoácidos, o que torna menos efetiva a estimulação da mTOR pela leucina. Assim, tem sido demonstrado que muitos idosos não respondem da mesma forma que os mais jovens a baixas doses de proteína enquanto doses maiores são capazes de superar essa resistência e estimular a SPM de forma similar aos mais jovens[17,18]. A baixa ingestão proteica, hábito costumeiro entre os idosos, é um importante facilitador para a sarcopenia. Estudos têm demonstrado que os idosos situados nos percentis superiores de ingestão proteica apresentam maior massa muscular e também óssea em relação àqueles com menor ingestão proteica. Dessa forma, tais estudos vêm indicando que os idosos necessitam ao menos da ingestão de 20 g de proteína por refeição para que ocorra o adequado estímulo anabólico, sendo melhor esse efeito quando em torno de 30 g (25 a 35 g) ou 0,4 g/kg por refeição[17,19]. Com tais dados, a tendência atual é recomendar níveis de ingestão proteica para os idosos acima das recomendações clássicas [(*Dietary Reference Intakes* (DRI)]. Idosos saudáveis devem ingerir de 1 a 1,2 g/kg/dia para a manutenção da sua massa muscular e aqueles debilitados, em torno de 1,2 a 1,5 g/kg/dia distribuídos entre as refeições, e os severamente desnutridos podem necessitar de 2 g/kg/dia[20]. Essa distribuição em três a quatro refeições é importante para que o estímulo à SPM e o consequente anabolismo muscular ocorram várias vezes ao longo do dia. Harmonizar a orientação dietética com exercícios é uma estratégia interessante. Sabe-se que o exercício estimula a síntese proteica, sendo este efeito mais intenso na 1ª hora, conquanto se mantém por 24 horas. Assim, o aporte proteico nesta 1ª hora maximiza o efeito e ao longo do dia o mantém elevado[17,18].

A melhor fonte proteica, segundo os estudos, é a PSL pelo alto teor de AAE e de leucina, sendo facilmente digerida e produzindo aporte ao músculo. A combinação de exercício resistido com o aporte de PSL é considerada a mais eficiente estratégia para o ganho muscular, sendo essa suplementação uma estratégia defendida para os idosos sarcopênicos e para aqueles com dificuldade de ingestão adequada, com eficiência superior à da caseína[17,18]. Além das proteínas do leite, carnes magras e vegetais são fontes proteicas. O conteúdo em AAE, a digestibilidade e a biodisponibilidade determinam as propriedades anabólicas de uma proteína. As carnes magras são fontes alimentares de proteínas de alto valor biológico aliadas a componentes bioativos como ferro, cobalamina e creatina com funções importantes na sarcopenia. Uma variação entre as fontes proteicas de origem animal (carne vermelha, de ave, de peixe e ovos) parece adequada para o fornecimento de proteína de boa qualidade[20]. Com relação às proteínas vegetais, não há uma comparação definitiva, porém estas tendem a ter menor conteúdo de AAE e também apresentam digestibilidade mais difícil. Proteínas vegetais, como a da soja, mesmo se consumidas em maior quantidade, não demonstraram resposta semelhante às de fonte animal e, quando comparadas à PSL, suspeita-se de que os seus aminoácidos se destinam mais diretamente à oxidação do que à recomposição muscular[20]. Entretanto, esse estímulo menor não impede que proteínas de origem vegetal façam parte das recomendações proteicas e mesmo que possam ser a fonte principal, em respeito às preferências individuais do idoso.

Caso o idoso não consiga ingerir a quantidade adequada de proteínas, a suplementação com soluções contendo proteínas de alto valor biológico deve ser recomendada[17,18]. Finalmente, embora menos consistentes, há indícios de que a adição de leucina à refeição melhore a síntese proteica no período pós-prandial, o que, se comprovado, pode constituir uma estratégia para melhorar a qualidade proteica e a eficiência da SPM[20].

Com relação ao maior aporte proteico e sua interferência na função renal, os estudos recentes não comprovam dano glomerular e, assim, as recomendações atuais sugerem sua moderação ou sua restrição, particularmente nos idosos portadores de doença renal moderada ou severa, quando não sob diálise[17].

Calorias e outros nutrientes

O aporte proteico será desprovido de sentido se não houver aporte energético adequado. O baixo nível de ingestão energética, um problema nutricional comum nos idosos, é responsável tanto pela perda de peso como pelo declínio da força muscular e tem sido consistentemente associado à síndrome da fragilidade. Em termos práticos, a ingestão energética $\leq$ 21 kcal/kg, quando comparada a > 21 kcal/kg, tem sido significativamente associada à fragilidade. Além disso, os homens que seguem uma dieta com maior consumo de energia são mais saudáveis se comparados àqueles com baixa ingestão energética que são mais fragilizados[21]. O aporte calórico deverá ser garantido pelas refeições habituais ou, se necessário, por suplementação energética, semelhante ao comentado para as proteínas. O aporte calórico deverá ser individualizado, conforme o estado geral do idoso e as doenças envolvidas. Existem várias formas de se estimar a necessidade calórica do indivíduo e, na prática clínica diária, a calorimetria indireta é a mais precisa delas. Fórmulas, como a consagrada equação de Harris-Benedict, corrigida para a condição ou a atividade do indivíduo, também são utilizadas. Geralmente, a necessidade calórica se situará entre 24 e 36 kcal/kg/dia[22].

Vitamina D

O baixo nível sérico de vitamina D (VD) ou 25-OH-vitamina D < 30 ng/mL tem sido associado a diversas condições de comprometimento da saúde, como quedas, perda de força muscular, osteoporose, alterações cognitivas e deficiências imunológicas. Nos idosos, baixos níveis séricos de VD e altos níveis de paratormônio (PTH) têm sido associados com a redução da massa e da força muscular. Em um estudo prospectivo com idosos não institucionalizados e acompanhados durante 2,6 anos, os baixos níveis de VD foram um forte e independente preditor de alteração na massa e na força muscular. Embora não se conheça precisamente seu mecanismo de ação, é indubitável que a VD influencia o metabolismo e o trofismo muscular. Entretanto, os níveis séricos de VD declinam com a idade por menor exposição solar, redução da capacidade cutânea de síntese e menor conversão renal para a sua forma ativa[22]. Como as fontes alimentares de VD são escassas, a suplementação de VD pode ser necessária[23]. Em idosos, a suplementação parece melhorar a função muscular, reduzir a incidência de quedas, influenciar positivamente a composição e a morfologia da fibra muscular e melhorar a qualidade óssea[22,24]. Dessa forma, os níveis séricos de VD deverão ser rotineiramente mensurados no idoso e, quando baixos, corrigidos e, depois, mantidos por suplementação exógena, garantindo níveis ≥ 30 ng/mL. Níveis séricos < 20 ng/mL deverão ser corrigidos, administrando-se 50.000 UI/semana (ou 7.000 UI/dia) durante 6 a 8 semanas. Após esse período, deve ser feita nova aferição e, se os níveis desejados não foram alcançados, o ciclo deve ser repetido, até alcançar o objetivo. Após a normalização, os níveis em idosos devem ser mantidos com 7.000 a 14.000 UI/semana (ou 1.000 a 2.000 UI/dia)[24].

Creatina mono-hidratada

A creatina é um composto nitrogenado sintetizado pelo fígado, pelos rins e pelo pâncreas a partir de AAE (arginina, glicina e metionina) ou ingerido na dieta (carnes vermelhas, lácteos e frutos do mar), que consiste numa importante fonte de energia rápida para o organismo (especialmente nos músculos e no cérebro). Armazenada na forma de fosfocreatina, atua na ressíntese de adenosina trifosfato (ATP) durante a contração muscular, tendo, assim, efeito ergogênico durante o exercício[22]. A suplementação aguda e crônica de creatina pode melhorar a massa magra e a função muscular em populações idosas. É importante ressaltar que a creatina, em conjunto com o treinamento de resistência, pode resultar em maiores adaptações no músculo esquelético em comparação com o treinamento de resistência *per se*. O efeito benéfico da creatina sobre a massa magra e a função muscular parece ser aplicável a indivíduos mais velhos, independentemente do sexo, condição física ou estado de saúde, embora estudos com indivíduos muito idosos (> 90 anos) e severamente frágeis permaneçam escassos[25]. O melhor protocolo de suplementação para obter o maior estímulo anabólico permanece desconhecido. São necessários estudos mais complexos que testem os efeitos da cossuplementação com creatina e outros potenciais nutrientes anabólicos (p. ex.: proteínas e aminoácidos) em indivíduos mais idosos e também que determinem sua real contribuição na prevenção e no tratamento da síndrome, identificando seus riscos e seus benefícios[22,25].

Hormônios

Os níveis de testosterona diminuem a uma taxa de 1% por ano a partir dos 30 anos de idade. Esse declínio na testosterona está associado com um declínio na massa e na força muscular. Desde os estudos originais que demonstraram a testosterona aumentando a força muscular em idosos, vários outros têm demonstrado sua ação na musculatura. Numerosos estudos têm sugerido que a suplementação de testosterona em baixas doses aumenta a massa muscular e diminui a massa gorda; em doses mais elevadas aumenta a massa e a força muscular. Em idosos frágeis e em pessoas com insuficiência cardíaca, a testosterona aumentou tanto a força como a distância percorrida em caminhada. Sua ação melhora a força muscular em homens e em mulheres. Em idosos fragilizados, a testosterona combinada a um suplemento proteico diminuiu a hospitalização[26]. Embora a testosterona tenha sido utilizada desde a década de 1940, há receio de que ela possa produzir efeitos colaterais excessivos, o que colocou a terapia com testosterona sob intenso debate atualmente[8,26].

Um estudo original mostrou que o hormônio do crescimento (HC) aumentou a massa magra em homens idosos, o que causou euforia. Posteriormente, foi demonstrado que, apesar de aumentar a massa muscular, o HC não aumenta a força muscular em idosos. Além disso, seu uso pode causar maior retenção de nitrogênio e vários outros efeitos colaterais que incluem artralgia, mialgia, edema, síndrome do túnel do carpo e hiperglicemia [8,26]. Um pequeno estudo com IGF-1 em idosos mostrou aumento dos efeitos colaterais como hipotensão ortostática, ginecomastia, miosite e edema[26].

Para o futuro, vários fármacos estão sendo estudados como os antagonistas da miostatina, os agonistas da grelina, os estimuladores específicos de receptores de androgênios, entre outros[26]. Dessa forma, no presente, a atividade física, compreendendo tanto os exercícios resistidos quanto os aeróbicos, idealmente completados com exercícios de postura e equilíbrio, e o aporte nutrológico completo, com adequação de proteínas, energia e demais nutrientes constituem a base da prevenção e do tratamento da sarcopenia, ficando o tratamento farmacológico restrito a casos específicos.

Referências

1. Edwards MH, Buehring B. Novel approaches to the diagnosis of Sarcopenia. J Clin Densitom 2015 Oct-Dec; 18(4): 472-7.
2. Kalinkovich A, Livshits G. Sarcopenia – The search for emerging biomarkers. Ageing Res Rev 2015 Jul; 22: 58-71.
3. Atkins JL, Whincup PH, Morris RW, Lennon LT, Papacosta O, Wannamethee SG. Sarcopenic Obesity and Risk of Cardiovascular Disease and Mortality: A Population-Based Cohort Study of Older Men. J Am Ger Soc 2014; 62(2): 253-60.
4. Yerrakalva D, Mullis R, Mant J. The associations of "fatness," "fitness," and physical activity with all-cause mortality in older adults: A systematic review. Obesity (Silver Spring) 2015 Oct; 23(10): 1944-56.
5. Cruz-Jentoft AJ, Baeyens JP, Bauer JM, Boirie Y, Cederholm T, Landi F, et al. European Working Group on definition and diagnosis: Report of the European Working Group European Working Group on Sarcopenia in Older People. Sarcopenia: European consensus on Sarcopenia in Older People. Age Ageing 2010 Jul; 39(4): 412-23.
6. Dhillon RJ, Hasni S. Pathogenesis and Management of Sarcopenia. Clin Geriatr Med 2017 Feb; 33(1): 17-26.
7. Cruz-Jentoft AJ, Bahat G, Bauer J, Boirie Y, Bruyère O, Cederholm T et al. Writing Group for the European Working Group on Sarcopenia in Older People 2 (EWGSOP2), and the Extended Group for EWGSOP2. Sarcopenia: revised European consensus on definition and diagnosis. Age Ageing 2019 Jan 1; 48(1): 16-31.
8. Gomes MJ, Martinez PF, Pagan LU, Damatto RL, Cezar MD, Lima AR, et al. Skeletal muscle aging: influence of oxidative stress and physical exercise. Oncotarget 2017 Jan 15.
9. Budui SL, Rossi AP, Zamboni M. The pathogenetic bases of sarcopenia. Clin Cases Miner Bone Metab 2015 Jan-Apr; 12(1): 22-6.
10. Tarantino U, Piccirilli E, Fantini M, Baldi J, Gasbarra E, Bei R. Sarcopenia and fragility fractures: molecular and clinical evidence of the bone-muscle interaction. J Bone Joint Surg Am 2015 Mar 4; 97(5): 429-37.
11. Morley JE. Pathophysiology of the anorexia of aging. Curr Opin Clin Nutr Metab Care 2013 Jan; 16(1): 27-32.
12. Muscaritoli M, Anker SD, Argiles J, et al. Consensus definition of sarcopenia, cachexia and pre-cachexia: joint document elaborated by Special Interest Groups (SIG) "cachexia-anorexia in chronic wasting diseases" and "nutrition in geriatrics". Clin Nutr 2010; 29:154-9.

13. Cawthon PM. Assessment of Lean Mass and Physical Performance in Sarcopenia. J Clin Densitom 2015 Oct-Dec; 18(4): 467-71.

14. Guglielmi G, Ponti F, Agostini M, Amadori M, Battista G, Bazzocchi A. The role of DXA in sarcopenia. Aging Clin Exp Res 2016 Dec; 28(6): 1047-60.

15. Hills AP, Mokhtar N, Byrne NM. Assessment of physical activity and energy expenditure: an overview of objective measures. Front Nutr 2014 Jun 16; 1: 5.

16. De Labra C, Guimarães-Pinheiro C, Maseda A, Lorenzo T, Millán-Calenti JC. Effects of physical exercise interventions in frail older adults: a systematic review of randomized controlled trials. BMC Geriatr 2015 Dec 2; 15: 154.

17. Lancha AH Jr, Zanella R Jr, Tanabe SG, Andriamihaja M, Blachier F. Dietary protein supplementation in the elderly for limiting muscle mass loss. Amino Acids 2017 Jan; 49(1): 33-47.

18. Murton AJ. Muscle protein turnover in the elderly and its potential contribution to the development of sarcopenia. Proc Nutr Soc 2015 Nov; 74(4): 387-96.

19. Moore DR, Churchward-Venne TA, Witard O, Breen L, Burd NA, Tipton KD, et al. Protein ingestion to stimulate myofibrillar protein synthesis requires greater relative protein intakes in healthy older versus younger men. J Gerontol A Biol Sci Med Sci 2015 Jan; 70(1): 57-62.

20. Landi F, Calvani R, Tosato M, Martone AM, Ortolani E, Savera G, et al. Protein Intake and Muscle Health in Old Age: From Biological Plausibility to Clinical Evidence. Nutrients 2016 May 14; 8(5).

21. Yannakoulia M, Ntanasi E, Anastasiou CA, Scarmeas N. Frailty and nutrition: From epidemiological and clinical evidence to potential mechanisms. Metabolism 2017 Mar; 68: 64-76.

22. Calvani R, Miccheli A, Landi F, Bossola M, Cesari M, Leeuwenburgh C, et al. Current nutritional recommendations and novel dietary strategies to manage sarcopenia. J Frailty Aging 2013; 2(1): 38-53.

23. Baum JI, Wolfe RR. The Link between Dietary Protein Intake, Skeletal Muscle Function and Health in Older Adults. In: Samman S, Darnton-Hill I, editors. Healthcare 2015; 3(3): 529-43.

24. Maeda SS, Borba VZ, Camargo MB, Silva DM, Borges JL, Bandeira F, et al. Brazilian Society of Endocrinology and Metabology (SBEM). Recommendations of the Brazilian Society of Endocrinology and Metabology (SBEM) for the diagnosis and treatment of hypovitaminosis D. Arq Bras Endocrinol Metabol 2014 Jul; 58(5): 411-33.

25. Gualano B, Rawson ES, Candow DG, Chilibeck PD. Creatine supplementation in the aging population: effects on skeletal muscle, bone and brain. Amino Acids 2016 Aug; 48(8): 1793-805. doi:10.1007/s00726-016-2239-7.

26. Morley JE. Pharmacologic Options for the Treatment of Sarcopenia. Calcif Tissue Int 2016 Apr; 98(4): 319-33.

21 Síndrome da fragilidade

• Alberto Frisoli Júnior

A síndrome da fragilidade (SF) foi conceituada, pela primeira vez, em 2001, por Linda Fried a partir do *Cardiovascular Health Study* (CHS), após reunir em cinco características físicas e psíquicas o que ela intitulava de "perda da capacidade de gerenciar o próprio corpo, decorrente de algum evento mórbido". Antes de Fried, diversos autores descreveram o que seria o fenótipo da fragilidade com a imagem semelhante a um idoso, emagrecido, de marcha lenta e eventos clínicos recorrentes. Com a criação de um instrumento capaz de operacionalizar o fenótipo da fragilidade, pesquisadores de diversas áreas puderam esclarecer características clínicas, laboratoriais e de fatores etiológicos, assim como os desfechos clínicos associados a ela. "Síndrome médica de múltipla etiologia e de fatores contribuintes que se caracteriza pela diminuição da força, resistência e redução das funções fisiológicas, aumentando a vulnerabilidade do indivíduo para maior dependência funcional e ou risco de morte"[1-6]. Esse conceito retoma uma das primeiras afirmações sobre a seleção natural, "os indivíduos mais aptos ao ambiente têm mais chances de sobreviver e reproduzir-se" (Charles R. Darwin), demonstrando que a SF é uma representação orgânica da incapacidade do idoso de interagir adequadamente com o meio em que vive, o que, como dito por Darwin, reduzira suas chances de sobreviver.

A prevalência da SF pode variar significativamente conforme o critério diagnóstico, o país, faixa etária, etnia e condição clínica. Em pessoas da comunidade com idade maior ou igual a 65 anos, as taxas oscilam de 7 a 12% nos Estados Unidos[4], alcançando valores de 21 a 48% em países da América Latina e do Caribe, com valores intermediários em países europeus[7]. No Brasil, a prevalência de frágeis na comunidade do Rio de Janeiro é de 9,1%, com 47,3% pré-frágeis e 43,6% de robustos[8]. Em populações ambulatoriais, a prevalência aumenta significativamente, com cerca de 40% de frágeis e 50% de pré-frágeis[9], enquanto em hospitais e casas de repouso, esses valores podem ser maiores, conforme o grau de comprometimento e o critério diagnóstico de fragilidade utilizado.

A SF está associada a um aumento de seis vezes na taxa de mortalidade em 7 anos, comparados a robustos da comunidade, assim como perda funcional, quedas e hospitalizações[4, 10], mas as taxas são ainda maiores em idosos extracomunitários. Frisoli e colaboradores[9] observaram incremento de cerca de três vezes na taxa de mortalidade em 1 ano de idosos com doenças cardiovasculares e SF provenientes de um ambulatório de Hospital Universitário, comparadas a idosos da comunidade.

Fisiopatologia da síndrome da fragilidade

Baseia-se na sarcopenia, como massa muscular reduzida, que, por sua vez, provocaria fraqueza e redução da velocidade de marcha, seguidas pela diminuição de gasto energético diário causado pela lentificação nas atividades cotidianas. A baixa atividade promove menor consumo de oxigênio e, com a diminuição da massa muscular e da capacidade de realizar o trabalho muscular, ocorreria a exaustão. A perda de massa muscular, assim como as suas funções, é influenciada por citoquinas inflamatórias que prejudicam o apetite, o que, juntamente com a anorexia do envelhecimento, resultaria na perda do peso corporal. A diminuição do peso e a baixa atividade motora aumentam a sarcopenia, fechando o ciclo hipotético da SF (Figura 21.1).

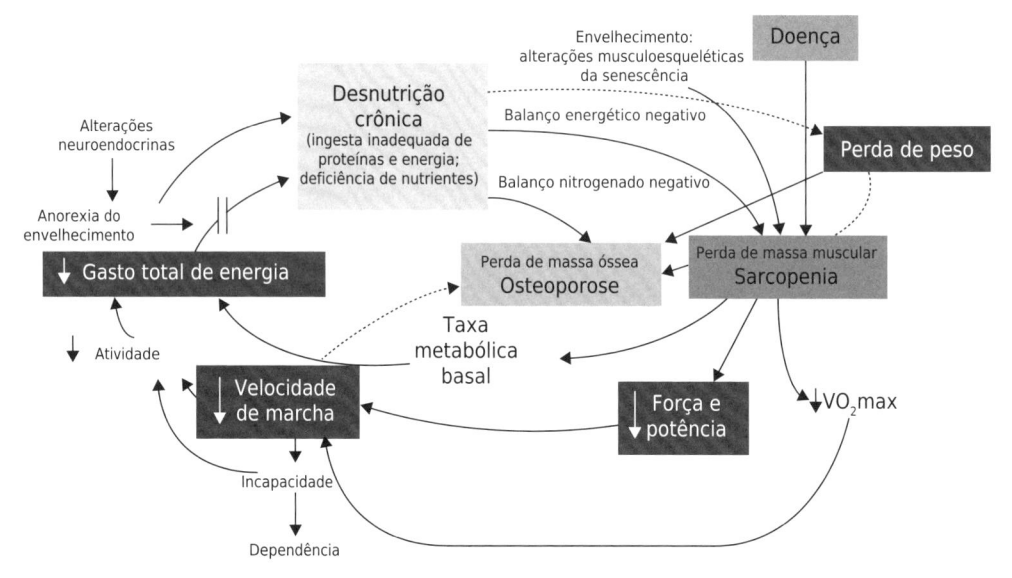

Figura 21.1 – Ciclo da fisiopatologia e manifestações clínicas da síndrome da fragilidade proposto por Linda Fried.

Fonte: Linda Fried, 2001[4].

Diagnóstico

Os primeiros critérios elaborados para o diagnóstico da SD provêm do *Cardiovascular Health Study*, elaborado por Linda Fried e colaboradores[4] em *O critério para fragilidade pelo CHS*, o mais utilizado em estudos epidemiológicos e considerado o referencial para os novos critérios e para se avaliar os desfechos relacionados à síndrome. O critério CHS é composto por cinco itens: perda de peso; fraqueza; velocidade de marcha reduzida; exaustão; e gasto energético reduzido. O indivíduo será considerado frágil quando apresentar três ou mais itens; pré-frágil, se manifestar um ou dois; e robusto se não houver itens positivos. As dificuldades operacionais dos critérios de fragilidade pelo CHS impulsionaram a criação de outros critérios para identificação da SF, visando maior facilidade na aplicação da prática clínica. Diversos critérios foram criados ao longo da última década (Quadro 21.1), mas apenas quatro têm sido mais utilizados na prática clínica e em estudos populacionais, são eles: critérios para síndrome da fragilidade do *Cardiovascular Health Study – 2001*, na versão original ou adaptada; a escala de fragilidade clínica – 2005; FRAIL – International Academy of Nutrition and Aging – 2008[11]; e instrumento de triagem para fragilidade Gérontopôle – 2012[12].

Quadro 21.1
Instrumentos para avaliação da síndrome da fragilidade ou de vulnerabilidade clínica.
• Critérios para Síndrome da Fragilidade do *Cardiovascular Health Study* – 2001
• Escala de Fragilidade Clínica – 2005
• Study of Osteoporotic Fractures – 2006
• Deficit Model – 2008
• FRAIL – International Academy of Nutrition and Aging – 2008
• Instrumento de Avaliação da Fragilidade Survey of Health
• Ageing and Retirement in Europe (SHARE-FI) – 2010
• Vulnerable Elder Survey-13 – 2009
• Índice de Fragilidade Tilburg – 2010
• Groningen Frailty Indicator – 2012
• Instrumento de Triagem para Fragilidade Gérontopôle – 2012

Fonte: Elaborado pela autoria.

I – Critérios para síndrome da fragilidade derivados do *Cardiovascular Health Study*, nas versões original e adaptada (a seguir)

1. *Perda de peso*: perda de peso não intencional igual ou superior a 4,5 kg no último ano ou ≥ 5% do peso.

2. *Exaustão:* ao menos um dos dois critérios a seguir:
   — *Eu sinto que tudo que eu faço é com esforço.*
   — *Eu não consigo continuar.*

3. *Baixo gasto energético por atividade física variada em 1 semana:*
   Homens < 383 kcal;
   Mulheres < 270 kcal.

4. *Velocidade de marcha reduzida para 4,5 metros:*
   - *Homens:*
      Altura ≥ 1,73 cm ≥ 7 segundos;
      Altura < 1,73 cm ≥ 6 segundos.
   - *Mulheres:*
      Altura ≥ 1,59 cm ≥ 7 segundos;
      Altura < 1,59 cm ≥ 6 segundos.

5. *Fraqueza: medida de preensão palmar (20%) ajustada para índice de massas corporal (IMC):*
   Pontuação: 3 mais = frágil; 1 ou 2 = pré-frágil; 0 = robusto
   Ou na versão adaptada:

1. *Perda de peso:* perda de peso não intencional igual ou superior a 4,5 kg no último ano ou peso ≤ 10% do peso aos 60 anos.

2. *Exaustão:* autorreferência de fadiga ou de sentimento incomum de cansaço ou fraqueza no último mês.

3. *Baixa atividade física:* baixa frequência e reduzido tempo de atividades físicas.

4. *Velocidade de marcha reduzida:*

- Tempo de caminhada de 4 metros ≥ 7 segundos se altura ≤ 1,59 cm ou ≥ 6 segundos se altura > 1,59 cm.

5. *Fraqueza:* medida de preensão palmar (20%) ajustada para IMC.

Pontuação: 3 mais = frágil; 1 ou 2 = pré-frágil; 0 = robusto

II – Critério FRAIL

Tem sido utilizado de forma ampla nos estudos e na prática clínica em virtude de sua boa correlação com os desfechos observados pelo critério do CHS, além de ter aplicação mais simples.

- *Fadiga:*
  — *Você se sente fadigado?*
- Resistência:
  — *Você sente dificuldade para subir um lance de escada?*
- Aeróbico:
  — *Você sente dificuldade para andar um quarteirão?*
- (*Illnesses*) Doenças:
  — *Você tem cinco ou mais doenças?*
- (*Loss of weight*) Perda de peso:
  — *Você perdeu mais que 5% do seu peso nos últimos 6 meses?*

Pontuação: 3 mais = frágil; 1 ou 2 = pré-frágil; 0 = robusto

III – Instrumento de triagem para fragilidade Gérontopôle

Trata-se de uma ferramenta de triagem, e não de diagnóstico, devendo ter a sua interpretação restrita (Quadro 21.2). Esse instrumento deve ser aplicado a idosos com idade ≥ 65 anos e independentes [atividade de vida diária (AVD) ≥ 5/6)].

Quadro 21.2 Instrumento de triagem para fragilidade Gérontopôle.			
Perguntas direcionadas	Sim	Não	Ignoro
— *O paciente vive sozinho?*			
— *Apresentou perda involuntária de peso nos últimos 3 meses?*			
— *Apresentou fadigabilidade nos últimos 3 meses?*			
— *Apresentou dificuldades na mobilidade nos últimos 3 meses?*			
— *Tem problemas de memória?*			
— *Tem velocidade de marcha superior a 4 segundos para 4 metros?*			
Se, ao menos uma questão for positiva, pergunta-se: — *Você acha, baseado em sua opinião clínica, que seu paciente é frágil e apresenta maior risco para futuras perdas funcionais?* ( ) sim ( ) não			
Se sim, proponha ao seu paciente uma avaliação detalhada, no hospital, das possíveis causas e de fatores de fragilidade e como preveni-los.			

Fonte: Adaptado de Cardiovascular Health Study.

IV – Escala de fragilidade clínica (EFC)

Entre as escalas mais utilizadas, a EFC é a que apresenta maior dificuldade na aplicação, decorrente do número elevado de itens, o que também restringe o número de entrevistadores, pois eles devem deter plenamente a compreensão dos itens. A escala envolve multidomínios, como fatores cognitivos, que, quando presentes, aumentam muito a pontuação, além de fatores sociais, nutricionais, físicos e comorbidades. Divide-se em nove graus e idosos com grau maior ou igual a 5 são considerados frágeis (Quadro 21.3).

Quadro 21.3 Escala de fragilidade clínica.	
Robusto	• Ativo, vigoroso, muito motivado, forte. • Atividade física regular. • Apto para a idade.
Bem/saudável	• Sem sintomas de doenças ativas. • Menos apto que na categoria anterior. • Atividade física ocasional ou sazonal.
Controlado	• Comorbidades controladas. • Sintomas das doenças controlados. • Sem atividade física além da marcha habitual.
Vulnerável	• Sintomas de doenças não controladas. • Independente nas atividades de vida diária. • Alteração na marcha (marcha lenta – *slowed down*). • Limitação funcional de acordo com os sintomas da doença. • Cansaço durante o dia.
Fragilidade leve	• Dependente em grau reduzido nas AIVD (transporte, finanças, tarefas domésticas que requerem mais esforço, as compras e preparo de refeições). • Supervisão na tomada de medicação. • Supervisão da marcha no exterior.
Fragilidade moderada	• Dependente em grau moderado nas AVD e AIVD. • Apoio e supervisão na marcha subir e descer escadas dentro de casa ou necessidade de auxílio de marcha. • Necessidade de ajuda e de supervisão durante a noite.
Fragilidade severa	• Dependente em grau elevado em todas as AVD. • Dependente do cuidador por causa física ou cognitiva. • Estável e sem risco de morrer nos próximos 6 meses.
Fragilidade muito severa	• Dependente em grau elevado em todas as AVD. • Próximo do fim de vida. • Pode não recusar de doenças menores.
Fragilidade terminal	• Próximo do fim da vida. • Expectativa de vida inferior a 6 meses. • Sem outra evidência de fragilidade.

Legenda. AIVD: atividades instrumentais de vida diária; AVD: atividades de vida diária.

Fonte: Rockwood K., 2005[6].

Tratamento

Atividade física

A atividade física como intervenção para reduzir a incidência de quedas em progressão para fragilidade tem apresentado resultados bastante variáveis em decorrência do tipo de exercícios e da população. Alguns estudos bem controlados sugerem que exercícios de equilíbrio, como *tai chi*, são mais eficazes do que exercícios de marcha e fortalecimento para prevenir quedas. Mas o efeito positivo dessas atividades só teve expressão estatística em pré-frágeis e com período não inferior a 12 semanas[13-14]. Diversos estudos demonstraram aumento de massa muscular e de força muscular e melhora no desempenho de testes funcionais, assim como na progressão de fenótipos inferiores para o fenótipo de fragilidade. Entretanto, não houve mudanças significativas na incidência de quedas, hospitalização e mortalidade de frágeis, nem na regressão desse estágio para os inferiores.

Intervenções farmacológicas

Diversas intervenções farmacológicas têm demonstrado resultados muito pobres com relação à progressão dos fenótipos de fragilidade e aos desfechos associados. Como a sarcopenia é um dos principais pilares fisiopatológicos da SF, alguns ensaios clínicos têm sido publicados utilizando-se reposição hormonal e ou terapêuticas específicas para o incremento da massa muscular e ou força muscular e, consequentemente, para a SF e seus desfechos. Entretanto, o uso de anti-inflamatórios, de antioxidantes e de suplementos nutricionais revelou-se ineficiente, desencorajando o seu uso para o tratamento de frágeis ou pré-frágeis. Já o uso de testosterona e de análogos[15-17] tem demonstrado alguns efeitos relevantes na força e no desempenho físico, mas em altas doses, o que enseja aumento dos efeitos colaterais, restringindo seu uso rotineiro.

Atualmente, outros medicamentos como os receptores androgênicos seletivos, agonistas de grelina, anticorpos da miostatina, antagonistas do activin IIR, inibidores da enzima conversora da angiotensina (IECA), beta-agonistas e ativadores das troponinas rápidas do esqueleto estão sendo avaliados quanto ao efeito sobre a sarcopenia. Tais resultados propiciarão nova oportunidade terapêutica para idosos com SF[18].

Intervenções multidisciplinares

As intervenções multidisciplinares realizadas com fisioterapeutas, preparadores físicos, terapeutas ocupacionais e auxiliadas por médicos, assistentes sociais e enfermeiros têm alcançado resultados significativos nos testes físicos e até mesmo na regressão de frágil para pré-frágil. As intervenções devem se estender por no mínimo 10 semanas e podem ser realizados em lugares determinados ou até mesmo no domicilio do paciente, desde que com supervisão da equipe. Os pacientes, entretanto, não podem ter declínio cognitivo, ou a ação terapêutica pode resultar significativamente limitada, pois a prevalência desse declínio em frágeis tende a ser elevada e varia conforme faixas etárias e comorbidades[19]. Em uma revisão publicada recentemente, com 12 estudos, do tipo ensaios clínicos controlados randomizados, com múltiplas forma de intervenção, ou seja, exercícios físicos combinados com suplemento nutricional, ou atividade física com suporte nutricional e exercícios de memória, adaptações ambientais, exercícios de fisioterapia com exercícios comuns e modificações ambientais no domicílio, os autores observaram que não houve diferença significativa entre tais intervenções quanto à redução de marcadores de fragilidade e até da prevalência da fragilidade. Entretanto, a diversidade de critérios de fragilidade utilizados para diagnosticar a SF, assim como as técnicas e o tamanho das populações, determina que esses resultados sejam vistos com cautela, sendo ainda necessários estudos maiores e mais bem controlados, capazes de elucidar a eficácia, a efetividade e a melhor forma de intervenção física para SF[20]. Infelizmente, terapêuticas multidisciplinares apresentam custo elevado comparadas com as unimodais, o que dificulta a sua aplicação na prática clínica[21].

Conclusão

A síndrome da fragilidade é a caracterização da vulnerabilidade orgânica e clínica em idosos, promovendo maior chance de hospitalização, quedas, perda funcional e morte. É muito prevalente na comunidade, mas aumenta bastante nas populações mais doentes, com significativos incrementos nas taxas de mortalidades atribuídos a ela. A SF pode ser classificada por várias escalas, que devem ser escolhidas conforme o perfil da população e o objetivo do diagnóstico. Ainda não existem formas efetivas de tratar a SF, pois há vários pontos a serem objetivados na melhora, como progressão para o fenótipo frágil, regressão para pré-frágil ou robusto, quedas, hospitalizações e morte, dificultando a elaboração e a execução de ensaios clínicos controlados. Ainda serão necessários outros estudos para uma conclusão mais apurada dos tratamentos.

Referências

1. Morley JE, Vellas B, van Kan GA, Anker SD, Bauer JM, Bernabei R, et al. Frailty consensus: a call to action. J Am Med Dir Assoc. 2013 Jun; 14(6): 392-7.
2. Bilotta C, Bowling A, Case A, Nicolini P, Mauri S, Castelli M, et al. Dimensions and correlates of quality of life according to frailty status: A cross-sectional study on community-dwelling older adults referred to an outpatient geriatric service in Italy. Health Quality Life Outcomes 2010; 8: 56.
3. De Lepeleire J, Iliffe S, Mann E, Degryse JM. Frailty: An emerging concept for general practice. The British Journal of General Practice. J Royal Coll Gen Pract 2009; 59: e177-e182.
4. Fried LP, Tangen CM, Walston J, Newman AB, Hirsch C, Gottdiener J, et al. Frailty in older adults: Evidence for a phenotype. Series A: Biological Sciences and Medical Sciences. J Gerontol 2001; 56: M146-M156.
5. Gill TM, Gahbauer EA, Han L, Allore HG. Trajectories of disability in the last year of life. New Engl J Med 2010; 362: 1173-80.
6. Rockwood K. Frailty and Its Definition: a worthy challenge. J Am Geriatr Soc 2005; 53(6): 1069-70.
7. Santos-Eggimann B, Cuenoud P, Spagnoli J, Junod J. Prevalence of frailty in middle-aged and older community-dwelling Europeans living in 10 countries. Series A: Biological Sciences and Medical Sciences. J Gerontol 2009; 64: 675-81.
8. Moreira VG, Lourenço RA. Prevalence and factors associated with frailty in an older population from the city of Rio de Janeiro, Brazil: the FIBRA-RJ Study. Clinics (São Paulo) 2013 Jul; 68(7): 979-85.
9. Frisoli A Jr, Ingham SJ, Paes ÂT, Tinoco E, Greco A, Zanata N, et al. Frailty predictors and outcomes among older patients with cardiovascular disease: Data from Fragicor. Arch Gerontol Geriatr 2015 Jul-Aug; 61(1): 1-7.

10. Fried LP, Ferrucci L, Darer J, Williamson JD, Andrson G. Untangling the concepts of disability, frailty, and comorbidity: Implications for improved targeting and care. Series A: Biological Sciences and Medical Sciences. J Gerontol 2004; 59: 255-63.
11. Abellan van Kan G, Rolland YM, Morley JE, Vellas B. Frailty: Toward a clinical definition. J Am Med Dir Assoc 2008; 9: 71-2.
12. Subra J, Gillette-Guyonnet S, Cesari M, Oustric S, Vellas B. Platform Team. The integration of frailty into clinical practice: preliminary results from the Gérontopôle. J Nutr Health Aging 2012 Aug; 16(8): 714-20.
13. Faber MJ, Bosscher RJ, Chin APMJ, van Wieringen PC. Effects of exercise programs on falls and mobility in frail and pre-frail older adults: A multicenter randomized controlled trial. Arch Phys Med Rehabil 2006 Jul; 87(7): 885-96.
14. Serra-Prat M, Sist X, Domenich R, Jurado L, Saiz A, Roces A, et al. Effectiveness of an intervention to prevent frailty in pre-frail community-dwelling older people consulting in primary care: a randomised controlled trial. Age Ageing 2017 Jan 6.
15. Laosa O, Alonso C, Castro M, Rodriguez-Manas L. Pharmaceutical interventions for frailty and sarcopenia. Curr Pharm Des 2014; 20(18): 3068-82.
16. Theou O, Chapman I, Wijeyaratne L, Piantadosi C, Lange K, Naganathan V, et al. Intervention with Testosterone and Nutritional Supplement Improve the Frailty Level of Under-Nourished Older People? J Frailty Aging 2016; 5(4): 247-52.
17. Piantadosi C, Visvanathan R, Naganathan V, Hunter P, Cameron ID, Lange K, et al. The effect of testosterone and a nutritional supplement on hospital admissions in under-nourished, older people. BMC Geriatr 2011 Oct 24; 11: 66.
18. Morley JE. Pharmacologic Options for the Treatment of Sarcopenia. Calcif Tissue Int 2016 Apr; 98(4): 319-33.
19. Cameron ID, Fairhall N, Langron C, Lockwood K, Monaghan N, Aggar C, et al. A multifactorial interdisciplinary intervention reduces frailty in older people: randomized trial. BMC Med 2013 Mar 11; 11: 65.
20. Puts MT, Toubasi S, Andrew MK, Ashe MC, Ploeg J, Atkinson E, et al. Interventions to prevent or reduce the level of frailty in community-dwelling older adults: a scoping review of the literature and international policies. Age Ageing 2017 Jan 6. doi:10.1093/ageing/afw247. [Epub ahead of print]
21. Lockwood K, Monaghan N, Aggar C, Cameron ID. Effect of a multifactorial, interdisciplinary intervention on risk factors for falls and fall rate in frail older people: a randomized controlled trial. Age Ageing 2014 Sep; 43(5): 616-22.

Índice remissivo

E

F

IMPRESSÃO:

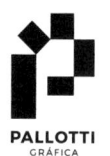

PALLOTTI
GRÁFICA

Santa Maria - RS | Fone: (55) 3220.4500
www.graficapallotti.com.br

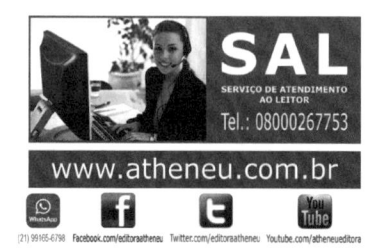